全国中医药院校高等教育"十三五"创新教材

药用植物学简明教程

（供中医类、药学、制药工程、生物工程、护理等专业用）

主　编　严玉平

U0307661

中国中医药出版社
·北　京·

图书在版编目（CIP）数据

药用植物学简明教程 / 严玉平主编 . —北京：中国中医药出版社，2018.9

全国中医药行业高等教育"十三五"创新教材

ISBN 978 – 7 – 5132 – 5076 – 4

Ⅰ . ①药… Ⅱ . ①严… Ⅲ . ①药用植物学—中医学院—教材

Ⅳ . ① Q949.95

中国版本图书馆 CIP 数据核字（2018）第 137836 号

中国中医药出版社出版

北京市朝阳区北三环东路 28 号易亨大厦 16 层

邮政编码　100013

传真　010-64405750

赵县文教彩印厂印刷

各地新华书店经销

开本 787×1092　1/16　印张 14.25　字数 318 千字

2018 年 9 月第 1 版　2018 年 9 月第 1 次印刷

书号　ISBN 978 – 7 – 5132 – 5076– 4

定价　49.00 元

网址　www.cptcm.com

社 长 热 线　010-64405720

购 书 热 线　010-89535836

维 权 打 假　010-64405753

微信服务号　zgzyycbs

微商城网址　https://kdt.im/LIdUGr

官 方 微 博　http://e.weibo.com/cptcm

天猫旗舰店网址　https://zgzyycbs.tmall.com

如有印装质量问题请与本社出版部联系（010-64405510）

全国中医药行业高等教育"十三五"创新教材

《药用植物学简明教程》编委会

主　编　严玉平

副主编　郑玉光　韩晓伟　宋军娜　吴兰芳

编　委　（按姓氏笔画排序）

王　乾　由会玲　刘　钊　严玉平　吴兰芳

宋军娜　张　丹　郑开颜　郑玉光　侯芳洁

韩晓伟

绘　图　高辰辰

编写说明

为深入贯彻《医药卫生中长期人才发展规划（2011—2020年）》以及《教育部等六部门关于医教协同深化临床医学人才培养改革的意见》（教研〔2014〕2号）的文件精神，培养基础扎实、知识面宽、能力强、有专业特色的中医药创新性人才，我校（河北中医学院）教师与中国中医药出版社共同进行了深入的研讨，最终决定编纂、出版《药用植物学简明教程》教材，一是促进我校多个专业新修订的教学计划的贯彻实施，二是借此《简明教程》与各高校同仁探讨非中药学专业药用植物学教学方法的改革与创新、教学内容的筛选与延展、科学研究的拓展与转化等，为本学科的蓬勃发展尽绵薄之力。

本教材在编排上一改以往《药用植物学》教材的结构，立足中医类、药学类、制药和生物工程、护理等相关专业的培养计划，有针对性地进行了精简，以辨识常见药材所需药用植物基础知识为主线，课程内容最终分为药用植物的器官、药用植物的分类及药用植物的显微构造三部分。第一章和第二章为第一部分，主要介绍药用植物器官的形态，并按植物的营养器官和繁殖器官的顺序进行陈述。第三章至第八章为第二部分，按低等植物到高等植物的顺序依次介绍二界分类法涵盖的常见植物类群的特征及代表药用植物。其中第三章为植物分类概述，第四章介绍低等植物如藻类植物、菌类植物及地衣植物门特征，植物系统分类的基本概念，列举代表药用植物；第五章至第七章分别介绍苔藓植物门、蕨类植物门、裸子植物门的系统分类及代表药用植物；第八章为本书的重点章节，主要对被子植物门的系统分类进行梳理，并筛选50个常见且重要的药用植物科，逐科进行科特征详解、代表药用植物列举和说明。以上各章所列举中药材及饮片品种主要为2015年《中国药典》收录品种的原药材品种，还增加了在该版《中国药典》中的部分配方制剂名和部分生物工程专业所需植物知识。植物的显微构造一章，包括植物细胞、植物组织和植物器官的内部构造三节，对药用植物的内部结构进行简单汇总。

本教材的编写汲取了各版《药用植物学》教材的精华，图片大部分借用自中国中医药出版社"十二五"规划教材《药用植物学》（谈献和、王德群主编）一书，并予以微修或重绘，在此对前辈及前述教材编写组的老师们表示衷心的感谢！本教材图片的使用压缩到最低限度，一是为了减少篇幅，二也可借此鼓励学生积极运用互联网和多种现代信息技术平台，在搜索图片之时，获取更多的学科知识，提高自学能力。

《药用植物学简明教程》可作为高等中医药院校中药学、临床药学、药学、制药工程、生物工程等专业《药用植物学》课程的主要教材，亦可作为农林专业的专科教学，以及中医学、针灸学、护理学、园林设计、城市规划、环境艺术等专业学生学习的教学参考书籍，对药用植物感兴趣的读者也可读之以增加一些专业知识。

本书修订过程中，自始至终得到中国中医药出版社和编者单位各级领导的鼓励与大力支持，在此深表感谢！由于编者水平有限，虽经反复审阅、校正，但疏漏不妥之处在所难免，恳请读者和各兄弟院校同仁在使用过程中提出宝贵意见和建议，以备再版时完善提高。

《药用植物学简明教程》编委会

2018 年 5 月 17 日

目 录

第三部分 药用植物的显微构造

第九章 植物的显微构造 ……… 139

绪　论

中医（Chinese Medicine）是通过长期医疗实践形成和逐步发展的医学理论体系，承载着中国古代人民同疾病做斗争的经验和理论知识。

中药（Traditional Chinese Medicine）是指在中医理论指导下，用于预防、诊断、治疗疾病或调节人体机能的药物。中药按来源分为植物药、动物药和矿物药，现代中药还包括部分化学药物、生物制品。中药按加工程度和工艺分为中药材、中药饮片和中成药等。中药材一般指来源于植物、动物和矿物，采集后经洁净、干燥等简单处理，未经特殊加工炮制，不能直接用于配方或制剂的原生药材，又称"生药材"或"中草药"，如甘草、黄芪、大黄、生姜等；中药饮片是指按中医药理论，经过加工炮制后用于中医临床或制剂生产使用的中药材，如炙甘草、炙黄芪、酒大黄、炮姜等；中成药指以中草药或中药饮片为原料，经加工制成方便患者使用的各种不同剂型的中药制品，包括丸、散、膏、丹等传统剂型，以及片剂、栓剂、酊剂、口服液、糖浆剂、胶囊剂、喷雾剂、注射剂、颗粒剂、滴丸等现代剂型。

民族药（National Medicine）是我国少数民族使用的、以本民族传统医药理论和实践为指导的具有本民族特色的药物。民族药包括藏药 400 余种、维药 200 余种、傣药 400 余种、蒙药 320 余种、彝药 320 余种和畲药 200 余种等。

中药资源（Traditional Chinese Medicine Resources）是指在一定空间范围内存在的可作为传统中药、民族药及民间草药使用的植物、动物及矿物资源蕴藏量的总和。目前世界上已知的药用生物有 25 万种以上，我国已知的中药资源约有 12000 种，其中药用植物 11146 种（包括亚种、变种或变型 1208 种），分属于 383 科、2313 属，约占总数的 87%；动物药 1581 种，约占 12%；药用矿物 80 种，占比不足 1%。

药用植物（medicinal plant）指可用于预防、治疗疾病和保健的植物，包括植物全部、部分器官、组织或其加工品。我国地域辽阔，气候多样，物种繁多，药用植物成为传统医学和医学体系发展不可缺少的宝贵资源。我国人民在长期与疾病斗争的过程中，积累了丰富的药用植物知识，如《神农本草经》中不同药用植物的描述。许多古代中医名家对各时期民间掌握的药物知识进行系统整理并编著成经典的本草典籍，如陶弘景的《本草经集注》、吴其濬的《植物名实图考》《植物名实图考长编》、李时珍的《本草纲目》等。

植物作为中药入药的部位各不同，以全草入药的有薄荷、穿心莲、广藿香、荆芥、青蒿、蒲公英、益母草、茵陈、鱼腥草、紫花地丁等；以根入药的有巴戟天、百部、白芍、板蓝根、柴胡、川乌、赤芍、当归、党参、地黄等；根连同上部的根状茎一同入药的有大黄、丹参、甘草、虎杖、龙胆、羌活、人参、三七、威灵仙、细辛等；以根状茎或块茎入药的有白术、半夏、苍术、川芎、莪术、干姜、高良姜、黄精、黄连、绵马贯众等；以鳞茎入药的有百合、川贝母、浙贝母等；茎和茎木类药材的有沉香、桂枝、降香、钩藤、鸡血藤等；以茎皮或根皮入药的有白鲜皮、地骨皮、杜仲、合欢皮、厚朴、黄柏、牡丹皮、秦皮、肉桂等；以叶入药的有艾叶、侧柏叶、番泻叶、淫羊藿、紫苏叶等；以花入药的有丁香、红花、金银花、菊花、款冬花、西红花、辛夷、旋覆花等；果实类中药有巴豆、补骨脂、草果、陈皮、川楝子、大枣、豆蔻、佛手、枸杞子、瓜蒌等；以种子入药的有槟榔、草豆蔻、车前子、苦杏仁、马钱子、酸枣仁、菟丝子、王不留行、薏苡仁、龙眼肉、郁李仁等；低等植物来源的中药有冬虫夏草、茯苓、僵蚕、灵芝、猪苓、昆布、海藻等；植物分泌物或需提取后入药的有松香、没药、乳香、安息香、枫香脂、金鸡纳霜等。

　　药用植物学（Pharmaceutical Botany）是研究药用植物的形成、发展和变化规律，探讨其合理开发、利用和保护的一门综合性应用学科。即利用植物学的形态、解剖、分类等知识和研究方法，研究药用植物的分类鉴定、形态与功能等，进一步探讨植物的医疗价值、与环境的关系，促进药用植物的利用与保护等。

　　药用植物学的主要任务，一是研究和鉴定中药原植物的种类，确保中药材基原准确；二是调查和整理药用植物资源，为利用和保护资源奠定基础；三是利用学科知识和规律寻找及开发新的药物资源；四是研究药用植物资源产生和持续的规律，制定利用和保护方案。

　　药用植物学是中药学和植物学的交叉学科，知识覆盖面广，综合了植物学、本草学、医药学、生态学等自然科学知识，并涉及人文、社会、经济学科知识。药用植物学还是一门基础学科，基本内容包括植物形态学、植物解剖学和植物分类学三部分，还渗透部分植物生理学、植物生态学、植物资源学等理论知识，为医药学相关专业人员扩展知识领域提供术语名词、基本理论、研究方法和思路，是中药学、中药鉴定学、中药化学、分子生药学、药用植物栽培学、中药资源学、中药资源与新药开发等课程的专业基础课。

　　植物类药材品种繁多，来源复杂，加之我国各地用药历史、用药习惯的差异，同名异物、同物异名现象十分普遍，直接影响了中药的安全性和有效性。作为临床中医或药学、生物工程等与中药学关系紧密专业的学生，掌握一些药用植物学和中药学基本知识，具备基本的药用植物辨认能力和中药饮片鉴别技能，不仅可以保证临床中药应用的准确和安全，还可以挖掘身边潜在的药用植物资源。

第一部分　药用植物的器官

第一章　植物营养器官 ▷▷▷▷

植物器官是指具有一定的外部形态和内部结构，并执行一定生理功能的植物体的组成部分。被子植物有六种典型器官，根、茎、叶、花、果实和种子。根据六种器官的生理功能不同，分为营养器官（vegetative organs）和繁殖器官（reproductive organs）两类。前者包括根、茎和叶，主要与植物营养物质吸收、制造、运输、储藏和供给有关，使植物体得以生长、发育；后者包括花、果实和种子，主要与植物繁殖后代（生殖生长）密切相关。植物的各类器官在生命活动中相互依存，在生理功能和形态结构上密切联系。

第一节　根

根（root）是植物生于地下的营养器官。根一方面有固着、支持等作用，使植物可以固定在土壤或基质上，另一方面还有吸收、输导等生理功能，根幼嫩部分从土壤中吸收水分及无机盐，通过植物体内输导组织输送到地上各个部位，供植物体生活所需。有的植物的根还有贮藏、繁殖等功能，并可供人和动物食用或药用，如萝卜、何首乌等。有些植物的根还能合成生物激素、生物碱、氨基酸、吲哚乙酸（生长素）等物质，烟草的根能合成烟碱，橡胶草的根能合成橡胶等。

很多植物的根是重要的中药材，如党参、黄芪、百部等。有些药材是根连同其上部的根状茎一起入药，如人参有"参身"和"芦头"，前者是根，后者是根状茎；大黄、丹参、甘草等药材的药用部位亦包括根和根茎；牡丹皮、地骨皮、香加皮等药材的药用部位是根皮。

一、根与根系

植物的根生长在土壤中，每一条根的形态通常呈上粗下细的圆柱形或圆锥形；根无节和节间之分，不生叶、芽和花；根一般不含叶绿体。根生长过程中向四周分枝并形成有序的体系，一株植物地下所有的根组成的体系称根系（root system），分为直根系和须根系两种类型（图 1-1）。

1. 直根系 植物最初生长出来的根，是种子的胚根突破种皮不断延长而生长出来的，这条垂直向下且最为粗壮的根称主根（main root），很多植物如人参、柴胡、菘蓝等都有明显的主根。主根生长到一定长度时向侧下方生长出来的分枝，称为侧根（lateral root）；侧根可以有多级分枝，一级或多级侧根若呈纤细状就称纤维根（fibrous root）。主根、侧根、纤维根是由胚根直接或间接生长出来的，有固定生长部位，称定根（normal root）。

主根、侧根以及各级纤维根共同组成的根系称直根系（tap root system）。直根系中主根发达，和侧根的界限非常明显。大多数双子叶植物和裸子植物具有典型的直根系，如人参、甘草、沙参、蒲公英、马尾松等。

2. 须根系 有些植物由胚根发育成的主根早期停止生长或枯萎，茎的基部节上长出许多大小、长短相似的根替代主根，起固着支持、吸收输导等作用，这些根的产生没有固定位置，呈胡须状排列，故称不定根（adventitious root）或须根（fibrous root）。不定根还可以产生于根状茎或茎节上，如人参（芦）、知母、吊兰、草莓等；不定根也可以产生于叶上或其他部位，如秋海棠、落地生根等。

主根不明显，由多数不定根及其分枝组成的根系称须根系（fibrous root system）。单子叶植物和部分双子叶植物具有须根系，如薏苡、玉蜀黍、百部、麦冬、白薇等。

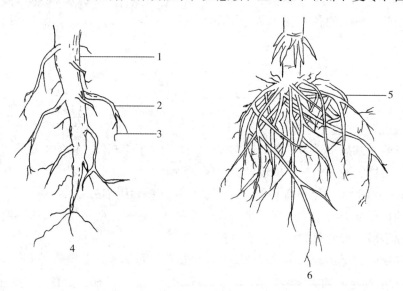

图 1-1　直根系和须根系（高辰辰绘）
1. 主根　2. 侧根　3. 纤维根　4. 直根系　5. 须根　6. 须根系

二、根的变态

植物为了适应生活环境的变化，一些典型器官的生理功能会发生变化，形态构造也随之产生了许多异化，这种现象称变态。植物的根有多种变态形式，最常见的是埋于地下的部位膨大，行使储藏营养物质和繁殖等功能，称贮藏根（storage root）。另外，植物地上部位也会出现一些根的变态类型，其来源多为不定根。

1. 贮藏根　根的一部分或全部肉质肥大，贮藏大量的营养物质（图 1–2）。依形态不同又可分为：

（1）肉质直根（fleshy tap root）：由主根发育而成，一株植物上只有一个，一般上部是由胚轴发育而成的、节间较短的茎。根据肉质直根呈现的不同形状，分为圆锥根，如胡萝卜、白芷、桔梗等；圆柱根，如芍药、甘草、丹参等；圆球根，如萝卜、芜菁等。

（2）块根（root tuber）：由不定根或侧根发育而成，一株植物上可形成多个，其组成通常没有胚轴和茎的部分。块根的形态有的是较规则的纺锤状，如麦冬、白薇、百部等；有的大小不一、形态欠规则，如何首乌、甘薯等。

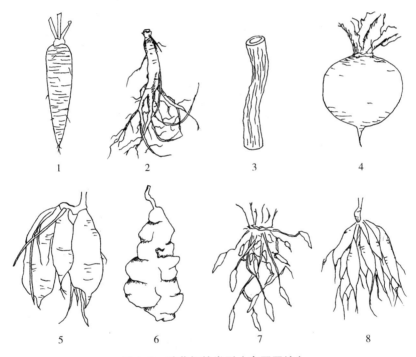

图 1–2　贮藏根的类型（高辰辰绘）
1. 胡萝卜的圆锥根　2. 人参的膨大主根　3. 芍药的圆柱根　4. 萝卜的圆球根
5. 甘薯的块根　6. 何首乌的膨大块根　7. 麦冬的纺锤根　8. 白薇的纺锤根

2. 支持根（prop root）　一些植物自基部茎上产生一些不定根深入土中，以增强支持茎秆的力量，称支持根，如玉蜀黍、薏苡、甘蔗等在接近地面产生的不定根。

3. 气生根（aerial root）　一些植物由茎上产生不定根，不深入土里而暴露在空气中，可在潮湿空气中吸收和贮藏水分，称气生根，如吊兰、榕树、石斛等在空气中的根。

4. 攀缘根（climbing root） 茎细长柔弱的植物，可借茎节上生长的不定根攀附石壁、墙垣、树干或其他物体，使其茎向上生长，这种具攀附作用的不定根称攀缘根，如爬山虎（地锦）、薜荔、络石、常春藤等。

5. 水生根（water root） 水生植物的根在水中飘浮呈须状，称水生根，如浮萍、凤眼莲等。

6. 寄生根（parasitic root） 寄生植物的根插入寄主植物体内，吸收寄主体内的水分和营养物质，以维持自身的生活，称寄生根。寄生植物一般不含叶绿素，不能自己合成有机物，完全依靠寄生根吸收寄主体内的养分维持生活，称全寄生植物，如菟丝子、列当等；有些寄生植物一方面由寄生根吸收寄主体内的养分，同时自身含叶绿素，可以制造一部分养料，称半寄生植物，如桑寄生、槲寄生等。

第二节　茎

茎是种子植物地上部分轴状形态的营养器官，具有支持叶、花、果实等其他器官的功能，还可以自下而上输导自根部吸收的水和无机盐、自上而下输导叶合成的有机物。一些植物茎发生变态时，还具有贮藏和繁殖的功能，如甘蔗的茎贮存蔗糖，仙人掌的肉质茎贮存大量的水分，半夏的块茎贮存淀粉；有些植物能产生不定根和不定芽，如柳、桑、甘薯、马铃薯等，所以常用茎来进行繁殖。许多植物的茎（或茎皮）可作药材，如桂枝、苏木、钩藤、天仙藤、杜仲、五加皮等。

一、茎的形态和结构

茎又称枝条（shoot），一般呈圆柱形，但有些植物类群的茎有着特有的形状，有方形的，如薄荷、紫苏等；有三角形的，如荆三棱、香附等；有扁平形的，如仙人掌。茎常为实心，但也有些植物的茎是空心的，如芹菜、南瓜、连翘等。小麦、水稻、青竹等禾本科植物的茎特称为秆，有明显的节和节间，节间中空而节实心。

茎最初是由种子中胚轴伸长生长而成的。茎（图1-3）有节和节间之分，着生叶、芽和花。茎上生长叶的部位称节（node），节和节之间的部位称节间（internode）。一般植物的节稍膨大或不明显，而有些植物的节明显凸起或呈环状，如牛膝、石竹、玉蜀黍等；也有些植物的节处细缩，如藕。植物节间长的可达几十厘米，如竹、南瓜等，短的还不到1毫米，使叶呈簇拥状，如蒲公英。有些植物不同枝条节间长短不一，节间较长的称长枝，节间很短的称短枝，短枝常着生在长枝上，能萌花结果，所以又称果枝，如苹果、梨和银杏等。叶柄和茎之间的夹角称叶腋，叶脱落之后留下的痕迹称叶痕。茎的顶端和叶腋处均生有芽，分别称顶芽和侧芽（腋芽），芽周围常包裹鳞片状的芽鳞，芽鳞脱落后的痕迹称芽鳞痕。木本植物茎上还分布不同形状的裂隙或孔痕，称皮孔（lenticel），常可作为鉴别植物的依据。

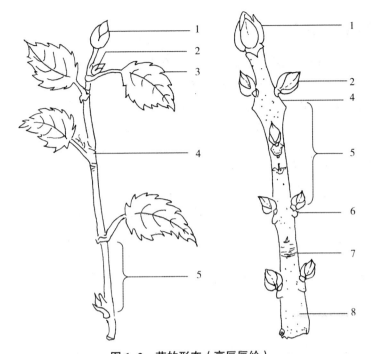

图 1-3　茎的形态（高辰辰绘）
1.顶芽　2.侧芽　3.叶　4.节　5.节间　6.叶痕　7.芽鳞痕　8.皮孔

二、芽的类型

芽（bud）是尚未发育的枝、叶、花或花序。芽有多种类型。

（一）按生长位置分

1.定芽（normal bud）　芽在茎上生长在一定的位置，又可分顶芽（terminal bud）、腋芽（axillary bud）和副芽（accessory bud）。顶芽生于茎枝顶端，每一个枝条或分枝都有顶芽；腋芽生于叶腋，又称侧芽，有的植物腋芽被覆盖在叶柄之内，叶柄脱落后才显露出来，称柄下芽，如刺槐、悬铃木；一些植物顶芽或腋芽旁边又生出 1~2 个较小的副芽，在顶芽或腋芽受伤后可代替其发育。

2.不定芽（adventitious bud）　芽不是从叶腋或枝顶发出，而是生长在茎的节间、根、叶及其他部位，无固定位置，即为不定芽。

（二）按性质分

1.叶芽（leaf bud）　发育成枝与叶的芽，又称枝芽。

2.花芽（flower bud）　发育成花序和花的芽。

3.混合芽（mixed bud）　既能发育出枝叶也能分化出花序或花的芽。

（三）按芽鳞的有无分

1. 鳞芽（scaly bud） 芽的外面有鳞片状的叶包被，如杨、柳、松等。温带和寒带植物基本都是鳞芽，芽鳞可以保护植物过冬。

2. 裸芽（naked bud） 芽的外面无鳞片包被，多见于草本植物，如茄、薄荷等；木本植物如枫杨、吴茱萸等。热带地区植物和温带的草本植物常具裸芽。

（四）按活动能力分

1. 活动芽（active bud） 正常发育的芽，形成当年萌发或第二年春天萌发的芽。

2. 休眠芽（dormant bud） 又称潜伏芽，可以长期保持休眠状态而不萌发，在一定的条件下才可以萌发，如树木砍伐后，树桩上往往由休眠芽萌发出许多新枝条。

三、茎的类型

（一）按质地分

1. 木质茎（wood stem） 茎质地坚硬挺直，呈木材样，称木质茎，具木质茎的植物称木本植物。若植株高大，基部有一个明显的主干，上部分枝，整个树冠呈"个"字形，称乔木（tree），如白杨、杜仲、雪松等；若基部数条分枝斜向上生长，无明显主干，整个树冠呈"O"字形，一般高不及5米，称灌木（shrub），如月季、木槿等；若介于木本和草本之间，仅在基部木质坚硬，称亚灌木或半灌木，如草麻黄、牡丹、草珊瑚等；若植物体地上部分一年四季维持青枝绿叶状，称常绿乔本或灌木，如侧柏、冬青等；若植物体地上部分冬季落叶、春季萌生枝叶，称落叶乔木或灌木，如槐、连翘等。

2. 草质茎（herbaceous stem） 茎质地柔软，木材样结构不发达，称草质茎，具草质茎的植物称草本植物。若植物在一年内完成从萌芽、生长发育、开花、结果到死亡的全过程，称一年生草本，如红花、藜等。若植物完成全部生活过程需要两年，称二年生草本，如菘蓝、益母草等。若植物从萌发到死亡超过两年，称多年生草本，其中植株地上部分周期性枯萎，而地下部分仍保持生活力的称多年生宿根草本，如人参、蒲公英、黄精等；若植物体地上部分多年始终保持绿色状态称常绿草本，如天竺葵、万年青等。

3. 肉质茎（succulent stem） 茎质地柔软多汁，或肉质肥厚称肉质茎，如芦荟、垂盆草等。

（二）按生长习性分

1. 直立茎（erect stem） 靠自身茎枝挺立生长于地面的茎，如薄荷、杏、油松等。

2. 缠绕茎（twining stem） 茎细长，不能直立向上，而需缠绕其他物体借以盘旋上升，如何首乌、牵牛、马兜铃等。

3. 攀缘茎（climbing stem） 茎细长，不能直立向上，而依靠特有结构攀爬于其他物体而向上生长，如栝楼、南瓜的攀缘结构是茎卷须，豌豆的攀缘结构是叶卷须，爬山虎的攀缘结构是吸盘，葎草的攀缘结构是钩、刺，络石的攀缘结构是不定根等。

4. 匍匐茎（stolon） 茎细长，平卧地面，沿地表面蔓延生长，节上生有不定根的为典型匍匐茎，如蛇莓、积雪草等；节上不产生不定根则称平卧茎，如蒺藜、地锦等。

此外，缠绕茎、攀缘茎和匍匐茎根据其质地又有草质藤本和木质藤本之分。

四、茎的变态

茎的变态可分为地上茎的变态和地下茎的变态两大类。

（一）地上茎的变态

1. 叶状茎（leafy stem） 又称叶状枝，茎变为绿色的扁平状或针状，形态似叶，如仙人掌、天门冬等。

2. 刺状茎（shoot thorn） 也称枝刺或棘刺，茎变为刺状，短粗坚硬，分枝或不分枝，如山楂、皂荚等。刺状茎生于叶腋，可与叶刺相区别。植物茎上的刺不都是枝刺，有些是皮刺，由表皮细胞突起形成，无固定生长位置，易脱落，脱落后无枝迹，可与枝刺相区别，如月季、花椒等。

3. 钩状茎（hook-like stem） 位于叶腋，粗短坚硬，不分枝，通常呈钩状，如钩藤。

4. 茎卷须（stem tendril） 一些攀缘植物的攀缘器官是由茎变态而来，柔软卷曲，如栝楼、南瓜等的茎卷须生于叶腋；葡萄的茎卷须由顶芽变成，其腋芽代替顶芽继续发育，茎卷须被挤到叶柄对侧。

5. 小块茎（tubercle）和小鳞茎（bulblet） 植物的腋芽或花芽有时会变成规则或不规则的扁球状或块状，即小块茎，如山药的零余子；有些植物叶柄上的不定芽也形成小块茎，如半夏的珠芽；有些植物在叶腋或花序上形成小鳞茎，如卷丹、大蒜等。小块茎和小鳞茎均有繁殖作用。

6. 假鳞茎（false bulb） 附生的兰科植物茎的基部能起繁殖作用的肉质膨大呈块状或球状凸起，称假鳞茎，如石仙桃、大叶卷瓣兰等。

（二）地下茎的变态

地下茎虽生于地下，但具有茎的基本特征，形态上有节和节间之分，有时生叶、芽和花，可与根区分。常见的类型（图1-4）如下：

1. 根状茎（rhizome） 简称根茎，横卧地下，节和节间明显，节间长短因植物而异，节上有退化的鳞片叶，具顶芽和腋芽。有的植物根状茎短而直立，如人参、三七等；有的植物根状茎呈团块状，如姜、苍术等。

2. 块茎（tuber） 肉质肥大似块根，呈不规则块状，节间一般较短，节上具芽或鳞片状退化的叶，如天麻、半夏、马铃薯等。

3. 球茎（corm） 肉质肥大呈球形或扁球形，具明显的节和缩短的节间，节上一般有较明显的膜质鳞片状叶，顶芽发达，腋芽常生于上半部节上，基部节上生不定根，如慈菇、荸荠等。

4. 鳞茎（bulb）　整体呈球状或扁球状。底部由茎极度缩短呈平盘状，称鳞茎盘；鳞茎盘下部生不定根，上部生肉质肥厚的鳞叶，顶端有顶芽，鳞叶叶腋有时有腋芽。百合、贝母等鳞茎的鳞叶狭，较肥厚，外面无被，为无被鳞茎；洋葱、蒜等鳞茎的鳞叶阔，外层多膜质干燥，内层多肉质肥厚，外层完全覆盖内层，为有被鳞茎。

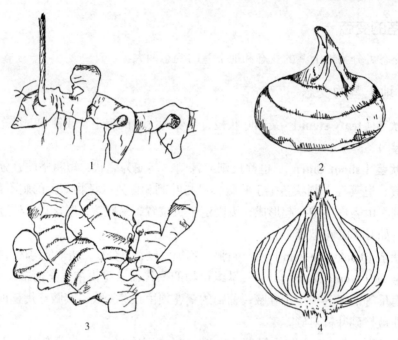

图1-4　地下茎的类型（高辰辰绘）
1.玉竹的根茎　2.荸荠的球茎　3.姜的块茎　4.洋葱的鳞茎

第三节　叶

叶（leaf）一般为绿色扁平体，是植物进行光合作用、气体交换和蒸腾作用的重要器官。叶还具有吸收功能，叶面喷洒施肥即是利用此功能；有的植物叶还具有繁殖功能，如秋海棠、落地生根等；有的植物叶具有储藏作用，如百合、贝母的肉质鳞片叶等。多种植物的叶可以入药，如大青叶、枇杷叶、桑叶、番泻叶、艾叶等。

一、叶的组成

叶通常由叶片（blade）、叶柄（petiole）和托叶（stipules）三部分组成。具有上述三部分的叶称完全叶，如桃、柳等；除叶片外，缺少一种或两者，称不完全叶，如丁香、白菜等缺少托叶；石竹、龙胆等缺少托叶和叶柄。

（一）叶片

叶片是叶的主要部分，一般为薄的绿色扁平体，有背腹之分，上表面称腹面，又称近轴面；下表面称背面，又称远轴面；叶片的前端称叶尖，又称叶端；基部称叶基；周边称叶缘；叶片内分布有叶脉；叶片整体轮廓称叶片全形。

（二）叶柄

叶柄是叶片和茎枝的连接部分，一般呈类圆柱形、半圆柱形或稍扁平，有些植物的叶柄基部或全部扩大成鞘状，称叶鞘，如白芷、防风、芦苇、姜等；禾本科植物叶鞘与叶片相连部位的膜状突起物称叶舌，叶鞘边缘向两旁延伸的突起物称叶耳，叶耳、叶舌的有无、大小及形状常可作为鉴别禾本科植物种的依据之一；有的水生植物叶柄上有膨胀的气囊以利于浮水，如水浮莲、菱等；有的植物叶柄基部有膨大的关节，称叶枕，可调节叶片的位置和休眠运动，如含羞草；有的植物叶片退化，而叶柄变态成叶片状，如台湾相思树。若叶无柄，叶片基部包围茎节，称抱茎叶，如苦荬菜；有的两枚无柄叶基部彼此愈合，被茎贯穿，称贯穿叶或穿茎叶，如元宝草。

（三）托叶

托叶是生长初期产生的位于叶柄基部的附属物，存留或早期脱落。托叶的形状多种多样，有呈细小的线状，如梨、桑等；有的与叶柄愈合成翅状，如月季、金樱子等；有的变成卷须起攀爬作用，如菝葜；有的变为刺状甚至有分支，如刺槐、皂荚等；有的大如叶状或与叶同型，如豌豆、茜草等；有的两片托叶边缘愈合成鞘状，包围茎节基部，称托叶鞘（ocrea），是蓼科植物的主要特征之一，如何首乌、羊蹄等。

二、叶的形态

（一）叶片全形

叶片的形状和大小随植物种类而不同，同一种植物叶的形状一般是比较稳定的。同一植株上不同部位或不同时期叶全形明显不同的现象称异形叶性，如人参植株一年生只有 1 枚由 3 片小叶组成的复叶，二年生为 1 枚 5 小叶掌状复叶，三年生有 2 枚掌状复叶，四年生有 3 枚掌状复叶，以后每年递增 1 叶，最多可达 6 枚复叶；也有些植物叶由于环境不同发生变化，如慈菇沉水叶呈线形，浮水叶呈椭圆形，挺水叶则呈箭形，这种异形叶性属于变态叶。

叶片的基本形状主要根据叶片长度和宽度的比例以及最宽处的位置来确定。长度与宽度接近或是略长，若最宽处在叶片中部，则呈圆形、阔椭圆形或长椭圆形；若最宽处在偏叶片的基部，则呈卵形、阔卵形或披针形；若最宽处在偏叶片顶端，则呈倒卵形、倒阔卵形或倒披针形。叶片长度占绝对优势，则呈针形、条形、剑形等；其他叶形可用常见生活术语或形状描述，针形叶如松树，鳞片形叶如侧柏，扇形叶如银杏，心形叶如紫荆，肾形叶如积雪草，盾形叶如莲叶，箭形叶如慈菇，戟形叶如菠菜，匙形叶如车前，提琴形叶如白英，三角形叶如杠板归，管形叶如葱，偏斜形叶如秋海棠等。（图1-5）

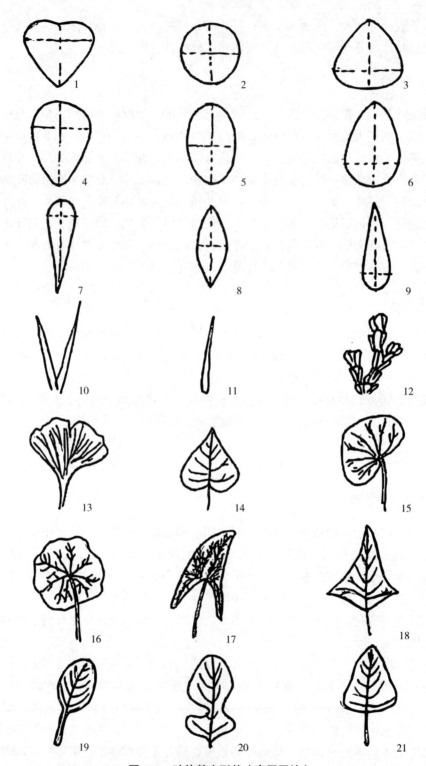

图 1-5 叶片基本形状（高辰辰绘）

1. 倒阔卵形　2. 圆形　3. 阔卵形　4. 倒卵形　5. 阔椭圆形　6. 卵形　7. 倒披针形　8. 长椭圆形　9. 披针形
10. 针形　11. 条形　12. 鳞片形　13. 扇形　14. 心形　15. 肾形　16. 盾形　17. 箭形　18. 戟形　19. 匙形
20. 提琴形　21. 三角形

（二）叶端形状

叶端也称叶尖，常见的形状有钝形、急尖、渐尖、尾尖、芒尖、凸尖、微凸、微凹、微缺、倒心形等。（图 1-6）

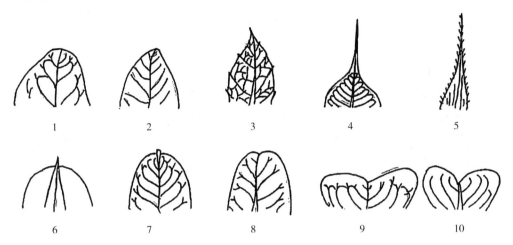

图 1-6 叶尖形状（高辰辰绘）
1.钝形 2.急尖 3.渐尖 4.尾尖 5.芒尖 6.凸尖 7.微凸 8.微凹 9.微缺 10.倒心形

（三）叶基形状

叶基常见的形状有楔形、钝形、心形、耳形、箭形、戟形、渐狭、偏斜、盾形、穿茎、抱茎等。（图 1-7）

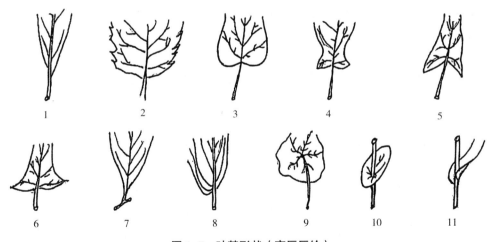

图 1-7 叶基形状（高辰辰绘）
1.楔形 2.钝形 3.心形 4.耳形 5.箭形 6.戟形 7.渐狭 8.偏斜 9.盾形 10.穿茎 11.抱茎

（四）叶缘形状

叶缘常见的形状有全缘、波状、锯齿状、重锯齿、牙齿状、圆齿状、睫毛缘等。（图 1-8）

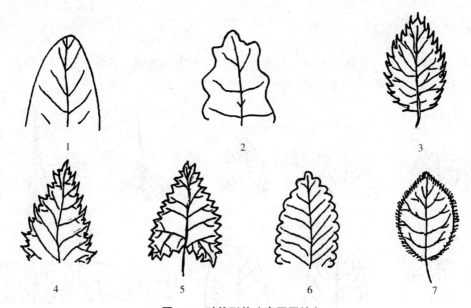

图1-8　叶缘形状（高辰辰绘）
1. 全缘　2. 波状　3. 锯齿状　4. 重锯齿　5. 牙齿状　6. 圆齿状　7. 睫毛缘

（五）叶脉及脉序

叶脉（vein）是贯穿在叶肉内的维管束组织，起输导水、有机物和无机盐作用，兼具支持作用。其中最粗大的叶脉称主脉，主脉的分支称侧脉，较小的分支称细脉。叶脉在叶片上的有序排列形式称脉序（venation）。脉序主要类型有3种。（图1-9）

1. 网状脉序（netted venation）　主脉粗大明显，并逐级分出多数侧脉和细脉，彼此连接呈网状。是大多数双子叶植物叶脉的特征。

（1）羽状网脉（pinnate venation）：只有一条明显的主脉，两侧呈羽丝状排列许多大小相似的侧脉，侧脉再分出细脉，交织成网状，如广藿香、桑等。

（2）掌状网脉（palmate venation）：数条主脉由叶基辐射状伸向叶缘，主脉渐次分枝的侧脉及细脉交织成网状，如葎草、牵牛等。

2. 平行脉序（parallel venation）　叶脉平行或近于平行排列。是多数单子叶植物叶脉的特征。

（1）直出平行脉（straight parallel venation）：多条叶脉从叶基互相平行发出，直达叶端，如麦冬、萱草等。

（2）横出平行脉（pinnately parallel venation）：中央一条主脉明显，侧脉垂直于主脉，彼此平行，直达叶缘，如芭蕉、美人蕉等。

（3）射出平行脉（radiate parallel venation）：多条叶脉均从基部辐射状伸出，散射至叶缘，如棕榈、蒲葵等。

（4）弧形脉（arc venation）：多条叶脉从叶基伸出，中部弯曲形成弧形，叶端汇集，如藜芦、玉竹等。

3. 二叉脉序（dichotomous venation）　每条叶脉均多级分支呈二叉状。是比较原始的脉序，常见于蕨类植物，银杏也具有这种脉序。

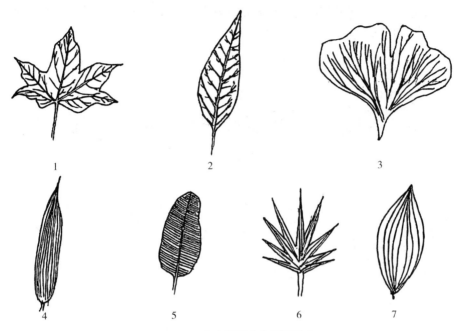

图 1-9　叶脉类型（高辰辰绘）

1. 掌状网脉　2. 羽状网脉　3. 二叉脉序　4. 直出平行脉　5. 横出平行脉　6. 射出平行脉　7. 弧形脉

（六）叶片的质地

1. 草质（herbaceous）　叶片薄而柔软，是最常见的形式，如菠菜、玉蜀黍等。
2. 膜质（membranaceous）　叶片比草质薄而半透明，如半夏、苔藓植物的叶。
3. 干膜质（scarious）　叶片极薄而干脆，不呈绿色，如麻黄的叶。
4. 纸质（chartaceous）　叶片质地比草质薄而柔韧，似纸张样，如玉竹的叶。
5. 革质（coriaceous）　叶片质地坚韧而较厚，略似皮革，如夹竹桃的叶。
6. 肉质（succulent）　叶片比草质肥厚而多汁，如芦荟、马齿苋等的叶。

（七）叶片表面的性质

植物叶表面有的光滑，如冬青、枸骨；有的被粉或白霜，如芸香、艾等；有的被毛，如薄荷、毛地黄等；有的粗糙，如紫草、腊梅等。

三、单叶和复叶

（一）叶片的分裂

植物叶缘完整平滑者称全缘，仅有细小缺口者称缺刻或锯齿，但有些植物的叶片叶缘缺刻大而深，形成叶的分裂。根据缺刻排列方式分为羽状分裂、掌状分裂和三出分裂；依据叶片裂隙的深浅不同，又可分为浅裂、深裂和全裂。浅裂的叶裂深度不超过或接近叶片宽度的1/4，深裂的叶裂深度超过叶片宽度的1/4，全裂的叶裂深度几达主脉或叶柄顶部。（图1-10）

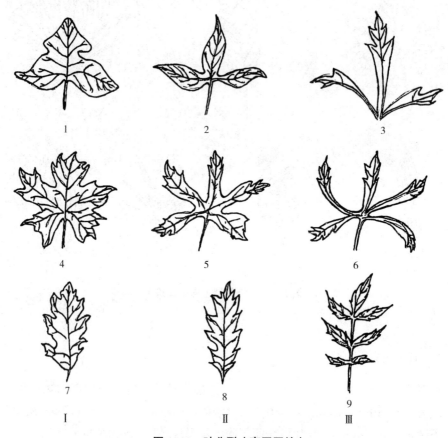

图1-10　叶分裂（高辰辰绘）

Ⅰ.浅裂　Ⅱ.深裂　Ⅲ.全裂
1.三出浅裂　2.三出深裂　3.三出全裂　4.掌状浅裂
5.掌状深裂　6.掌状全裂　7.羽状浅裂　8.羽状深裂　9.羽状全裂

（二）单叶和复叶

1. 单叶　一个叶柄上只生一个叶片，称单叶（simple leaf），如车前、徐长卿、忍冬等。

2. 复叶　一个叶柄上生两个或两个以上叶片，称复叶（compound leaf），如月季、刺槐等。基部的叶柄称总叶柄，总叶柄前端着生叶片的轴状部分称叶轴，叶轴上的每个叶片称小叶，小叶的柄称小叶柄。复叶分类是根据小叶的数目和在叶轴上的排列方式来进行的。（图1-11）

（1）三出复叶（ternately compound leaf）：叶轴上生有三片小叶，若顶生小叶具明显小叶柄称羽状三出复叶，如葛、绿豆等；若顶生小叶无明显小叶柄称掌状三出复叶，如半夏、酢浆草等。

（2）掌状复叶（palmately compound leaf）：叶轴短缩，其上生有三片以上小叶并呈掌状伸展，如刺五加、人参、三七等。

（3）羽状复叶（pinnately compound leaf）：叶轴明显，小叶片在叶轴两侧呈羽状排列。若羽状复叶的叶轴顶端只有一片小叶，多为奇数羽状复叶，如臭椿、槐树等；若羽状复叶的叶轴顶端具有两片小叶，多为偶数羽状复叶，如决明、皂荚等；若羽状复叶的叶轴分枝并呈羽状排列，称二回羽状复叶，如合欢、云实等；若羽状复叶的叶轴作二次分枝并逐级呈羽状排列，称三回羽状复叶，如南天竹、苦楝等；叶轴呈三次或更多次分枝，称多回羽状复叶，最末一次的小叶称小羽片，如唐松草、茴香等。

（4）单身复叶（unifoliate compound leaf）：叶轴的顶端有一片发达的小叶，两侧的小叶成翼状，顶生小叶与叶轴连接处有一明显的关节，如柑橘、柚等。

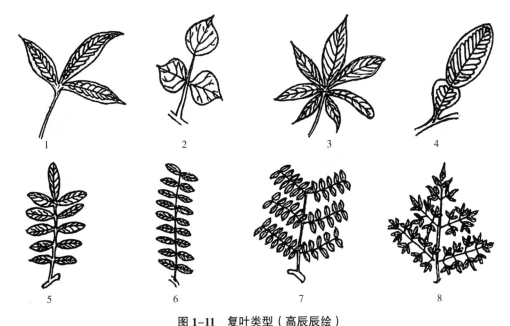

图 1-11　复叶类型（高辰辰绘）
1. 掌状三出复叶　2. 羽状三出复叶　3. 掌状复叶　4. 单身复叶
5. 奇数羽状复叶　6. 偶数羽状复叶　7. 二回羽状复叶　8. 三回羽状复叶

（三）单叶与小枝的区别

小枝条和羽状复叶之间有时易混淆，区别如下：

1. 复叶的叶轴先端无顶芽，而小枝先端具顶芽。

2. 复叶的小叶叶腋无腋芽，仅在总叶柄腋内有腋芽，而小枝上每一单叶叶腋均具腋芽。

3. 复叶的小叶与叶轴常成一平面，而小枝上单叶与小枝常成一定角度。

4. 落叶时复叶是整个脱落或小叶先落，然后叶轴连同总叶柄一起脱落，而小枝一般不落，只有叶脱落。

四、叶序

叶在茎枝上排列的次序或方式称叶序（phyllotaxy），常见的叶序有互生、对生、轮生和簇生等。互生（alternate）指茎枝的每一节上只生一片叶子，相邻叶子交互螺旋状排列，如桃、杨、扶桑等；对生（opposite）指茎枝的每一节上有相对而生的两片叶子，相邻两对叶错落排布或成二列状，如女贞、连翘等；轮生（whorled）指茎枝的每一节上生三片或三片以上的叶子，呈轮状排列，如黄精、轮叶沙参等；簇生（fascicled）指两片或两片以上的叶密集成簇，生于节间极度缩短的短枝上，如苹果、落叶松等。有些植物地上茎不明显，而是极其短缩于根的顶端，节上着生的叶呈莲座状，称基生叶，如车前、油菜等。（图 1-12）

叶在茎枝上的排列无论是哪一种方式，都尽量互不重叠，彼此成相当的角度嵌合生长，这种现象称叶镶嵌（leaf mosaic），有利于充分接受阳光进行光合作用，也可使茎的受力均衡，典型的如常春藤、爬山虎等。

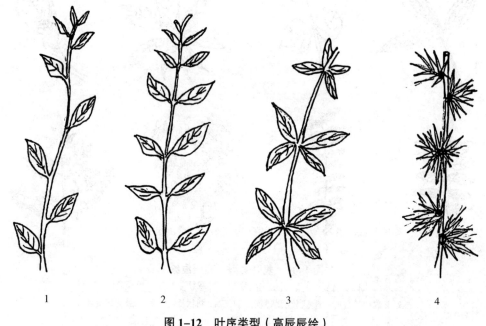

| 1 | 2 | 3 | 4 |

图 1-12 叶序类型（高辰辰绘）
1. 互生 2. 对生 3. 轮生 4. 簇生

五、叶的变态

由于生理和适应环境的需要，叶的形态和功能有各种变化，称叶变态，常见的类型有：

1. 苞片（bract） 生于花或花序下面的变态叶称苞片。其中生在花序外围或下面的苞片称总苞片，如向日葵等菊科植物花序外围的变态叶；生于每朵小花花柄上或花萼下的变态叶称小苞片，如柴胡。苞片一般绿色，常较小，也有大型或呈其他颜色的，如鱼腥草花序下面的总苞是由四片白色的花瓣状总苞片组成的，半夏、马蹄莲等天南星科植物的花序外面的总苞片只有一枚，大而鲜艳，称佛焰苞（spathe）。

2. 鳞叶（scale leaf）　叶特化或退化成鳞片状称鳞叶，肉质肥厚为肉质鳞片叶，能贮藏营养物质，如百合、贝母、洋葱等鳞茎上的肥厚鳞叶；薄而干缩呈膜质，为膜质鳞叶，常不呈绿色，如洋葱鳞茎外层包被，以及慈菇、荸荠球茎上的鳞叶等，木本植物的冬芽（鳞芽）外亦有褐色膜质鳞叶起保护作用。

3. 叶刺（leaf thorn）　叶片变态成刺状，如小檗、仙人掌肉质茎上的刺；也有托叶变态成刺状，如刺槐、酸枣；红花、枸骨上的刺是由叶尖、叶缘延伸而成的。

4. 叶卷须（leaf tendril）　叶全部或部分变成卷须，借以攀缘他物，如豌豆的卷须是由小叶变成的，菝葜的卷须是由托叶变成的。

5. 捕虫叶（insect-catching leaf）　捕虫植物的叶常变态成盘状、瓶状或囊状，以利捕食昆虫，称捕虫叶，如茅膏菜、猪笼草等。

第二章　植物繁殖器官 ▷▷▷▷

被子植物的繁殖器官包括花、果实和种子，主要作用是繁殖后代，维持植物种系繁衍。植物的繁殖器官形态构造特征较其他器官稳定，变异较小，常因植物种类而异，并能反映植物之间的亲缘关系，所以是植物分类鉴定的重要依据。

第一节　花

花是种子植物在长期进化过程中形成的特有繁殖器官，种子植物因此称显花植物（phanerogams）。花（flower）是由花芽发育而成，节间极度缩短且不分枝，是适应生殖的变态短枝，经过开花、传粉、受精形成果实或种子。

裸子植物的花较为原始且构造简单，无花被，单性，聚生成球状，称雄球花或雌球花，雌花最终仅形成种子；被子植物的花高度进化，构造复杂，形式多样，最终可以形成果实，多朵花还可形成花序。一般所谓的花是指被子植物的花，故而被子植物又称为有花植物。

许多种子植物的花、花序或花的某一部位可供药用，如辛夷、金银花、松花粉、番红花等。掌握花的特征，对研究植物分类、中药材基原植物鉴定以及花类药材鉴别等都有极其重要的意义。

一、花的组成及形态

被子植物的花包括花梗（pedicel）、花托（receptacle）、花萼（calyx）、花冠（corolla）、雄蕊群（androecium）和雌蕊群（gynoecium）等六部分（图2-1），其中花萼和花冠合称花被。花梗和花托起支持作用；花被起保护花蕊和引诱昆虫传粉等作用；雄蕊群和雌蕊群具有生殖功能。花被成熟后绽放即为开花，花传粉后花被脱落谓之花谢。

（一）花梗和花托

花梗又称花柄，通常呈绿色、圆柱形，开花结果后发育成果柄。植物花梗的长短、粗细因植物种类而不同，如莲、垂丝海棠的花梗较长，贴梗海棠的花梗较短，地肤、马鞭草等几乎无花梗。

花托是花梗顶端稍膨大的部分，其上承载花被、雄蕊群和雌蕊群等。大多数植物的花托平坦或稍凸起，也可呈各种形状，如草莓、蛇莓呈圆锥状，莲呈倒圆锥状，金樱子、蔷薇等呈凹陷的杯状。部分植物在花托上形成肉质增厚的颗粒状、垫状或游泳圈状凸起，常能分泌蜜汁，称花盘，如柑橘、芸香、柴胡等；若花托在雌蕊基部向上延伸成柄状称雌蕊柄，如黄连、落花生等；若花托在花萼以内部分延伸成柄状，称花冠柄，如剪秋萝等。

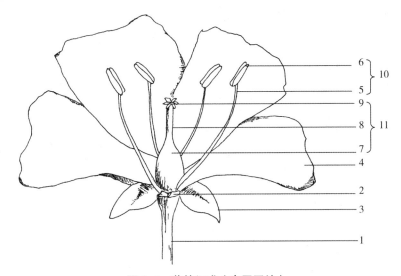

图 2-1　花的组成（高辰辰绘）
1.花梗　2.花托　3.花萼　4.花冠　5.花丝　6.花药
7.子房　8.花柱　9.柱头　10.雄蕊　11.雌蕊

（二）花被

花被是花萼和花冠的总称。往往分层并呈轮状排列，内轮和外轮形态和颜色明显不同的，外轮称花萼，内轮称花冠或花瓣，如杏、月季等；有些植物的花被无明显的花萼、花冠分化，如玉兰、百合等。

1.花萼　位于花的最外层，通常绿色，也有的颜色鲜艳呈花瓣状，称瓣状萼，如乌头、铁线莲等。萼片之间彼此分离的称离生萼，如绣线菊、山楂等；萼片之间部分或全部联合的称合生萼，其下部联合的部分称萼筒或萼管，顶端分离的部分称萼裂片或萼齿，如益母草、栀子等；有些植物的萼筒下部向一侧凸起形成的管状物称距，如凤仙花、草乌等；萼片下方若另有一轮类似萼片状的苞片称副萼，如委陵菜、锦葵等；萼片在花冠开放前先脱落者称早落萼，如延胡索、虞美人等；花萼在花谢后不脱落甚至随果实一起增大者称宿存萼，如柿、番茄等；菊科植物的花萼常变态成羽毛状、鳞片状或针刺状称冠毛，如红花、小蓟等；苋科植物的花萼常变成膜质半透明，如牛膝、青葙等。

2.花冠　位于花萼的内侧，由1至多轮花瓣组成。花瓣常较花萼薄且具红、黄、橙、蓝、紫、白等各种颜色。有的花瓣能分泌挥发性成分，或花托基部具蜜腺，能分泌蜜汁和香味，有吸引昆虫传播花粉的作用。花瓣彼此分离的称离瓣花冠，如石竹、芍药等；花瓣部分或全部联合的称合瓣花冠，其联合的部分称花冠筒或花筒，若上部分离，

称花冠裂片，如丁香、紫草等；有些植物的花瓣基部延伸成管状或囊状，也称距，如紫
花地丁、延胡索等；有些植物的花冠上或花冠与雄蕊之间存在瓣状附属物，称副花冠，
如水仙、长春花等。

花瓣的联合程度、形状、大小、排列方式和花冠筒的长短等都是植物分类鉴别的重
要依据。常见的花冠类型如下（图 2-2）：

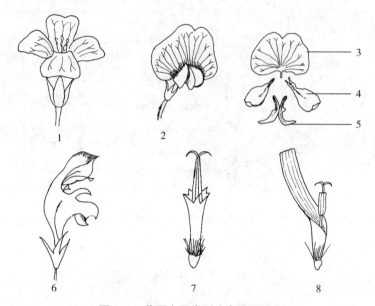

图 2-2　花冠主要类型（高辰辰绘）
1.十字花冠　2.蝶形花冠　3.旗瓣　4.翼瓣　5.龙骨瓣　6.唇形花冠　7.管状花冠　8.舌状花冠

（1）十字花冠（cruciform corolla）：有 4 枚离生花瓣，十字形排列，如菘蓝、荠菜
等十字花科植物的花冠。

（2）蝶形花冠（papilionaceous corolla）：有 5 枚离生花瓣，上面 1 枚花瓣最大且位
于最外面，称旗瓣；侧面两枚较小，称翼瓣；最下面两枚最小，称龙骨瓣，如葛、黄
芪、甘草等蝶形花亚科植物的花冠。若旗瓣最小，位于翼瓣内侧，龙骨瓣最大，称假蝶
形花冠，如紫荆、决明、苏木等云实亚科植物的花冠。

（3）唇形花冠（labiate corolla）：有合生花瓣 5 枚，下部联合呈筒状，上部裂片呈
二唇形，上唇由 2 枚裂片联合而成，下唇由 3 枚裂片联合而成，如夏枯草、荆芥等唇形
科植物的花冠。

（4）管状花冠（tubular corolla）：花瓣合生，花冠筒呈细长管状，花冠裂片 5，如苍
耳、红花等菊科植物的管状花。

（5）舌状花冠（liguliform corolla）：花冠基部联合成短筒，上部向一侧延伸并联合
成扁平舌状，顶端 3~5 齿裂，如蒲公英、苦荬菜等菊科植物的舌状花。

（6）漏斗状花冠（funnel-form corolla）：花瓣合生，花冠筒较长，呈漏斗状，如牵
牛、田旋花等植物的花冠。

（7）高脚碟状花冠（salverform corolla）：花瓣合生部呈细长管状，上部陡然水平展

开呈碟状，整体呈高脚碟状，如长春花、茑萝等植物的花冠。

（8）钟状花冠（companulate corolla）：花瓣合生，花冠筒宽而稍短，花冠裂片外展呈钟形，如沙参、桔梗等桔梗科植物的花冠。

（9）辐状或轮状花冠（wheel-shaped corolla）：花瓣合生，花冠筒短而阔，花冠裂片辐射状伸展如车轮状，如茄、枸杞、龙葵等部分茄科植物的花冠。

3. 花被卷叠式 花被片在花未展开时卷曲在花蕾里，形成彼此叠压关系，称花被卷叠式。若花被片回旋状彼此叠压覆盖，称旋转状卷叠，如夹竹桃、龙胆的花冠；若花被边缘彼此覆盖，覆如瓦状，但必有一片完全在外，一片完全在内，称覆瓦状卷叠，如紫草、山茶的花萼；若花被边缘彼此覆盖，在覆瓦状排列的花被中，有2片全在外，2片全在内，称重覆瓦状卷叠，如桃、野蔷薇等的花冠；若花被片的边缘相互接触排成一圈，但不相互重叠，称镊合状卷叠，如桔梗、沙参等的花冠。

（三）雄蕊群

雄蕊群是一朵花中所有雄蕊的总称。

1. 雄蕊的组成 绝大多数植物的雄蕊可分为花丝（filament）和花药（anther）两部分。花丝是指雄蕊下部细长的柄状部分，一般基部着生在花托上，若着生在花冠上称冠生雄蕊，如茄、龙胆等。花药是指着生在花丝顶部膨大的囊状体，是雄蕊主要的生殖部分。花药由2个或4个花粉囊（药室）组成，中间以药隔相连。花粉粒成熟后，花粉囊自行开裂，花粉由裂口散出。花药开裂方式主要有纵裂、孔裂、瓣裂、横裂等。

2. 雄蕊的类型 雄蕊多与花瓣同数或为其倍数，超过10枚，称雄蕊多数；一些植物仅有1枚雄蕊，如京大戟、天麻等；少数植物的部分雄蕊不具花药，或仅见痕迹，称不育雄蕊或退化雄蕊，如丹参、鸭跖草等；还有一些植物的部分雄蕊退化呈花瓣状，无花药与花丝的区别，如姜、姜黄、美人蕉等。1朵花中一般都有2枚或以上的雄蕊，雄蕊定数或多数并彼此分离称离生雄蕊（distinct stamen），为大多数植物的雄蕊类型，如连翘、桃、石竹等。但一些植物的雄蕊会有独特结构，形成特殊的雄蕊类型（图2-3）：

（1）二强雄蕊（didynamous stamen）：一朵花中有4枚雄蕊，其中2枚花丝长，2枚花丝短，如藿香、香薷、黄荆、地黄等。

（2）四强雄蕊（tetradynamous stamen）：一朵花中有6枚雄蕊，其中4枚花丝长，2枚花丝短，如葶苈、独行菜等十字花科植物。

（3）单体雄蕊（monadelphous stamen）：一朵花中雄蕊的花丝联合成一筒状，花药彼此分离，如木槿、远志、扶桑、苦楝等。

（4）二体雄蕊（diadelphous stamen）：一朵花中雄蕊的花丝联合并分成2束，如甘草、黄芪等蝶形花亚科植物的10枚雄蕊是9枚联合，1枚分离；紫堇、延胡索等罂粟科紫堇属植物的6枚雄蕊则分成每束3枚的2束。

（5）多体雄蕊（polyadelphous stamen）：一朵花中雄蕊的花丝联合成多束，如湖南连翘、金丝桃、橘等。

（6）聚药雄蕊（synantherous stamen）：一朵花的 5 枚雄蕊的花丝分离，花药合生呈筒状，如红花、白术等菊科植物。

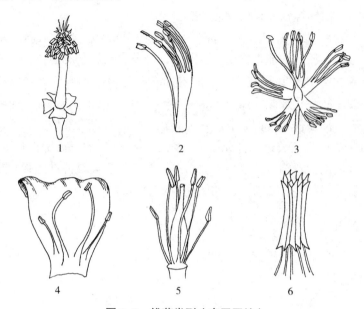

图 2-3　雄蕊类型（高辰辰绘）
1. 单体雄蕊　2. 二体雄蕊　3. 多体雄蕊　4. 二强雄蕊　5. 四强雄蕊　6. 聚药雄蕊

（四）雌蕊群

雌蕊位于花的中心部位，一朵花中可以有一至多枚雌蕊。

1. 雌蕊的组成　被子植物的雌蕊由子房（ovary）、花柱（style）和柱头（stigma）三部分组成。构成雌蕊的单位称为心皮，是具有生殖功能的变态叶，1 枚雌蕊可由一至多枚心皮组成。心皮边缘卷合形成封闭的囊状，外形似瓶状，基部膨大部分称子房，子房室内生颗粒状的胚珠，子房将来发育成果实，胚珠将来发育成种子。雌蕊上部细长的颈部称花柱，是花粉管进入子房的通道；花柱前端称柱头，是接受花粉的部位，有圆盘状、羽毛状、星状或头状等形状。裸子植物的心皮伸展成叶片状，不形成子房，胚珠裸露在外，这是裸子植物区别于被子植物的主要特征。

2. 雌蕊的类型　一朵花中的雌蕊仅由 1 枚心皮构成，称单雌蕊，如苦参、大豆、郁李、碧桃等；一朵花中有二至多枚心皮彼此联合构成 1 枚雌蕊，称复雌蕊或合生雌蕊，如当归、百合、蜀葵等；一朵花中的雌蕊由多枚心皮组成，但心皮彼此分离成多个单雌蕊，共同着生在同一花托上，称离生雌蕊，如牡丹、毛茛、厚朴、悬钩子等。组成雌蕊的心皮数常可由柱头和花柱的分裂数目、子房室数以及子房上背缝线和腹缝线来判断。

雌蕊子房中央的腔室称子房室，外壁称子房壁，子房壁上心皮卷合形成雌蕊时的痕迹线称腹缝线，胚珠着生在腹缝线上；心皮原来中脉位置的痕迹线称背缝线。单雌蕊或离生雌蕊的每一个子房只有 1 室，称单子房，如甘草、野葛等。复雌蕊的子房称复子房，若其子房只有 1 室，为单室复子房，如栝楼、丝瓜等；若子房室数与心皮数相等，为复室复子房，如百合、沙参等。有的子房室可能被次生的间壁完全或不完全地分隔，次生间壁称假隔膜（false diaphragm），如菘蓝、芥菜等十字花科植物的子房。

3. 子房的位置与花位 花的子房着生在花托上，但不同花的子房与花托愈合的程度不同，形成不同类型的子房位置和花位（图 2-4）。仅底部与花托愈合的称子房上位，若花托扁平或隆起，花被和雄蕊着生花托边缘，称子房上位、下位花，如瞿麦、大戟、百合等；若花托或花筒凹陷呈杯状，子房着生于杯状花托或花筒内壁上但仅基部与花托愈合，花被和雄蕊着生在花托或花筒边缘，称子房上位、周位花，如桃、金樱子等。子房完全包埋并愈合在花托或花筒内，花被和雄蕊着生于子房上部的花托或花筒边缘，称子房下位、上位花，如苹果、栝楼、当归等。子房下半部埋在凹陷的花托或花筒内，上半部以及花柱和柱头仍外露，花被和雄蕊着生在子房周围的花托或花筒边缘，称子房半下位、周位花，如桔梗、党参、细辛等。

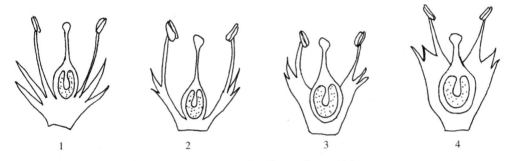

图 2-4 子房位置及花位（高辰辰绘）
1. 子房上位、下位花 2. 子房上位、周位花 3. 子房半下位、周位花 4. 子房下位、上位花

4. 胎座类型 子房内着生胚珠的部位称胎座（placenta）。胎座因雌蕊的心皮数目及心皮联合的方式不同有多种类型（图 2-5）。

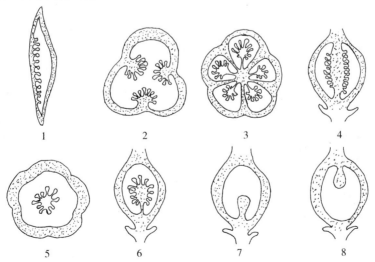

图 2-5 胎座主要类型（高辰辰绘）
1. 边缘胎座 2. 侧膜胎座 3. 中轴胎座横切面 4. 中轴胎座纵切面
5. 特立中央胎座横切面 6. 特立中央胎座纵切面 7. 基生胎座 8. 顶生胎座

（1）边缘胎座（marginal placenta）：单雌蕊或离生雌蕊，多数胚珠沿腹缝线边缘着生，如野葛、芍药等。

（2）侧膜胎座（parietal placenta）：单室复子房，多数胚珠着生在子房壁的多条侧膜（腹缝线）上，如罂粟、绞股蓝、丝瓜等。

（3）中轴胎座（axial placenta）：复室复子房，多数胚珠着生在子房中央的中轴上，如党参、贝母等。

（4）特立中央胎座（free-central placenta）：早期常为中轴胎座，发育后期，子房室的隔膜和中轴上部消失形成1室，多数胚珠仍着生在独立的中轴上，如石竹、太子参等。

（5）基生胎座（basil placenta）：单雌蕊或单室复雌蕊，1枚胚珠着生在子房室基部，如红蓼、白术等。

（6）顶生胎座（apical placenta）：单雌蕊或单室复雌蕊，1枚胚珠着生在子房室顶部，如桑、构树等。

二、花的类型

依据不同特征，被子植物的花有多种分类方法。

1. 完全花和不完全花　一朵花花萼、花冠、雄蕊群、雌蕊群均有的称完全花，如紫丁香、杜鹃等；缺少其中一部分或几部分的花称不完全花，如卷丹、甘遂等。

2. 重被花、单被花和无被花　一朵花中既有花萼也有花冠称重被花或双被花，如夹竹桃、曼陀罗等；若重被花的花瓣呈多层排列且数目比正常情况下多，称重瓣花，如樱花、月季、碧桃等栽培植物；仅有花萼而无花冠称单被花或同被花，如白头翁、虎杖等；无花被的，称无被花或裸花，通常有显著的苞片，如柳、杜仲等。

3. 两性花、单性花和无性花　一朵花中既有可育的雄蕊也有正常发育的雌蕊，称两性花，如花椒、防风等。仅有正常发育的雄蕊或雌蕊，称单性花，仅有雄蕊的称雄花，仅有雌蕊的称雌花；若雄花和雌花生于同一株植物上，称单性同株或雌雄同株，如南瓜、半夏等；若雌花和雄花分别生于不同植株上，称单性异株或雌雄异株，如雪胆、天南星等。同一株植物上既有两性花，又有单性花称杂性同株，如朴树；若同种植物的两性花和单性花分别生于不同植株上称杂性异株，如葡萄、臭椿等。有些植物花中雄蕊和雌蕊均退化或不发育，称中性花或无性花，如东陵绣球花序周围的花。

4. 辐射对称花、两侧对称花和不对称花　若通过花的中心有两个或以上对称面的花称辐射对称花或整齐花，如十字形、幅状、管状、钟状、漏斗状等；若通过花中心只可作一个对称面的花称两侧对称花或不整齐花，如蝶形、唇形、舌状花冠等；若通过花的中心不能作出任何对称面的花称不对称花，如美人蕉、缬草等极少数植物的花。

三、花的记录

花的记载形式有多种，有较专业化的，如花程式和花图式，也用较直接的，如文字叙述和图片等。

（一）花程式

采用字母、符号及数字等对花部主要特征进行简要描述的方式称花程式（flower formula）。主要方法如下：

1. 以拉丁名（或德文）首字母的大写表示花的主要部分。如：

P：表示花被，来源于拉丁文 perianthium。

K：表示花萼，来源于德文 kelch。

C：表示花冠，来源于拉丁文 corolla。

A：表示雄蕊，来源于拉丁文 androecium。

G：表示雌蕊，来源于拉丁文 gynoecium。

2. 以数字表示花各部分结构的数目。在各拉丁字母的右下角以 1，2，3，4…10 表示其数目；以 ∞ 表示 10 枚以上或数目不定；以 0 表示该部分缺少或退化；在雌蕊的右下角依次以数字表示心皮数、子房室数、每室胚珠数，并用"："相间隔。

3. 以符号表示一些特征。* 表示辐射对称花；↑或·表示两侧对称花。☿表示两性花，♀表示雌花，♂表示雄花。各部分的数字加"（ ）"表示联合；数字之间加"+"表示排列的轮数或分组。G 表示子房上位；$\overline{G}$ 表示子房下位；$\overline{\underline{G}}$ 表示子房半下位。

花程式可以简单清晰地表现花的主要结构，但不能完整表达出花各轮之间的位置关系以及花被的卷叠情况等特征。如：

甘草花程式：$☿↑K_{(5)}C_5A_{(9)+1}\underline{G}_{(1:1:∞)}$

读作：甘草花为两性花；两侧对称；萼片 5，联合；花瓣 5，分离；雄蕊 10，9 合 1 离二体雄蕊；雌蕊子房上位，1 心皮，1 室，每室胚珠多数。

菘蓝花程式：$☿ * K_4C_4A_{4+2}\underline{G}_{(2:2:∞)}$

读作：菘蓝花为两性花；辐射对称；萼片 4，分离；花瓣 4，分离，十字排列；雄蕊 6，四强雄蕊；雌蕊子房上位，2 心皮，2 室，每室胚珠多数。

薄荷花程式：$☿↑K_{(5)}C_{(5)}A_{2+2}\underline{G}_{(2:4:1)}$

读作：薄荷花为两性花；两侧对称；萼片 5，联合；花冠联合，裂片 5，二唇形；雄蕊 4，二强雄蕊；雌蕊子房上位，2 心皮，4 室，每室 1 枚胚珠。

菊花管状花程式：$☿ * K_∞C_{(5)}A_{(5)}\overline{G}_{(2:1:1)}$

读作：菊花管状花为两性花；辐射对称；萼片多数，分离，冠毛状；花冠联合，裂片 5，管状；雄蕊 5，聚药雄蕊；雌蕊子房下位，2 心皮，1 室，1 枚胚珠。

蒲公英舌状花程式：$☿↑K_∞C_{(5)}A_{(5)}\overline{G}_{(2:1:1)}$

读作：蒲公英舌状花为两性花；两侧对称；萼片多数，分离，冠毛状；花冠联合，裂片 5，舌状；雄蕊 5，聚药雄蕊；雌蕊子房下位，2 心皮，1 室，1 枚胚珠。

桑花程式：$♂P_4A_4$；$♀P_4\underline{G}_{(2:1:1)}$

读作：桑花为单性花；雄花花被片 4 枚，分离；雄蕊 4 枚，分离；雌花花被片 4 枚，分离；雌蕊子房上位，由 2 心皮合生，1 室，每室 1 枚胚珠。

玉兰花程式：$♀*P_{3+3+3}A_∞\underline{G}_{∞:1:2}$

读作：玉兰花为两性花；辐射对称；单被花，花被片 3 轮，每轮 3 枚，分离；雄蕊多数，分离；雌蕊子房上位，心皮多数，分离，每子房 1 室，每室 2 枚胚珠。

桔梗花程式：$♀*K_{(5)}C_{(5)}A_5\overline{\underline{G}}_{(5:5:∞)}$

读作：桔梗花为两性花；辐射对称；萼片 5，联合；花瓣 5，联合；雄蕊 5 枚，分离；雌蕊子房半下位，由 5 心皮合生，5 室，每室胚珠多数。

（二）花图式

花图式（flower diagram）是以花的横剖面垂直投影为依据，采用特定的图形来表示花各部分的数目、位置关系、排列方式和形状等实际情况的图解式（图 2-6）。花图式直观形象，但需要训练绘制技巧，且不能表达子房与花其他部分的相对关系等特征。若与花程式配合使用可以取长补短。花程式和花图式常单独或联合用于表示某一分类单位（如科、属）花的特征。

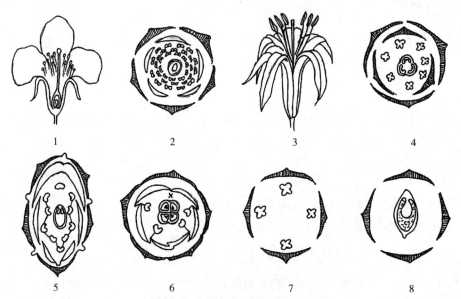

图 2-6　花图式（高辰辰绘）
1. 梅花　2. 梅花花图式　3. 百合花　4. 百合花花图式
5. 甘草花图式　6. 薄荷花花图式　7. 桑雄花花图式　8. 桑雌花花图式

（三）文字记载与图片展示

文字记载就是用文字叙述花的结构和特征，较繁琐，但却是记录最全面的一种形式，花程式通常可以直接转读为文字叙述。图片展示一般显示的是花的自然状态，较明了直接，但难以全面。传统形式有墨线图片或原色图片等，但都不够真实。现代多运用数码图片，甚至多维图集形式，使得花的展示更真实、细腻、全面和立体。

四、花序

有些植物的花单生于茎的顶端或叶腋，称花单生，如玉兰、牡丹等。多数植物的花在花轴或花枝上按一定次序排列称花序（inflorescence）（图 2-7），花序中的花称小花，着生小花的茎状部分称花序轴或花轴，支持整个花序的茎轴称总花梗（柄），小花的花梗称小花梗，无叶的总花梗称花葶。根据花在花轴上的排列方式和开放次序，可以分为无限花序（indefinite inflorescence）和有限花序（definite inflorescence）两种基本类型，这两类花序还可以在部分植物上同时出现，称混合花序（mixed inflorescence）。

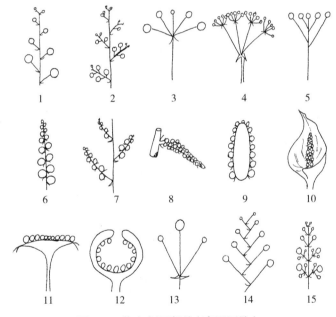

图 2-7　花序主要类型（高辰辰绘）

1. 总状花序　2. 复总状花序（圆锥花序）　3. 伞形花序　4. 复伞形花序　5. 伞房花序
6. 穗状花序　7. 复穗状花序　8. 葇荑花序　9. 肉穗花序　10. 佛焰花序　11. 头状花序
12. 隐头花序　13. 二歧聚伞花序　14. 单歧聚伞花序　15. 聚伞花序总状排列（轮伞花序）

（一）无限花序

无限花序又称向心花序，花序轴明显，顶端不断向上生长并产生新的花蕾，花从下部向上部、自四周向中央依次开放。无限花序常有以下类型：

1. 总状花序（raceme） 花序轴细长不分枝，许多花梗近等长的小花自下而上排列，如油菜、荠菜等十字花科植物。

2. 复总状花序（compound raceme） 花序轴产生许多分枝，每一分枝形成总状花序，整个花序排列成圆锥状，故又称圆锥花序（panicle），如玉蜀黍雄花序、槐树、女贞等。

3. 穗状花序（spike） 花序轴上小花排列同总状花序，但小花花梗极短甚至无梗，如车前、马鞭草等。

4. 复穗状花序（compound spike） 花序轴产生许多分枝，每一分枝形成穗状花序，如小麦、香附等。

5. 荑荑花序（catkin） 似穗状花序，但花序轴柔软下垂，小花多为单性，也可以是两性花，如柳、枫杨等。

6. 肉穗花序（spadix） 似穗状花序，但花序轴肉质肥大呈棒状，小花也多为单性，如玉蜀黍、香蒲的雌花序。若花序下面有一个大型苞片，称佛焰苞，如天南星、半夏等天南星科植物。

7. 伞房花序（corymb） 花序轴较短，自下而上聚生多朵小花，其中下部的小花梗较长，上部的小花梗渐短，使小花于花序上层排列在近乎一个平面上，如山楂、苹果等部分蔷薇科植物。

8. 复伞房花序（compound corymb） 花序轴上的分枝呈伞房状，每一分枝上又形成伞房花序，如绣线菊、花楸等。

9. 伞形花序（umbel） 花序轴极短，许多小花从顶部向上辐射状发出，小花梗近等长，状如张开的伞，如五加、人参等五加科植物。

10. 复伞形花序（compound umbel） 花序轴顶端伞形排列数个分枝，每一分枝形成伞形花序，即伞形花序呈伞形排列，如前胡、野胡萝卜等伞形科植物。

11. 头状花序（capitulum） 花序轴顶端缩短膨大成头状或盘状，其上密集排列多数无梗小花，外侧有一至数层变态叶形成的总苞，如向日葵、旋覆花等菊科植物。花序轴呈圆球状的，如悬铃木；花序轴呈不规则状的，如鸡冠花。

12. 隐头花序（hypanthodium） 花序轴肉质肥厚膨大，但内凹成中空的囊状，顶端有1小孔，内壁上着生许多无梗的单性小花，如无花果、薜荔等部分桑科植物。

（二）有限花序

有限花序又称离心花序或聚伞花序，花序轴的顶芽最先分化成花并开放，顶花下方产生侧轴，侧轴又是顶花先开，依次发展，则整个花序呈现自上而下或者自中心向四周的开花顺序。有限花序有以下类型：

1. 单歧聚伞花序（monochasium） 聚伞花序每次分枝只有一个侧芽发育为侧枝，

若花序轴的分枝均在同一侧产生，使花序卷曲呈螺旋状，称螺旋状聚伞花序，如紫草、附地菜等；若侧生分枝在左右两侧交互产生，花序轴呈现连续的之字形回折，称蝎尾状聚伞花序，如唐菖蒲、射干等。

2. 二歧聚伞花序（dichasium） 聚伞花序每次分枝，其下方两侧侧芽同时发育成近等长的侧轴，每一侧轴再以同样方式分枝并开花，称二歧聚伞花序，如大叶黄杨、卫矛等卫矛科植物。

3. 多歧聚伞花序（pleiochasium） 聚伞花序每次分枝，其下方多个侧芽同时发育成侧轴，侧轴一般比主轴长，各侧轴又形成小的聚伞花序，称多歧聚伞花序，如大戟、泽漆等大戟科植物。许多大戟科大戟属植物的多歧聚伞花序的最末回花序结构特殊，由1枚位于中间的雌花和多枚位于周围的雄花同生于1个杯状总苞内组成，为本属特有，故又称大戟花序或杯状聚伞花序（cyathium）。

4. 轮伞花序（verticillaster） 聚伞花序着生在对生叶腋，因花序轴及花梗极短而呈轮状排列，是唇形科植物特有的花序类型，如紫苏、藿香等。

（三）混合花序

有限花序和无限花序同时出现在一株植物上，如紫丁香、葡萄的圆锥状聚伞花序；丹参、紫苏的假总状轮伞花序；茵陈蒿、豨莶草的圆锥状头状花序等。

第二节 果 实

果实是被子植物特有的繁殖器官，一般由子房受精后发育形成。外被果皮，内含种子。

一、果实的形成与组成

（一）果实的形成

完全由子房发育而成的果实称真果，由子房及其他部分如花托、花被、花柱及花序轴一起发育形成的果实称假果。被子植物的花经传粉和受精后，一般花萼、花冠脱落，雄蕊及雌蕊的花柱枯萎脱落，子房逐渐膨大发育，形成果实，果实内的胚珠形成种子，此为真果，如桃、柑橘、番茄、枸杞；下位子房发育时，花托、花筒参与果实形成，此为假果，如苹果、黄瓜等；有些果实成熟后，还包含花序轴的组织，也是假果，如凤梨、无花果等。

（二）果实的组成和构造

果实由果皮和种子两部分构成。果皮由外向内可分为外果皮、中果皮、内果皮三层。如桃、杏、胡桃等植物的果实，但有些植物果实的果皮薄且分层不明显，如落花生、向日葵、小麦等。

1. 外果皮 位于果实的最外层，常由 1~2 列表皮细胞或表皮与某些相邻组织构成。外果皮表面常被角质层或蜡被，也有的具刺、瘤突、翅等附属物，若外果皮细胞中含色素或有色物质，会使果实呈现不同颜色。

2. 中果皮 外果皮之内是中果皮，多肥厚，为果实主要可食用部分，如冬瓜、杏等；或干缩成膜质或革质，如花生、小茴香等。

3. 内果皮 是果皮的最内层，明显或不明显。有的内果皮加厚坚硬如核状，如桃、胡桃；有的与中果皮合生不易分离，如葫芦、黄瓜等；有的分化为革质薄膜，如梨、苹果等；有的向内生出许多肉质多汁的毛囊，如柑橘、柚子等。

二、果实的类型

（一）单果

单果（simple fruit）一朵花的 1 个子房发育形成 1 个果实，称单果，该子房可以是单雌蕊，也可以是复雌蕊。

1. 肉质果（fleshy fruit） 成熟果实的果皮及周围组织肉质多汁，不开裂。常见的有以下几种（图 2-8）：

（1）柑果（hesperidium）：是芸香科柑橘属植物特有的果实。由上位子房的复雌蕊发育形成；外果皮厚，革质，散布多数油室；中果皮与外果皮之间无明显界线，呈白色疏松海绵状，分布多数橘络；内果皮膜质，分隔成多数腔室结构，内生许多肉质多汁的囊状毛，为果实的可食用部分，如柑橘、酸橙、柠檬等。

（2）梨果（pome）：是蔷薇科梨亚科植物特有的果实。是由下位子房的复雌蕊与花筒一起发育形成的假果；外果皮稍革质，中果皮肉质丰富，内果皮革质或木质，坚韧，常分隔成 2~5 室，每室常含种子 2 粒，如苹果、梨、山楂等。

（3）瓠果（pepo）：是葫芦科植物特有的果实。是由 3 心皮合生具侧膜胎座的下位子房与花托共同发育而成的假果；外果皮坚韧，中果皮与内果皮及胎座多为肉质，为果实的可食部分，如西瓜、葫芦、罗汉果等。

（4）核果（drupe）：指具有坚硬骨质内果核的肉质果。发育为核果的子房可以是单雌蕊，也可能是单室复雌蕊；外果皮薄，中果皮肉质，富含汁液，内果皮即果核，每核常含 1~2 粒种子，如桃、杏、胡桃、枣等。

（5）浆果（berry）：泛指果皮肉质多浆的单果。子房有单雌蕊，也有复雌蕊，单室或多室；外果皮薄，中果皮、内果皮均肉质多浆，内含 1 至多粒种子的果实，如葡萄、枸杞、番茄、忍冬等。

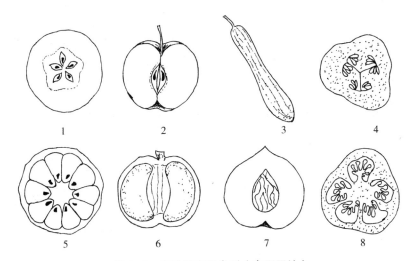

图 2-8　肉质果主要类型（高辰辰绘）
1. 梨果横切面（苹果）　2. 梨果纵切面（苹果）　3. 瓠果（黄瓜）　4. 瓠果横切面
5. 柑果横切面（柑橘）　6. 柑果纵切面（柑橘）　7. 核果（桃）纵切面　8. 浆果（番茄）横切面

2. 干果（dry fruit） 果皮成熟后果皮干燥，开裂或不开裂（图 2-9）。

（1）裂果：成熟后果皮自行开裂的干果。

1）蓇葖果（follicle）：由单雌蕊或离生心皮雌蕊发育形成的裂果，成熟时沿腹缝线或背缝线一侧开裂，往往 1 朵花中有多个离生单雌蕊发育成多个蓇葖果，如杠柳、八角茴香、芍药等。

2）荚果（legume）：是豆科植物特有的果实。由单雌蕊发育形成，成熟时沿腹缝线和背缝线两侧开裂或不开裂；多数荚果成熟时果皮裂成 2 片，如赤小豆、黄豆等；少数荚果成熟时不开裂，有呈节状缢缩的，如落花生、皂荚等；有在种子间呈节状断裂的，每节含 1 粒种子的，如含羞草、山蚂蟥等；也有呈螺旋状的，果皮外具刺毛，如苜蓿。

3）蒴果（capsule）：由复雌蕊发育而成的裂果。子房 1 至多室，每室含多数种子；成熟后以多种方式开裂，如百合、鸢尾等是背裂，马兜铃、蓖麻等是腹裂，罂粟、桔梗等是孔裂，车前、莨菪等是盖裂，王不留行、瞿麦等是齿裂。

4）角果：是十字花科植物特有的果实。由 2 心皮的复雌蕊发育而成，中央由假隔膜隔成 2 室，多数种子着生在两侧；果实成熟后，果皮沿两侧腹缝线自下而上开裂并脱落，假隔膜附带着种子仍残留在果柄的顶端；细长状的称长角果，如萝卜、油菜等；长与宽近等长的称短角果，如菘蓝、荠菜等。

（2）不裂果（闭果）：果实成熟后果皮不开裂的干果。

1）瘦果（achene）：内生 1 枚种子，果皮与种皮容易分离的果实，如白头翁、毛茛、荞麦等。

2）坚果（nut）：果皮木质坚硬且不易与种皮分离，内含 1 粒种子的果实，常有总苞发育成壳斗附着于基部，如板栗、栎等；有的坚果细小，无壳斗包围，称小坚果，如益母草、紫草等。

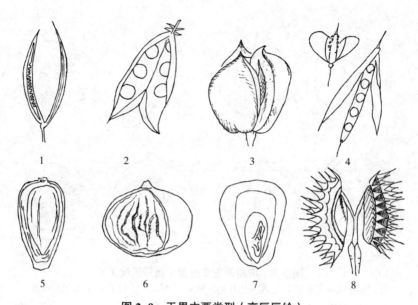

图 2-9　干果主要类型（高辰辰绘）
1. 蓇葖果　2. 荚果　3. 蒴果　4. 长角果与短角果　5. 瘦果　6. 坚果　7. 颖果　8. 双悬果

3）颖果（caryopsis）：是禾本科植物特有的果实。果皮与种皮愈合难以分离，内含1粒种子，如小麦、薏苡等。

4）双悬果（cremocarp）：是伞形科植物特有的果实。由2心皮复雌蕊发育而成，成熟后心皮分离成2个分果，双双悬挂在果柄顶端，各自包裹1枚种子，如当归、白芷、小茴香等。

5）胞果（utricle）：也称囊果，内生1粒种子，果皮薄，膨胀疏松地包围种子，与种皮极易分离，如青葙、地肤子、藜等藜科植物。

6）翅果（samara）：果皮有向外延伸的翅状结构，可借风力传播，内常含1粒种子，如杜仲、榆、臭椿等。

（二）聚合果

聚合果（aggregate fruit）是由一朵花中多数离生雌蕊共同发育而成的果实。每一枚雌蕊都形成1个单果，聚生于同一花托上，形成一个整体，如八角茴香、芍药等的聚合蓇葖果，草莓、白头翁等的聚合瘦果，悬钩子的聚合核果，莲的聚合坚果，五味子的聚合浆果等。

（三）聚花果

聚花果（collective fruit, multiple fruit）又称复果，是由整个花序发育而成的果实。花序的每一朵花形成独立的单果，聚集在花序轴上，外形似一个果实，如桑椹、菠萝、无花果等。

第三节　种　子

种子（seed）是种子植物特有的繁殖器官，由胚珠受精后发育而成。裸子植物的种子裸露，被子植物的种子包被在果皮中。

一、种子的形态与组成

种子的外形特征可用于鉴别植物种类。种子大小差异较大，如椰子等热带植物种子直径达 15~20cm，而菟丝子、葶苈子的种子则较小，天麻、白及等兰科植物的种子更小，呈粉末状，一般无繁殖能力。种子常见形状有圆形、椭圆形、肾形、卵形、圆锥形、多角形等，如黄豆呈肾形，花生为椭圆形，荔枝核为圆形。种子表面颜色变化很大，有绿色的如绿豆，红紫色的如赤小豆，灰白色的如白扁豆，多种颜色混杂呈现花纹的如芸豆，也有一端红色另一端黑色的如相思子等。种子表面有光滑的，也有粗糙的，如五味子、红蓼等种子光滑有光泽，太子参种子表面密生瘤刺状突起，乌头、车前等种子具褶皱，木蝴蝶、枫香等种子有翅，白前、萝藦等种子顶端具毛茸（种缨）。

种子虽然在形态上变化多样，但基本结构较一致，大多数种子都由种皮（seed coat，testa）、胚（embryo）、胚乳（endosperm）三部分组成。

种皮是种子的最外层，可保护胚和胚乳，其上从种柄或胎座上脱落后留下的疤痕称种脐；萌发时吸收水分和胚根伸出的小孔称种孔；种皮上明显隆起的线痕常是种脊；有些植物种子种孔周围有白色海绵状突起称种阜，如蓖麻、巴豆等。少数植物在种皮外尚有肉质或膜质的假种皮，如龙眼、荔枝、砂仁、豆蔻等。

胚是构成种子最重要的部分，是种子中尚未发育的幼小植物体，由胚根、胚芽、胚轴和子叶 4 部分组成。胚根是种子萌发时最先突破种皮的部分，将来发育为植物的主根。胚芽是幼小植物体中最前端的部分，与胚根相对，将来发育成植物的主茎和叶。胚根与胚芽之间的部分为胚轴，种子萌发时可能伸长，也可能伸长不明显。子叶是着生在胚轴一侧或两侧的横向延展部分。有些植物子叶肥厚，储藏营养物质；有些植物子叶在种子萌发时随胚轴伸长突出地面，形成幼苗的最初叶子，进行光合作用为幼苗生长提供有机物质。通常单子叶植物具 1 枚子叶，双子叶植物具 2 枚子叶，裸子植物具多枚子叶。

胚乳位于种皮之内，常白色，环绕胚，肉质或粉状，储藏营养物质如淀粉、蛋白质、脂肪等，供胚发育所需。少数植物种子胚乳中会错落插入一些色泽不同（如红色）、来源不同的错入组织，称外胚乳，如槟榔、胡椒、肉豆蔻等。

二、种子的类型

种子根据成熟时胚乳的有无可分为有胚乳种子和无胚乳种子两类，前者胚乳发达，子叶薄，胚较小，如蓖麻、大黄、稻等；后者胚乳不存在或仅残留一薄层，而子叶较肥厚储藏营养，如大豆、杏仁、泽泻等。

种子根据萌发时子叶是否突破地面分为留土萌发和出土萌发两类，前者种子萌发时上胚轴（胚轴中子叶以上的部分）伸长，下胚轴（胚轴中子叶以下的部分）基本不伸长，子叶不随胚芽伸出土面而留在土中，养料耗尽后枯萎，此时地上已生长出绿色真叶进行光合作用，如蚕豆、荔枝、小麦、水稻等；后者种子萌发时随着胚根突出种皮，下胚轴明显伸长，将子叶和胚芽一起推出土面，如大豆、蓖麻等。不同植物伸出的子叶可能变绿，也可能不变绿。

　　种子根据寿命的长短可分为短命种子、中命种子和长命种子。种子从成熟到失去生命力所经历的时间称种子寿命。短命种子往往只有几天或几周的寿命，采收后一般应迅速播种，如可可属、咖啡属、金鸡纳树属、荔枝属等热带植物的种子，以及白头翁、辽细辛、芫花等春花夏熟的种子。中命种子指寿命在 15 年以内的种子，如桃、杏、黄芪、甘草、皂角等。长命种子的寿命为 15~100 年或更长，以豆科植物居多，其次是锦葵科植物，如豆科植物野决明的种子寿命超过 158 年，莲的瘦果（莲子）寿命可达200~400 年。

第二部分 药用植物的分类

第三章 植物分类 ▷▷▷

植物分类学（plant taxonomy）是研究植物类群的分类、探索植物起源和亲缘关系、阐明植物界各类群间进化发展规律的学科。

第一节 植物分类概述

一、植物分类学的任务

植物分类学主要内容有三部分，即植物的鉴定、命名和分类，特点是理论性强、实用性强，直观性也很强，对药用植物的识别、药用价值判定以及新药源开发均有重要意义。植物分类学理论上主要任务有：

1. 分类群的描述和命名 运用植物形态学、植物解剖学、植物生理学、植物生态学、植物胚胎学、生物化学、植物地理学、古植物学等学科的研究成果，确定"种"（species）一级的分类单位并进行性状描述，按照《国际植物命名法规》确定拉丁学名，进而探索植物"种"的起源和进化，为建立植物自然分类系统提供依据。

2. 建立自然分类系统 对植物的各分类群之间亲缘关系进行研究，确定各分类群的等级和排列顺序，建立较完善的植物自然分类系统。

3. 编写和修订植物志 根据不同需要，对某地区、某国家、某类用途或某分类群的植物进行采集、鉴定、描述和按照分类系统编排，编写各种用途的植物志。

药用植物分类学的任务首先是利用植物分类学知识和方法鉴别药用植物，澄清中药材基原，保证临床用药安全有效。其次可运用植物类群间的亲缘关系，进行中药资源开发和深入发掘，以扩大中药资源的利用价值。

二、植物分类研究方法

植物分类学是一门经典学科，历史非常悠久。自从人类开始观察身边的植物开始，就不自觉地辨认和区别不同的植物，并根据植物的用途、习性、生活环境等进行分类，在利用植物的实践中积累了丰富的分类学知识，形成了最初的传统植物分类方法，但大多是植物形态分类学方法。随着科学技术的进步和各学科成果的积累，近几十年来植物分类学得到了迅速发展，产生了多种新研究方法，如显微结构分类法、数值分类法等，这些方法在植物分类研究中的应用，使得植物分类系统更趋于符合客观实际。

1. 形态分类学方法　是根据植物外部形态特征进行分类的分类方法，工作内容包括野外采集、观察和记录、野外和实验室研究鉴定等，通过对外部形态进行比较、分析和归纳，建立分类系统或对分类系统进行修订。较早建立的恩格勒系统、哈钦松系统等就是运用形态分类学方法对被子植物进行分类的典型代表。

2. 显微结构分类方法　是利用光学显微镜和电子显微镜对植物器官外部或内部的显微、亚显微特征进行观察，通过比较、分析和归纳对药用植物进行分类鉴定。如运用显微镜观察叶面的气孔轴式来辅助植物分类，茜草科植物多为平轴式；薄荷、紫苏等唇形科植物多为直轴式；菘蓝、白菜等十字花科植物多为不等式；茶则为环式等。

3. 细胞分类学方法　是研究细胞内染色体的数目、核型、带型等特征来研究生物的变异规律，探讨各种生物之间的关系和起源。目前对大部分科属的染色体数目及核型都进行了普查，并作为分类的依据之一，在科、属、种等分类单位划分方面有一定参考价值。如芍药属（Paeonia）从毛茛科（Leguminosae）中独立成为芍药科（Paeoniaceae），重要依据之一就是，该属染色体基数 X=5，与毛茛科大多数属的基数（X=6~10，13）不同。

4. 化学分类学方法　是利用化学特征来反映物种在代谢过程中分子水平上的变异规律，从而探索各种植物之间的关系和起源。如毛茛科普遍存在的毛茛苷和木兰花碱，而芍药科不含，也支持芍药属独立成科。

5. 数值分类学方法　是综合植物形态学、解剖学、细胞学、生物化学等提供的证据，分别加权量化，建立数学模型，评价植物类群间的相似性的分类方法。运用速度快、无偏差的计算机技术，更客观地反映植物间的相似关系和进化规律，并可反复验证校准。

6. 分子系统学　是利用 DNA 分子标记和同工酶标记等生物大分子数据，并借助统计学方法进行系统发育、居群遗传结构分析，揭示生物体间以及基因间进化的规律。分子系统学是近年研究的热点，依据该研究成果，已建立了被子植物 APG 分类系统。

三、植物的分类单位

植物的分类一般运用七阶分类法，即设立 7 个分类等级，按照其高低和从属关系顺次排列，形成植物界分类单位等级（表 3-1）。

表 3-1　植物界分类单位等级

中文	英文	拉丁文	拉丁名后缀
界	Kingdom	Regnum	——
门	Division	Divisio（phylum）	–phyta
纲	Class	Classis	–opsida
目	Order	Ordo	–ales
科	Family	Familia	–aceae 或保留名称
属	Genus	Genus	——
种	Species	Species	——

在各级单位之间，常增设亚（sub）级单位，如亚门（subdivisio）、亚纲（subclassis）、亚目（subordo）、亚科（subfamilia）、亚属（subgenus）等。在科内除亚科外还分族（tribus）和亚族（subtribus），在属内除亚属外还有组（sectio）、系（series）等次级分类单位。

有 8 个植物科的拉丁名（表 3-2）经国际植物学会决定，既可以用其规范科名，也可用其习用的保留科名。

表 3-2　8 个科的保留科名和规范化科名

科名	习用学名	规范学名
十字花科	Cruciferae	Brassicaceae
豆科	Leguminosae	Fabaceae
藤黄科	Guttiferae	Hypercaceae
伞形科	Umbelliferae	Apiaceae
唇形科	Labiatae	Lamiaceae
菊科	Compositae	Asteraceae
棕榈科	Palmae	Arecaceae
禾本科	Gramineae	Poaceae

如柴胡的分类等级如下：

植物界 Regnum vegetabile

　　被子植物门 Angiospermae

　　　　双子叶植物纲 Dicotyledoneae

　　　　　　伞形目 Umbelliflorae

　　　　　　　　伞形科 Umbelliferae

　　　　　　　　　　柴胡属 Bupleurum

　　　　　　　　　　　　北柴胡 *Bupleurum chinense* DC.

四、植物物种的命名

物种简称"种"（species），是生物分类的最基本单位，也是一个自然分类单位。种是指在一定空间（自然分布区），可以自然交配并繁衍后代的个体群。非同种内的个体不能交配，或即使交配产生的后代也是不育的，即非同种个体杂交不育。同种个体具有许多形态、结构、生理、生化、遗传的共同特征，呈现出性质稳定的繁殖群体，与其他生物群体存在生殖隔离现象。

种以下分类等级还有亚种（subspecies，缩写为 subsp. 或 ssp.）、变种（varietas，缩写为 var.）及变型（forma，缩写为 f.）。亚种是一个种内的居群（种群），在形态上多少有变异，并具有地理分布上、生态上或季节上的隔离，这样的居群即是亚种；变种是一个种在形态上多少有变异，但变异比较稳定，它的分布范围（或地区）比亚种小得多，并与种内其他变种有共同的分布区；变型是一个种内有细小变异，但无一定分布区的居群。另外，种以下还有品种（cultivar，缩写为 cu.），为栽培植物的种内变异的居群，具有形态上（花卉等）或经济价值上（作物等）的差异，如菊花的栽培品种有亳菊、滁菊、贡菊等。药材中一般所称的品种，实际上既指分类学上的"种"，又可指栽培的药用植物的品种。有时将栽培植物中的品种也视为变种或变型。

植物种的拉丁名又称学名（scientific name），为"科学名称"的简称。依据《国际植物命名法规》（International Code of Botanical Nomenclature，ICBN）和《国际栽培植物命名法规》（International Code of Nomenclature for Cultivated Plants，ICNCP）等生物命名法规，对每一个植物分类群制定世界统一使用的学名。

根据《国际植物命名法规》，植物学名必须用拉丁文或其他文字加以拉丁化来形成。种的命名采用了瑞典植物学家林奈（Linnaeus）倡导的"双名法"（binominal nomenclature），但包括三部分内容：

物种学名 =	属名 +	种加词 +	命名人缩写
双名法	名词（主语）	形容词或名词（定语）	国际通用格式
书写要求	斜体、首字母大写	斜体、首字母不大写	正体
柴胡	*Bupleurum*	*chinene*	DC.

第二节　植物界及其类群

一、植物界

地球上生物分类的最高等级是"界"，把地球上的所有生物按照形态、结构、生理功能、分布、生态等特点划分，形成一个个比较相似的生物类型。生物分界是一项不断进行的工作，随着科技的发展而不断修正。

18 世纪林奈最早将生物按照能否运动为标准，提出两界系统，即植物界和动物界，细菌、真菌等都归入植物界。自显微镜发明和使用后，人们发现许多单细胞生物是有动、植物两种属性的中间类型的生物，人们便将细菌、藻类、真菌和原生动物、黏菌等另立为界，提出原生生物界、植物界、动物界的三界系统。随着电子显微镜技术的发展，生物学家发现细菌、蓝藻的细胞结构无核膜、无核仁及膜结构形成的细胞器，与其他真核细胞生物有显著区别，应该另立为界，1959 年，魏泰克（Whittaker）将细菌和蓝藻、真菌另立两界，提出五界系统，即原核生物界（包括细菌和蓝藻等）、原生生物界（单细胞真核生物）、真菌界、植物界和动物界。70 年代由我国学者陈世骧及国外一些学者提出了三总界六界系统，原核生物总界（细菌界和蓝藻界）、真核生物总界（植物界、真菌界和动物界）和非细胞生物总界（内含病毒界）。后伍斯（Woese）又将其修订为三原界七界系统，包括古细菌原界（如产甲烷细菌、极端嗜热细菌和极端嗜盐细菌）、真细菌原界（细菌界和蓝藻界）和真核生物原界（原生生物界、真菌界、植物界和动物界）。

生物分界系统中二界分类法和五界分类法最常用。本教程将按二界分类法介绍植物，包含藻类、真菌、地衣类及高等植物等。

二、植物界的类群

在植物界各分类群中，常采用 7 类 16 门的分类法。7 类指藻类植物、菌类植物、地衣植物、苔藓植物、蕨类植物、裸子植物、被子植物等。其中藻类植物包括 8 门（蓝藻门、裸藻门、绿藻门、轮藻门、金藻门、甲藻门、红藻门、褐藻门），菌类植物包括 3 门（细菌门、黏菌门、真菌门），其他 5 类各自独立为门，共计 16 门。

藻类植物、菌类植物、地衣植物合称低等植物（lower plants）或无胚植物（non-embryophyte），苔藓植物、蕨类植物、裸子植物、被子植物合称高等植物（higher plants）或有胚植物（embryophyte）。

藻类植物、菌类植物、地衣植物、苔藓植物、蕨类植物合称孢子植物（spore plants）或隐花植物（cryptogamia），裸子植物和被子植物合称种子植物（seed plants）或显花植物（phanerogams）。

苔藓植物、蕨类植物和裸子植物又称颈卵器植物（archegoniatae）；蕨类植物、裸子植物和被子植物又称维管植物（vascular plants）。

第四章　低等植物 ▷▷▷▷

藻类、菌类及地衣植物是一群古老的低等植物。低等植物一般形态结构简单，无根、茎、叶分化，也无组织分化；生殖器官由单细胞组成；合子发育时离开母体，不形成胚；通常为水生。

第一节　藻类植物

藻类（algae）植物一般个体较小，诸多藻体需借助显微镜才能看到形态和构造，生活中肉眼可见的藻类一般从几厘米到几十厘米长，世界上最大的巨藻科藻类植物体可达 100m 以上。

一、藻类植物概述

藻类植物是一类含光合色素的自养型原植体（autotrophic thallophytes）。这类植物构造简单，一般无组织分化，如蓝藻、绿藻、裸藻等；有少数大型海藻有简单的组织分化，如褐藻、红藻等。藻类植物有单细胞、群体、丝状体或叶状体等形态，单细胞的如小球藻、衣藻等；群体的如团藻、四胞藻等；多细胞丝状的如水绵、刚毛藻等；多细胞叶状的如石莼、海带、昆布等；多细胞树枝状的如海蒿子、羊栖菜等。

绝大多数藻类的细胞内含有叶绿素和其他色素，能进行光合作用。多种色素在细胞内以特有的载色体形式存在，也有少数藻类不形成色素体。因各种藻类植物细胞内除了含叶绿素，还有其他色素成分，且比例不同，使植物体呈现不同的颜色。含藻蓝素的藻类呈蓝绿色，如蓝藻；富含叶绿素的藻类呈绿色，如绿藻；含藻红素的藻类呈红色，如红藻；含墨角藻黄素的藻类呈褐色，如褐藻等。不同藻类通过光合作用制造的养分以及所贮藏的营养物质也是不同的，如蓝藻贮存的是蓝藻淀粉、蛋白质粒；绿藻贮存的是淀粉、脂肪；红藻贮存的是红藻淀粉、红藻糖；褐藻贮存的是褐藻淀粉、甘露醇等。

藻类植物有 3 万余种，广布于全球。藻类植物适应力强，但凡有水的地方，无论营养是否充足、光照是否充分、温度是否适中，均可生长藻类植物，所以藻类植物绝大多数是水生的，但也有少数是气生的。

藻类在世界各地潮湿地区都可见到，可分淡水藻、海藻和半咸水藻，也可生长在 50℃左右、甚至 85℃的温泉中，冰雪藻科生于雪峰、极地等零下几十摄氏度的地区，可使雪面形成红雪、绿雪、黄雪等景观。气生藻生长在树皮、树叶、岩石、墙壁、花盆、土壤表面等，藻体呈绿色、黑色、褐色、橘色的粉屑或茸毛状。还有内生藻类如鱼腥藻属、小球藻属等生于其他动植物体内。

藻类植物种类繁多，资源丰富。藻类含有丰富的蛋白质、脂肪、碳水化合物、氨基酸、多种维生素、矿物质以及其他活性物质。我国食用、药用藻类的历史都很悠久，在历代本草中均有记载。现收载入《中国药典》的藻类药材有海藻和昆布2种，前者主要成分为海藻多糖，后者主要成分为碘和多糖。

二、藻类植物的分类

藻类依据所含各种色素比例、贮存物质种类、细胞壁成分、鞭毛着生位置、生殖方式等特征，通常分为8个门：蓝藻门、裸藻门、绿藻门、轮藻门、金藻门、甲藻门、褐藻门、红藻门。有药用植物分布的主要门简介如下（见表4-1）。

表4-1 药用藻类植物主要分布（门）特征对比

	植物体	色素	储藏物质	繁殖方式
蓝藻门	单细胞、丝状体，无核和叶绿体（原核细胞）	叶绿素、胡萝卜素、藻蓝素、藻黄素、藻红素	蓝藻淀粉、蓝藻颗粒体	细胞分裂、无性繁殖（异型胞）
绿藻门	单细胞、多细胞、丝状体、片状体	叶绿素、胡萝卜素、叶黄素	淀粉、蛋白质	多种，有的有世代交替现象
红藻门	多细胞丝状体、片状、树枝状	叶绿素、叶黄素、藻红素、藻蓝素	红藻淀粉、红藻糖	繁殖方式多种，过程复杂
褐藻门	多细胞体，内部具简单的组织分化	叶绿素、胡萝卜素、叶黄素等六种	褐藻淀粉、甘露醇、油类	形式多样，具世代交替现象

（一）蓝藻门 Cyanophyta

蓝藻门植物细胞内DNA以细纤丝状存在，无真正的细胞核或没有定形的核，也无核膜和核仁结构，属于原核生物界，是最原始的一类藻类。蓝藻为单细胞或多细胞组成的群体或丝状体，含叶绿素a及红、紫、棕色等非光合色素，但不含叶绿体，藻体多呈蓝绿色，稀呈红色（如红海束毛藻）。蓝藻光合作用的产物为蓝藻淀粉和蓝藻颗粒体。蓝藻以细胞直接分裂的方式繁殖，即营养繁殖。单细胞种类以细胞直接分裂产生子细胞，分离后发育成新的单细胞藻体。群体种类则经过反复分裂，子细胞并不分离而形成大的群体。丝状体种类能分裂成若干小段，每小段各自成长为新个体。蓝藻除了进行营养繁殖外，还可以产生孢子，进行无性生殖，即产生厚壁孢子，长期休眠，以渡过不良环境，环境适宜时孢子萌发，分裂形成新的丝状体。

蓝藻植物有150余属，1500余种，分布很广，从两极到赤道，从高山到海洋，到处都有它们的踪迹。其主要生活在淡水中，海水中也有分布。生活于水体的种类常附着在岩石、木桩，以及其他植物体上；此外，在潮湿土壤上、岩石上、树干上以及建筑物上也常见，温泉水中及温泉水边也生有蓝藻。有些种与真菌共生形成地衣，也有些蓝藻与某些苔类、蕨类及裸子植物共生。

葛仙米 *Nostoc commune Vauch.* 念珠藻科。植物体由许多圆球形细胞组成不分枝的单列丝状体，形如念珠，藻体呈蓝绿褐色，幼小时实心，长大后空心，老时破裂成片状，常卷缩，外观似木耳，因此民间习称"地木耳"。分布于各地，生长于潮湿土壤或地下水位较高的草地。可供食用和药用，能清热、收敛、明目。

螺旋藻 *Spirulina platensis* (Nordst.) Geitl. 颤藻科，藻体卷曲状，为淡水热带藻类，现多进行人工养殖，因其藻体富含蛋白质、维生素等多种营养物质，能防治营养不良及增强免疫力。

发菜 *Nostoc flagilliforme* Born. et Flah. 是我国西北地区可供食用的一种蓝藻。

（二）绿藻门 Chlorophyta

绿藻的细胞内都有真核，具核膜、核仁，也有细胞壁，属真核生物。绿藻门是藻类植物中最大的一门。植物体有单细胞、群体、丝状体和叶状体等多种形态。绿藻主要色素有叶绿素 a 和 b、α-胡萝卜素和 β-胡萝卜素以及一些叶黄素类，其载色体和高等植物的叶绿体结构类似，呈各种形状，如杯状、环带状、星状、螺旋带状、网状等。绿藻贮藏的营养物质是淀粉，组成与高等植物的淀粉类似。

绿藻有营养繁殖、无性生殖和有性生殖 3 种繁殖方式。植物体的一部分脱离母体后直接发育为新的植物，称营养繁殖（vegetative propagation）。生物繁衍后代的过程中先产生专司生殖的生殖细胞，再发育为后代个体的方式称生殖（reproduction），生殖又分为无性生殖（asexual reproduction）和有性生殖（sexual reproduction）两类。所产生的生殖细胞不经结合，直接发育为新的植物体的生殖方式为无性生殖，无性生殖的生殖细胞称孢子（spore），产生孢子进行无性生殖的植物体，称孢子体，孢子体上产生孢子的囊状结构或细胞称孢子囊。所产生的生殖细胞必须两两结合为合子（zygote），由合子发育为新的植物体的生殖方式为有性生殖，有性生殖的生殖细胞称配子（gamete），产生配子进行有性生殖的植物体，称配子体，配子体上产生配子的囊状结构或细胞称配子囊。根据两两结合的配子是否相同，有性生殖还分为同配、异配和卵配三种形式。同配生殖是指结合的两个配子形态、结构、行为均相同；异配生殖是指结合的两个配子形态结构差异不大，但有大小之分，大的一般较迟钝，小的行为较灵活；如果结合的配子一个较大、类圆形、行为迟钝，称为卵（egg），而另一个较小、水滴状、具鞭毛、行动灵活，可借水游动，称精子（sperm），这种异配生殖则称卵配生殖（egg reproduction）。

绿藻是藻类植物中最大的类群，有 350 余属，6700 余种。分布在海洋、江河、湖泊、沟渠、积水坑中、潮湿的地面、墙面、树干表面。淡水种类约占 90%，海产种类约占 10%。

石莼 *Ulva lactuca* L. 藻体是由两层细胞构成的膜状体，黄绿色，边缘波状，基部有多细胞的固着器。分布于浙江至海南岛沿海，供食用，又称"海白菜"，能软坚散结、清热祛痰、利水解毒。

水绵 *Spirogyra communis* (Hass.) Kütz 藻体由 1 列细胞构成，呈不分枝的丝状体或细胞圆柱形。水绵是常见的淡水藻，在小河、池塘或水田、沟渠中均可见到。藻体能治疮疡及烫伤。

（三）红藻门 Rhodophyta

红藻门（图 4-1）藻体一般较小，高（长）约 10cm，少数种类可达 1m 以上，为多细胞的丝状体、片状体、树枝状体等，少数为单细胞或群体。红藻含藻红素、叶绿素 a 和 d、β - 胡萝卜素和叶黄素、藻蓝素等色素，故藻体多数呈紫色或玫瑰红色，少数呈蓝绿色。贮藏的营养物质为红藻淀粉和红藻糖。红藻的繁殖有营养繁殖、无性生殖和有性生殖 3 种，而且有性生殖都是相当复杂的卵配生殖。

红藻门有 558 余属，3500 余种，除少数属种生长在淡水中外，绝大多数分布于海水中，固着在岩石等物体上。

甘紫菜 *Porphyra tenera* Kjellm. 红毛菜科。藻体薄叶片状，卵形或不规则圆形，通常高 20~30cm，宽 10~18cm，边缘稍具皱褶，紫红色或微带蓝色。分布于辽东半岛至福建沿海，并有大量栽培。藻体供食用，能清热利尿、软坚散结、消痰。

海人草 *Digenea simplex* (Wulf.) C. Ag. 松节藻科。藻体直立丛生，高 5~25cm，藻体呈不规则叉状分枝，全体密被毛状小枝。藻体能驱蛔虫、鞭虫、绦虫。

石花菜 *Gelidium amansii* Lamouroux 属于石花菜科。藻体扁平直立丛生，紫红花或棕红色。藻体可食用，药用能清热解毒、缓泻，也可供提取琼脂用于医药和食品等。

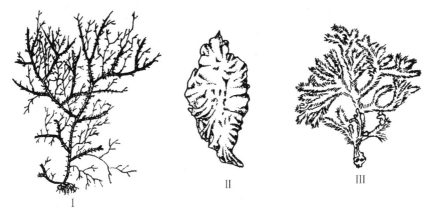

图 4-1 常见的药用红藻
Ⅰ.石花菜 Ⅱ.甘紫菜 Ⅲ.海人草

（四）褐藻门 Phaeophyta

褐藻门（图 4-2）植物均为多细胞体，是藻类植物中形态构造分化得最高级的藻类。褐藻有的分枝比较简单，有的分化为匍匐枝和直立枝的异丝体型，内部有类似"表皮层""皮层"和"髓"的分化。褐藻细胞载色体内有叶绿素，但常被黄色的色素如胡萝卜素及 6 种叶黄素所掩盖，叶黄素中含量最高的是墨角藻黄素，使褐藻植物体常呈褐色。光合作用积累的贮藏物质是褐藻淀粉和甘露醇，许多褐藻细胞中含有大量的碘和维生素。褐藻的繁殖方式有营养繁殖、无性生殖和有性生殖 3 种。营养繁殖以藻体断裂的方式进行；无性生殖产生游动孢子和静孢子繁殖；有性生殖有同配、异配和卵配多种形式。

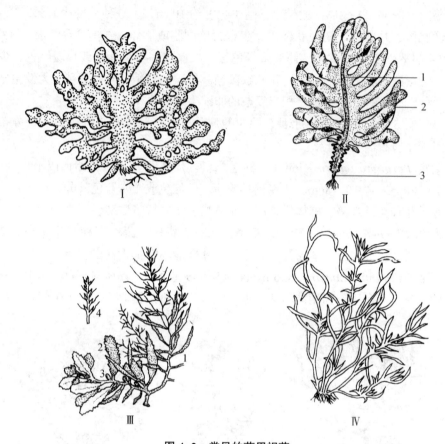

图 4-2　常见的药用褐藻
Ⅰ.昆布　Ⅱ.裙带菜 （1.中肋　2.裂片　3.固着器）
Ⅲ.海蒿子（1.初生"叶"　2.次生"叶"　3.气囊　4.生殖小枝和生殖托）Ⅳ.羊栖菜

褐藻门有 250 余属，1500 余种。褐藻绝大多数生活在海水中，可从高潮线一直分布到低潮线下约 30m 处，是构成海底森林的主要类型，常以固着器固着于岩石上，少数种类漂浮于海面，在寒带、亚寒带、温带、热带分布的种类各有不同。褐藻仅有几种生活在淡水中。

海带 *Laminaria japonica* Aresch　海带科。植物体为多细胞叶状体（thallus），基部分枝如根状，为固着器，固着于岩石或其他物体上，其上是茎状的柄，柄以上是扁平叶状的带片，带片的构造有表皮层、皮层、髓之分。表皮、皮层的细胞具有色素体，能进行光合作用，髓部是输导组织。海带生于辽宁、河北、山东沿海，现人工养殖已扩展到广东沿海，产量居世界首位。海带除食用外，还是中药"昆布"基原之一，具有软坚散结、消痰利水、镇咳平喘、降脂降压等功效，用于治疗缺碘性甲状腺肿大等疾病。

裙带菜 *Undaria pinnatifida* Suringar　翅藻科。供食用及作为工业原料。

　　昆布 *Ecklonia kurome* Okam. 翅藻科。植物体明显区分为固着器、柄和带片三部分。带片为单条或羽状，边缘有粗锯齿。分布于辽宁、浙江、福建、台湾海域。昆布带片入药作昆布。

　　海蒿子 *Sargassum pallidum*（Turn.）C. Ag. 属于马尾藻科。藻体褐色，直立，高30~60cm，固着器盘状，主干多单生，圆柱形，两侧有羽状分枝，藻"叶"形态变化较大。分布于我国黄海、渤海沿岸，生于潮线下 1~4m 海水激荡处的岩石上。藻体作海藻（大叶海藻）入药，能软坚散结、消痰、利水。

　　羊栖菜 *S.fusiforme*（Harv.）Setch. 藻体固着器假须根状，主轴周围有短的分枝及叶状突起，叶状突起棒状。分布于辽宁至海南，长江口以南为多。藻体亦作海藻（小叶海藻）药用。

第二节　菌类植物

　　菌类植物（fungi）是一类低等植物，没有根、茎、叶分化。菌类种类繁多，分布广泛，在土壤中、水里、空气中、人及动植物体内、食物上均有菌类植物分布。近几十年，一些生物学家研究一类生物，称"菌物"。菌物不是一个分类学的类群，而是一个庞大的家族，主要包含三类生物：真菌界、原生动物界中的黏菌和根肿菌、假菌（卵菌、丝壶菌和网黏菌）等。

一、菌类植物的分类

　　传统的菌类植物是指一类不含光合色素的异养型原植体（heterotrophyic thallophytes）。生活方式有寄生、腐生、共生等，根据生活方式常分为 3 个门：细菌门 Bacteriophyta、黏菌门 Myxomycophyta 和真菌门 Eumycophyta。

　　细菌一般有明显的细胞壁，但无真正的细胞核，与蓝藻同属原核生物。细菌为单细胞或多细胞，多无色透明，呈球状、杆状或螺旋状，长度通常在 1μm 左右，需要用高倍显微镜或电子显微镜观察。细菌种类多，分布广，繁殖快，适应性很强，是生态系统的主要分解者，也是某些工业生产如发酵、造纸、制革、炼糖、纺织、食品加工等过程的重要角色。少数细菌能使人体、家畜、农作物发生疾病，但某些细菌又是人类制作菌苗、疫苗、免疫血清、代血浆、酶制剂和抗生素的资源，可用于防治疾病。细菌中有一类是放线菌，为细菌和真菌之间的过渡类型，基本形态是分枝的无隔菌丝，呈放射状生长。放线菌在自然界分布极广，空气、土壤、水中均有存在，多为腐生菌，少数为寄生菌，往往引起人、动物、植物的病害。某些放线菌是抗生素的重要产生菌，它们能产生各种抗生素，如医疗上常用的链霉素、金霉素、四环素、土霉素、氯霉素、卡那霉素、红霉素、庆大霉素等。

　　黏菌是介于动物和真菌之间的生物，在生长期或营养期为裸露的无细胞壁而具多核的原生质团（变形体），但在繁殖期产生具纤维质细胞壁的孢子。大多数黏菌为腐生菌，和医药关系不大，也无直接的经济意义。

真菌是一类有细胞核、不含叶绿素、无质体的典型异养生物，以寄生或腐生生活，贮存的养分主要是肝糖，少量的蛋白质和脂肪，以及微量维生素。除少数例外，它们都有明显的细胞壁，一般不能运动。以孢子进行繁殖。真菌常为丝状体组成的多细胞体，其营养体很少分化，高等大型真菌会产生有定形生殖结构或休眠体。真菌在我国以中药材入药有悠久的历史，我国最早的药学著作《神农本草经》及以后其他本草著作均有记载，如灵芝、茯苓、猪苓、冬虫夏草、僵蚕、马勃、麦角、雷丸等；作为食材和保健原料的也有很多，如银耳、木耳、猴头菌、香菇、竹荪、金针菇、草菇等。

二、真菌门

真菌分布非常广泛，遍布全球，从空气、水域到陆地都有它们存在，尤以土壤中最多。

（一）真菌植物概述

真菌除极少数的单细胞藻体外，绝大多数由纤细、管状的多细胞细丝组成，这种细丝称菌丝（hypha）。菌丝分无隔菌丝（non-septate hypha）和有隔菌丝（septate hypha）两种，后者为进化类型。无隔菌丝是 1 个长管形细胞，有分枝或无，大多数是多核的；有隔菌丝由横隔壁把菌丝隔成许多细胞，每个细胞内含 1 或 2 个核。菌丝可以直接从基质中吸取养分，也可能产生假根吸取养分。

绝大部分真菌有细胞壁，某些低等真菌的细胞壁为纤维素，高等真菌细胞壁的主要成分为几丁质，还有多种有色物质及其他成分，使细胞壁呈黑色、褐色或其他颜色，菌体也因此呈现各种颜色，另外，菌体颜色还和菌丝细胞质中的多种色素有关。

真菌在环境状况良好时，菌丝疏松盘绕，形成无定形状态，称菌丝体（mycelium）。某些真菌在环境条件不良或繁殖时，菌丝互相紧密缠绕，形成有一定外形和内部结构的组织体，称菌丝组织体（mycelium tissue）。常见类型有根状菌索、菌核、子实体和子座等四类，前二者可帮助真菌植物渡过不良环境；子实体和子座则是真菌植物生殖时产生的菌丝组织体。

1. 根状菌索（rhizomorph）　高等真菌的菌丝密结呈绳索状，外形似根。在腐朽木材的真菌中根状菌索很普遍，但少有药用价值。

2. 菌核（sclerotium）　菌核由菌丝密结成质地坚硬的核状体，大小不一，一般颜色较深。菌核中贮有丰富的养分，对于干燥和高、低温度抵抗力很强，是渡过不良环境的休眠体，在条件适宜时，可以萌发为菌丝体或产生子实体。很多中药材来源于真菌的菌核，如麦角、猪苓等。

3. 子实体（sporophore）　很多高等真菌在生殖时期可形成有一定形状和结构、能产生孢子的菌丝组织体，称作子实体，如蘑菇的子实体呈伞状，马勃的子实体近球形，木耳的子实体似人的耳朵形等。

4. 子座（stroma）　子座是一些真菌自菌核上萌生子实体时的柄状或垫状结构，即菌核到子实体的过渡部分，即容纳子实体的褥座，子座上面可产生多数子实体，如冬虫夏草的"草"。

真菌繁衍通常有营养繁殖、无性生殖和有性生殖 3 种。无性生殖以游动孢子、孢囊孢子、分生孢子等繁殖，形成新个体。高等真菌的有性生殖过程复杂而独特，即两个菌丝细胞或配子两两结合后不产生后代植物体，而是产生特殊结构的生殖器官，称子囊或担子，子囊或担子随即产生生殖细胞，这些生殖细胞不经结合直接发育为后代菌类植物，所以和无性生殖的孢子来源非常不同，因其是由菌丝细胞或配子结合而成，故为有性孢子，称子囊孢子或担孢子。

（二）真菌植物的分类

国际真菌研究所编著的《真菌词典》第 3 版（1983）记载真菌 5950 属，64200 余种。分为 5 亚门，即鞭毛菌亚门（Mastigomycotina）、接合菌亚门（Zygomycotina）、子囊菌亚门（Ascomycotina）、担子菌亚门（Basidiomycotina）和半知菌亚门（Deuteromycotina）。中药材来源最常见的是子囊菌亚门和担子菌亚门植物。

1. 子囊菌亚门 是真菌中种类最多的一个亚门，全世界有 2720 余属，28650 余种，除少数低等子囊菌为单细胞外，绝大多数有发达的菌丝体，最主要的特征是有性生殖过程中产生的子实体中生成囊状的子囊（ascus），每个子囊中生成 8 个内生的有性孢子——子囊孢子（ascospore）。

酿酒酵母菌 Saccharomyces cerevisiae Hansen 酵母菌科。单细胞，卵圆形或球形。运用酵母菌的生理作用，将葡萄糖、果糖、甘露糖等单糖在无氧条件下，经过酵母细胞内酶的作用，分解为二氧化碳和乙醇，即发酵。在医药上，酵母菌富含维生素 B、蛋白质和多种酶，菌体可制成酵母片，治疗消化不良；并可从酵母菌中提取生产核酸类衍生物、辅酶 A、细胞色素 C、谷胱甘肽和多种氨基酸的原料。

冬虫夏草菌 Cordyceps sinensis（Berk.）Sacc. 麦角菌科。冬虫夏草菌（图 4-3）子囊孢子寄生在昆虫蝙蝠蛾的幼虫上，夏秋发育成菌丝体。染病幼虫钻入土中越冬时，菌丝在虫体内继续滋生发育形成菌核，菌核外膜为虫体表皮，内部却充满密结的菌丝，成为僵虫。度过漫长的冬天后，翌年入夏，从幼虫状菌核的头部长出棒状的子座而露于土外，子座上端膨大，在表层下生多数子实体，子实体中有许多长形的子囊，每个子囊有 2~8 个子囊孢子，子囊孢子又分隔多段，断裂后自子实体中散射出去，又继续浸染新的蝙蝠蛾幼虫，年复一年。冬虫夏草菌主产我国的西南、西北，分布在海拔 3000m 以上的高山草甸上。带子座的菌核（僵虫）作冬虫夏草入药，含腺苷 0.01%、虫草酸 7%、蛋白质 25%、脂肪 8.4%，功效为补肾益肺、止血化痰。

虫草属（Cordyceps）有 137 种，我国有 26 种，其中 24 种寄生在昆虫上形成虫草，如蛹草、凉山虫草、亚香棒虫草等，其带子座的菌核和冬虫夏草有相似的疗效。

麦角菌 Claviceps purpurea（Fr.）Tul. 属麦角菌科。寄生在禾本科麦类植物的子房内，以及莎草科、石竹科、灯心草科等植物上。菌核形成时露出子房外，呈紫黑色，质较坚硬，形状像动物的角，故称麦角。麦角主产于前苏联和西班牙等地。我国主要分布在东北、西北和华北等地区。麦角含麦角胺碱、麦角毒碱、麦角新碱等活性成分，其制剂常用作子宫收缩及内脏器官出血的止血剂。麦角胺可治疗偏头痛和放射病。

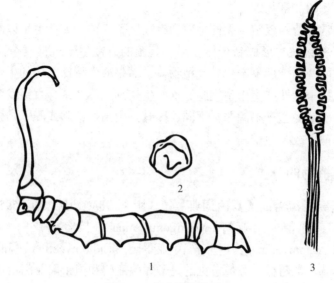

图4-3 冬虫夏草的形态
1.植物体的全形,上部为子座,下部为已死的幼虫 2.子座的横切
3.子囊壳(子实体)放大

2.担子菌亚门 担子菌亚门是一群多种多样的陆生高等真菌,全世界有1100余属,20 000余种,其中有许多种类可供食用或药用,但也有一些是植物的病原菌或是剧毒的真菌。担子菌(图4-4)最主要的特征之一是有性生殖过程中产生的子实体中生成头状的担子(basidium),担子上生4个外生的担孢子(basidiospore)。担子菌另一特征是其子实体中除单核菌丝(又称初生菌丝)外,还有双核菌丝(又称次生菌丝),双核菌丝最初是由两个单核菌丝上的细胞壁打通、细胞质融合、细胞核保持独立而形成的,该双核细胞进行一种特殊的有丝分裂即锁状联合,形成多细胞丝状菌丝——双核菌丝。

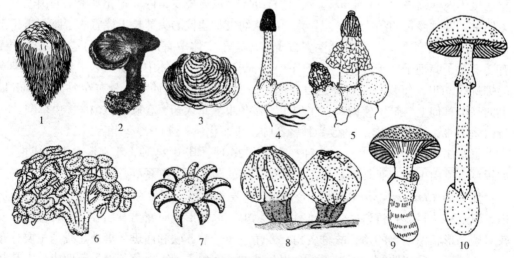

图4-4 各种担子菌子实体的形态图
1.猴头菇 2.灵芝 3.云芝 4.鬼笔 5.竹荪 6.猪苓 7.地星 8.马勃 9.松口蘑 10.白毒伞

担子菌最常见的一类是伞菌类，如蘑菇、香菇等。伞菌的子实体上部呈伞状或帽状，展开的部分称为菌盖（pileus），菌盖下面的柄称菌柄（stipe），菌盖下面呈辐射状排列的片状物，称菌褶（gills），菌褶表面生成担子，每个担子生4个担孢子，担孢子散布到适宜环境萌发产生菌丝体，进而形成新的子实体。有些伞菌的子实体幼小时，连在菌盖边缘和菌柄间有一层膜，称内菌幕（partial veil），在菌盖张开时，内菌幕破裂，遗留在菌柄上的部分构成菌环（annulus）。有的子实体幼小时外面也有一层膜包被，称外菌幕（universal veil），当菌柄伸长时，包被破裂，残留在菌柄基部的一部分而成菌托（volva）。这些结构的特征是鉴别伞菌的重要依据。

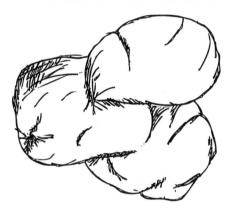

图 4-5　茯苓菌核的外形

茯苓 *Poria cocos*（Schw.）Wolf.　多孔菌科。寄生于赤松、马尾松等松属植物的根上。菌核球形或不规则块状，大小不一；表面生子实体（幼时白色，成熟后变为浅褐色），粗糙，呈瘤状皱缩，灰棕色或黑褐色；内部白色或淡棕色，粉粒状，由菌丝及贮藏物质组成。全国广布，现多栽培。菌核（图4-5）作茯苓入药，能利水渗湿、健脾宁心。

灵芝 *Ganoderma lucidum*（Leyss ex Fr.）Karst.　多孔菌科。为腐生真菌。子实体呈偏斜伞状，菌盖半圆形或肾形，木栓质；菌盖上面初生为黄色后渐变成红褐色，有漆样光泽，具环状棱纹和辐射状皱纹；菌盖下面有许多小孔，呈白色或淡褐色内生担孢子；菌柄生于菌盖侧方。多生于栎树等阔叶树木桩上，现多栽培。子实体作灵芝入药，能补气安神，止咳平喘。同属植物紫芝 *G. sinense* Zhao，Xu et Zhang 子实体亦作灵芝入药。

脱皮马勃 *Lasiosphaera fenzlii* Reich.　马勃科，腐生真菌。子实体近球形至长圆形，直径 15~30cm，幼时白色，成熟时渐变浅褐色，外包被薄，成熟时成碎片状剥落；内包被纸质，浅烟色，熟后全部破碎消失，仅留1团孢体。孢子球形，外具小刺，褐色。分布于西北、华北、华中、西南等地区山地腐殖质丰富的草地上。子实体作马勃入药，能清肺利咽、止血；外用可消炎止血。同科大马勃 *Calvatia gigantea*（Batsch ex Pers.）Lloyd.、紫色马勃 *C.lilacina*（Mont.et Berk.）Lloyd. 等的子实体亦作马勃入药。

常见药用真菌植物还有银耳（白木耳）*Tremella fuciformis* Berk.、猴头菌 *Hericium erinaceus*（Bull.）Pers.、猪苓 *Polyporus umbellatus*（Pers.）Fr.、云芝 *Polystictus versicolor*（L.）Fr. 等。

3. 半知菌亚门　半知菌亚门的菌类绝大多数都具有隔菌丝，仅发现以分生孢子进行无性繁殖，其有性繁殖阶段尚未发现，故称半知菌。常见药用植物是球孢白僵菌 *Beauveria bassiana*（Bals.）Vuill. 属链孢霉科。以寄生于家蚕幼虫体内形成的僵蚕入药，能祛风、镇静等。有很多生活中熟悉的或危害菌属于半知菌亚门，如黑曲霉 *Aspergillus niger* Van Tieghen 能引起粮食和中药材霉变；杂色曲霉素 *sterigmatocystin* 可致肝脏损坏等。

第三节　地衣植物门

地衣（Lichens）是藻菌共生原植体，是植物界中一个特殊的类群。地衣中的共生真菌绝大多数为子囊菌亚门，少数为担子菌亚门和半知菌亚门；共生藻类均属于蓝藻门和绿藻门。菌类在地衣中是主体，控制着藻类而占主导地位，菌丝交织并包围藻细胞，藻细胞分布在地衣体的内部；菌丝为藻细胞吸收水分和无机盐，藻细胞进行光合作用制造有机养分提供给地衣营养；两者互相依存，互惠互利，形成结构稳定的复合体。

地衣一般生长很慢，数年才能长几厘米。但适应能力很强，干旱时休眠，雨后恢复生长，耐旱又耐寒，分布广泛，可生长在其他植物不能生存的地区，如峭壁、岩石、树皮或沙漠上，在高山带、冻土带和南、北极等地，常形成一望无际的地衣群落。但工业城市附近很少有地衣生长，因为大部分地衣植物对二氧化硫等污染成分非常敏感，所以地衣也可以作为鉴别空气污染的指示植物。

地衣根据形态分为，有壳状地衣（crustose lichens）、叶状地衣（foliose lichens）和枝状地衣（fruticose lichens）三类。壳状地衣约占全部地衣的80%，如生于岩石上的茶渍衣属和生于树上的文字衣属等。叶状地衣有生在岩石或树皮上的梅衣属、石耳属以及生长在草地上的地卷衣属等。枝状地衣有直立生长的石蕊属、石花属，以及分枝状悬垂于松、杉树枝上的松萝属等。（图4-6）

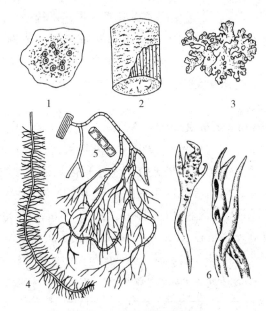

图4-6　各种地衣的形态
1.壳状地衣茶渍衣属　2.壳状地衣文字衣属　3.叶状地衣梅衣属
4.枝状地衣（长松萝）　5.枝状地衣（松萝）　6.枝状地衣（雪茶）

松萝（节松萝、破茎松萝）Usnea diffracta Vain. 松萝科。植物体丝状，长15~30cm，最长可达1m，二叉式分枝，基部分枝少，较粗，先端分枝多。表面灰黄绿色，有光泽，具明显的环状裂沟。生于深山老林树干上或岩壁上。全草能止咳平喘、活血通络、清热解毒，西南地区常作海风藤入药。同属植物长松萝（老君须）*U. longissima* Ach. 分布和功用同松萝。

石耳 *Umbilicaria esculenta* (**Miyoshi**) **Minks**　　石耳科。地衣体叶状，近圆形，边缘有波状起伏，浅裂，直径 2~15cm。表面褐色，平滑或有剥落粉屑状小片，下面灰棕黑色至黑色，自中央伸出短柄（脐）。分布于我国中部及南部各省。可食用和药用，能清热解毒、止咳祛痰、利尿。

石蕊 *Cladonia rangiferina* (**L.**) **Web.**　　植株矮小，地衣体壳状至鳞片状，其上可长出空心的柄，不分枝或分枝。生长于中高海拔向阳的岩石上。全草能祛风镇痛、凉血止血。

第五章　苔藓植物门 ▷▷▷▷

自苔藓植物门 Bryophyta 开始进入高等植物系统。高等植物包括苔藓植物门、蕨类植物门、裸子植物门和被子植物门 4 类，按此进化顺序，高等植物株形渐次高大、器官逐渐丰富、内部结构逐步精细完善。高等植物生殖器官由多细胞组成，合子发育时不离开母体，形成胚，并在母体内形成子代雏形，生殖过程摆脱了对水的依赖，基本为陆生生活。高等植物中，苔藓植物门、蕨类植物门和裸子植物门植物有性生殖的生殖器官为颈卵器（archegonium）和精子器（antheridium），均由多细胞构成，前者为雌性生殖器官，后者为雄性生殖器官，这三类植物因而统称为颈卵器植物。

第一节　苔藓植物概述

苔藓植物为绿色自养型陆生植物（配子体），是高等植物中最原始的类群，植物体一般较小，甚至肉眼难辨，大者也仅有几十厘米。苔藓植物体形态有两种类型，一种是没有茎、叶分化，呈片状的叶状体，称苔类；另一种是有假根和类似茎、叶分化的藓类。苔藓植物内部构造简单，组织分化水平不高，全体无维管束构造；假根是表皮突起的单细胞或由一列细胞组成的丝状体，主要起固着作用，兼有吸收作用；茎仅有表皮和中轴的分化，输导能力不强，主要起支持作用；叶多数由一层细胞组成，含叶绿体，能进行光合作用，也能直接吸收水分和养料，无叶脉。

苔藓植物的有性生殖器官为多细胞的颈卵器和精子器（图 5-1）。颈卵器外形像长颈烧瓶，壁由一层细胞构成；颈部细长，中间通道为颈沟，初期由颈沟细胞构成，颈卵器成熟后颈沟细胞消失；下部膨大的部分称为腹部，其中有两个细胞，大的称卵细胞（egg cell），另一个为腹沟细胞，成熟时腹沟细胞消失，仅留下卵细胞。精子器一般呈棒状、卵状或球状，壁由一层细胞构成，内产生许多精子。精子成熟后具鞭毛，自精子器溢出后借水游到颈卵器内与卵结合，卵细胞受精后形成合子（2n），合子随即在颈卵器腹部开始分裂形成多细胞的胚（embryo），是下一代植物体的雏形。胚的产生是植物界系统演化中的一个重要飞跃，植物界从苔藓植物开始才有胚的构造，因此，苔藓、蕨类和种子植物又合称为有胚植物或高等植物。

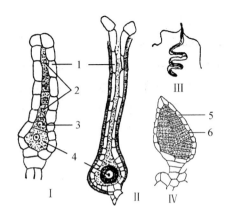

图5–1 钱苔属的颈卵器和精子器

Ⅰ～Ⅱ.不同时期的颈卵器 Ⅲ.精子 Ⅳ.精子器

1.颈卵器壁 2.颈沟细胞 3.腹沟细胞

4.卵 5.精子器壁 6.产生精子的细胞

苔藓植物的胚在颈卵器内吸收母体（配子体）的营养，形成苔藓植物生活史中另一种生活体——孢子体（2n）。苔藓植物孢子体通常由三部分组成，即孢蒴（capsule）、蒴柄（seta）和基足（foot）。上端膨大部分为孢蒴，中心是孢子囊，将来产生孢子进行生殖；蒴柄为支持孢蒴的柄状结构；基足指蒴柄最下部伸入母体的部分，可吸收母体养料以供孢子体的生长发育，这种生活方式称孢子体寄生于配子体上。

苔藓植物抗性强，耐寒、耐干燥、耐贫瘠，可附生于裸岩和峭壁上生长，是植物界的拓荒先锋之一。更多苔藓植物喜生于阴湿的环境中，是植物界由水生到陆生的中间过渡类型，在潮湿的地表地、墙壁、岩石、树干或枝干上常成片生长，热带、亚热带、温带多云雾的山区林地内生长更为繁茂。

第二节 苔藓植物的分类

苔藓植物全世界有23000余种。我国有2800余种。我国有记载的苔藓植物中有21科，33属，43种可供药用，但却是目前唯一缺乏商品药材的植物类群。根据苔藓植物营养体的形态构造特点，可分为苔纲（Hepaticae）和藓纲（Musci）

一、苔纲 Hepaticae

苔纲植物多为两侧对称、有背腹之分的叶状体。叶状体一般由多层细胞组成，常有中肋，腹面常有由单细胞构成的假根。有的苔纲植物有原始的茎、叶分化，茎通常仅由同形细胞构成，叶由一层细胞构成，无中肋。苔纲植物孢子体的构造简单，孢蒴成熟后多呈4瓣纵裂，蒴柄短而柔弱。孢蒴内的细胞除形成孢子外，还形成多数细长、无生殖作用的弹丝，以助孢子的散放。每个孢子在适宜环境下萌发，形成丝状的原丝体，每一原丝体通常只产生一个新植物体（配子体）。苔纲植物多生于阴湿的土地、岩石和树干上，有的飘浮于水面或沉生于水中。

地钱 *Marchantia polymorpha* **L.** 地钱科地钱属。植物体较大，为浅绿色或深绿色叶状体，扁平贴地生长，多回二歧分叉，边缘呈波曲状。腹面有多数假根及紫褐色鳞片，有吸收养料、保持水分、固定植株的作用。地钱是雌雄异株植物，有性生殖时雄株上生出有长柄的雄生殖托，上端生有许多精子器，产生精子；雌株上生有长柄的雌器托，雌器托伞形，下垂有 8~11 条深裂成指状的芒线，在两芒线间生有一列倒悬的颈卵器，每个颈卵器发育一个成熟卵。孢子体退化，不能独立生活，寄生于配子体上生活。地钱全国广布。喜生于阴湿的土坡、岩石、井边、墙隅等处。全草能解毒、祛瘀、生肌。

蛇苔（蛇地钱） *Conocephalum conicum*（**L.**）**Dumortier** 蛇苔科，叶状体宽带状，全草能清热解毒、消肿止痛。外用治疗烧伤，烫伤，毒蛇咬伤。

二、藓纲 Musci

藓类植物多为辐射对称的原始茎叶体。茎已有中轴的分化，叶在茎上的排列多为螺旋式，叶常具有中肋。孢子体的构造比苔类复杂，成熟时孢蒴的蒴柄伸出颈卵器外，孢蒴内只形成孢子而不产生弹丝。孢子萌发生成的原丝体发达，每一原丝体常形成多个植株。藓类植物世界分布广，种类繁多，在温带、寒带、高山、冻原、森林、沼泽等地常能形成大片群落。

大金发藓（土马骔） *Polytrichum commune* **L. ex Hedw.** 金发藓科。植物体高 10~30cm，深绿色，常丛集成大片群落。幼时深绿色，老时呈黄褐色。有茎、叶分化；茎细短、直立，常扭曲，下部有多数假根；鳞片状叶丛生于茎上部。雌雄异株，颈卵器和精子器分别生于雌、雄配子体茎顶。蒴柄长，孢蒴四棱柱形，蒴帽有棕红色毛覆盖。全国广布，生于阴湿的山地及平原。全草入药，能清热解毒、凉血止血。

葫芦藓 *Funaria hygrometrica* **Hedw.** 葫芦藓科。全草入药，能除湿、止血。

第六章　蕨类植物门 ▷▷▷▷

....

蕨类植物门（Pteridophyta）是介于苔藓植物和种子植物之间的类群，植物界自蕨类植物开始进入维管植物系统（包括蕨类植物门、裸子植物门和被子植物门）。这些植物最大的进化特征是有了维管束结构，不仅可支撑植物形成高大植株，还极大地提高了植物体内远距离运输水、无机盐及有机物质的效率，使植物体结构分化更加精细，组织分工更加明确，对环境适应能力极大提高。蕨类植物属高等孢子植物，又是最原始的维管植物。多数学者认为蕨类植物起源于绿藻，出现于志留纪晚期，繁盛于古生代泥盆纪、石炭纪，多为高大乔木；大都灭绝于二叠纪至三叠纪，大量遗体埋入地下形成植物化石或煤层。

第一节　蕨类植物概述

蕨类植物也称羊齿植物，常为多年生草本，具根、茎、叶分化，叶上生孢子囊，产生孢子，以孢子进行生殖。

1. 根　主根不发育，常为不定根，须根状，吸收能力较强。

2. 茎　根状茎为主，如真蕨类的石韦、槲蕨等。少数具高大的地上茎，如苏铁蕨、桫椤等；少数原始类群具气生茎或兼具根状茎。

3. 叶　有小型叶和大型叶之分，也有营养叶和孢子叶之别。

小型叶较原始，仅具一条叶脉，源于茎表皮突出形成，具有小型叶的蕨类称小型叶蕨；大型叶属进化类型，有叶柄和叶片，单叶或复叶状，叶脉形成各种脉序，具有大型叶的蕨类称大型叶蕨，又称真蕨。

营养叶仅进行光合作用，为植物体提供有机营养物质，又称不育叶；孢子叶往往在叶背面产生孢子囊和孢子，故又称可育叶；有些蕨类植物的营养叶和孢子叶合二为一，既能生产有机物，也能生孢子囊及孢子，称同型叶；也有一些蕨类植物的孢子叶和营养叶形状完全不同，称异型叶。

4. 孢子囊和孢子　孢子囊是蕨类植物叶上产生孢子的多细胞生殖器官。小型叶蕨类中，孢子囊单生于孢子叶近轴面的叶腋或基部，孢子叶常紧密或疏松地集生枝端形成球状或穗状。大型叶蕨类的孢子囊常生于孢子叶背面、边缘或集生特化的孢子叶上，并聚集成不同形状的孢子囊群或孢子囊堆，有时还有膜状或盖状结构覆盖。孢子囊群的着生方式、形态与结构是鉴别蕨类植物的重要特征（图6–1）。孢子萌发形成的叶状体上只生颈卵器的称大孢子，孢子萌发形成的叶状体上只生精子器的称小孢子，孢子萌发形成的叶状体上既生颈卵器也生精子器的称同形孢子。

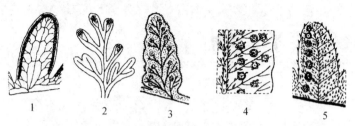

图 6-1　孢子叶上孢子囊群着生的位置
1.边生孢子囊群（凤尾蕨属）　2.顶生孢子囊群（骨碎补属）　3.脉端孢子囊群（肾蕨属）
4.有盖孢子囊群（贯众属）　5.脉背生孢子囊群（鳞毛蕨属）

第二节　蕨类植物的分类

现存的蕨类植物有 12 000 余种，全球广布。我国有 2600 余种，以西南地区和长江流域以南地区种类最丰富。我国记载的药用蕨类有 39 科，400 余种。常见的有贯众、金毛狗脊、海金沙、石杉、石松、卷柏、石韦、骨碎补等。

蕨类植物门按秦仁昌系统分为松叶蕨亚门、石松亚门、水韭亚门、木贼亚门和真蕨亚门。前 4 个亚门均为小叶型蕨类，属较原始的类群；真蕨亚门为大型叶蕨，最进化，也是目前种类最多、分布最广、药用来源最多的一个类群。

一、松叶蕨亚门 Psilophytina

仅存 1 科，2 属，3 种。我国仅有 1 种。

松叶蕨（松叶兰）*Psilotum nudum*（L.）Griseb. 松叶蕨科。茎直立或下垂，高 15~80cm，小枝三棱形。叶退化，较小，厚革质。孢子囊球形，蒴果状，生于叶腋。分布于大巴山至南方各省。全草能祛风湿、舒筋活血。

二、石松亚门 Lycophytina

现存石松目和卷柏目，3 科，3 属，1100 余种。我国有 5 属，14 种。

石松 *Lycopodium japonicum* Thunb. 石松科。多年生常绿草本，具匍匐茎和直立茎，二叉分枝。叶线状钻形，长 3~4mm。孢子枝高出营养枝，孢子叶穗长 2~5cm，有柄，常 2~6 个生于孢子枝顶端。分布于东北、内蒙古、河南、长江流域以南地区林下阴坡酸性土壤上。全草作伸筋草入药，能祛风散寒、舒筋活络。

垂穗石松（铺地蜈蚣、灯笼草）*L.cernuum* L. 分布于华东、华南、西南等地的山区林缘阴湿处。地刷子石松 L.complanatum L. 分布于东北、华东、华南、西南等地；此 2 种植物功效与石松相似。

卷柏（还魂草）*Selaginella tamariscina*（Beauv.）Spring 卷柏科。多年生常绿草本（图 6-2）。主茎短，下生多数须根，上部分枝多而丛生，莲座状。干旱时枝叶向顶卷缩，水分充足时又舒展开。叶鳞片状，腹叶（中叶）斜向上，背叶（侧叶）斜展，4 列交互排列。全国广布，生于向阳山崖或岩石上。全草作卷柏入药，生用能活血通经，炒炭能化瘀止血。垫状卷柏 *S.pulvinata*（Hook. et Grev.）Maxim. 全国广布。全草亦作卷柏入药。

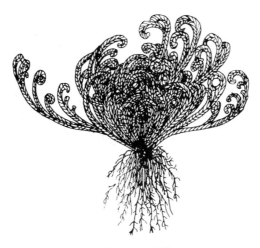

图 6-2　卷柏

三、水韭亚门 Isoephytina

仅存水韭科（Isoetaceae），水韭属（Isoetes），70 余种，分布全球，水生或沼生。我国 3 种。

中华水韭 *Isoetes sinensis* Palmer　分布于长江下游地区；**水韭 *I. japonica* A. Br.** 分布于云南。

四、木贼亚门（楔叶亚门）Sphenophytina

现存仅木贼科，1 属，30 余种，生于水湿环境。我国 1 属，10 余种，全国广布，已知药用有 8 种。

木贼 *Equisetum hyemale* L.　多年生草本。地上茎不分枝，直立，棱脊 16~22 条，棱脊上疣状突起 2 行，粗糙。叶鞘基部和鞘齿成黑色两圈。孢子囊穗卵状，顶端具小尖突。分布于长江流域以北地区的山坡湿地或疏林下。地上部分作木贼入药，能疏散风热、明目退翳，是复方木贼汤的主要原料。

节节草 *E. ramosissimum* Desf.，笔管草 *E.ramosissimum* Desf.ssp.debile（Roxb.ex Vauch.）Hauke 二者地上部分供药用，功效似木贼。

问荆 *E. arvense* L.　地上部分能清热利尿、明目、止血。

五、真蕨亚门 Filicophytina

植物体具根、茎、叶分化。除树蕨等少数具木质气生茎外，绝大多数仅具根状茎，被各式鳞片或毛；具大型叶，幼叶常拳卷，叶型多样，脉序各式。孢子囊集成各式囊群，生于叶背或背缘，多具囊群盖。真蕨现存 1 万余种，广布全球，尤以热带、亚热带为多。

紫萁 *Osmunda japonica* Thunb.　紫萁科。多年生草本。根状茎短块状，斜生，叶柄残基集生，无鳞片。叶丛生，营养叶三角状阔卵形，顶部以下二回羽状，小羽片长圆形，基部圆形或近斜圆形；孢子叶小羽片狭窄，卷缩成线状，沿主脉两侧密生孢子囊，成熟后枯死。分布于秦岭以南温带及亚热带地区的山坡林下、溪边、山脚路旁等的酸性土壤上。根状茎及叶柄残基作紫萁贯众入药，有小毒，能清热解毒、止血、杀虫。

海金沙 *Lygodium japonicum* (Thunb.) Sw.　海金沙科。缠绕植物。根状茎被黑褐色毛。羽片二型，能育羽片卵状三角形；不育羽片三角形，末回羽片 3 裂，裂片短而阔。孢子囊穗暗褐色。分布于长江流域及以南各省区的山坡林边、灌木丛、草地。孢子作海金沙入药，能清利湿热、通淋止痛。根状茎和地上部分亦入药，分别称海金沙根和海金沙藤，能清热解毒、利湿消肿。

金毛狗脊 *Cibotium barometz* (L.) J.Sm.　蚌壳蕨科。植物高 2~3m。根状茎粗壮肥大，密被金黄色长茸毛。叶三回羽状全裂，末回羽片狭披针形，边缘具粗锯齿。孢子囊生于裂片下面小脉顶端。分布于华东、华南及西南地区的山沟边及林荫处的酸性土壤上。根状茎作狗脊入药，能祛风湿、补肝肾、强腰脊。

粗茎鳞毛蕨 *Dryopteris crassirhizoma* Nakai　鳞毛蕨科。多年生草本。根状茎粗壮，直立，连同叶柄密生棕色鳞片。叶簇生，二回羽状全裂，裂片紧密，叶轴密被黄褐色鳞片。孢子囊群着生于叶片中部以上的羽片下面。分布于东北及河北，林下阴湿处。根状茎及叶柄残基作绵马贯众入药，有小毒，生用能清热解毒、驱虫，炒炭能收敛止血。

贯众 *Cyrtomium fortunei* J. Sm.　鳞毛蕨科。根状茎短，斜生或直立。叶丛生，一回羽状，羽片镰状披针形；叶柄密被黑褐色鳞片。孢子囊群圆形，散生羽片下面（图 6-3）。分布于华北、西北及长江以南各地的林下、沟边、石缝或墙脚边阴湿处。根状茎及叶柄残基作贯众入药，能清热解毒、杀虫等。

石韦 *Pyrrosia lingua* (Thunb.) Farwell　水龙骨科。常绿草本，高 10~30 cm。根状茎长而横走，密生褐色披针形鳞片。叶近二型，远生；叶片阔披针形，革质，叶背密被淡棕色或砖红色星状毛。孢子囊群在侧脉间排列紧密而整齐，初被星状毛

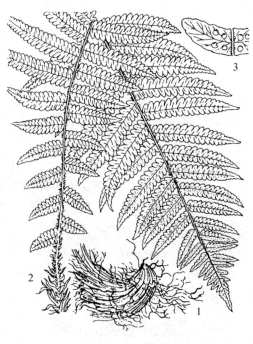

图 6-3　贯众
1. 贯众全株　2. 根状茎和叶柄残基
3. 叶柄基部横切

包被，成熟则露出。分布于长江以南各省，生于岩石或树干上。叶作石韦入药，能利尿通淋、凉血止血，清肺止咳。庐山石韦 *P.sheareri* (Bak.) Ching、有柄石韦 *P.petiolosa* (Christ.) Ching，此两种植物的叶亦作石韦入药。

槲蕨 *Drynaria fortunei* (Kze.) J. Sm.　水龙骨科。常绿附生草本。根状茎粗长，横走，密被钻状披针形鳞片。叶二型，营养叶枯黄色，革质，卵圆形，羽状浅裂，无柄；能育叶绿色，长椭圆形，羽状深裂，基部裂片耳状，叶柄短，具狭翅。孢子囊群圆形，在侧脉之间排成 1 行，无囊群盖。分布于秦岭以南地区，附生于岩石或树干上。根状茎作骨碎补入药，能疗伤止痛、补肾强骨。秦岭槲蕨 *D. sinica* Diels、团叶槲蕨 *D. bonii* Christ、石莲姜槲蕨 *D. propinqua* (Wall.) J. Sm.，此 3 种植物根状茎的功效与骨碎补相似。

第七章　裸子植物门 ▷▷▷

裸子植物门（Gymnospermae）是介于蕨类植物与被子植物之间的一群高等植物，既是颈卵器植物，又是种子植物。

第一节　裸子植物概述

裸子植物最大的进化特征是形成球花、产生种子，并以种子繁殖。裸子植物雄球花中有雄蕊，产生花粉；雌球花有胚珠，外无包被，受精后形成种子，由胚、胚乳和种皮组成；不形成果实，种子是裸露的，裸子植物因此而得名，也是与被子植物的重要区别。

裸子植物均为木本植物，多为高大乔木，少为亚灌木（如麻黄）或藤本（倪藤）；多为常绿植物，少为落叶植物（如银杏）。叶多为针形、条形或鳞形，极少为阔叶（如银杏、买麻藤），在长枝上多螺旋状排列，在短枝上多于顶部簇生。直根系发达。

裸子植物花单性，呈球花状，同株或异株，无花被，仅麻黄科、买麻藤科有类似花被的盖被（假花被）。雄球花由多数雄蕊聚生而成，雄蕊由花丝和花粉囊（花药）组成，花粉囊内生多数花粉；雌球花由多数鳞片状的心皮（变态叶）组成，心皮边缘生裸露的胚珠，胚珠有1至多个颈卵器发育，颈卵器内的卵细胞成熟后可与精子结合而受精，受精后胚珠发育成种子。若胚珠中有2至多个颈卵器中的卵受精发育，则裸子植物种子会出现多胚现象，即一枚种子中包埋多个幼胚。裸子植物多胚现象有时是由原胚组织分裂为几个部分，各自发育为独立胚而形成，称假多胚现象。种子萌发时，一般只有一个胚能成功发育为下一代植物体，称有效胚。

第二节　裸子植物的分类

裸子植物在世界上分布广泛，在北半球亚热带高山地区及温带至寒带地区常形成大面积的森林。我国是裸子植物种类最多、资源最丰富的国家之一，其中不少是中国特产种，或是第三纪孑遗植物，也称"活化石植物"，如银杏、银杉、水杉、水松、油松、金钱松、侧柏等。

现存的裸子植物常分成5纲，9目，12科，71属，800余种。我国有5纲，8目，11科，41属，236种。药用有10科，25属，100余种。

一、苏铁纲 Cycadopsida

常绿木本，茎干粗壮，常不分枝。羽状复叶螺旋状排列，有鳞叶及营养叶之分，二者相互成环状着生；鳞叶小，密被褐色毡毛，营养叶大，聚生于茎上部。球花生于茎顶，雌雄异株。仅1目，1科。

苏铁（铁树）Cycas revoluta Thunb. 苏铁科。常绿小乔木。树干圆柱形，其上有明显的叶柄残基。营养叶一回羽状深裂，螺旋状聚生于茎顶；叶柄基部两侧有刺，小羽片100对左右，条形，革质。雌雄异株。雄球花圆柱形，花药通常3~5个聚生；雌球花丛生于茎顶，心皮上密被淡黄色绒毛，上部羽状分裂，两侧各裸生1~5枚近球形的胚珠。种子核果状，成熟时橙红色。分布于台湾、福建、广东、广西、云南及四川等省，多栽培作观赏树种。种子（苏铁种子）能理气止痛、益肾固精；叶（苏铁叶）能收敛止痛、止痢；根（苏铁根）能祛风、活络、补肾。

二、银杏纲 Ginkgopsida

高大落叶乔木，枝条有长枝和短枝之分。叶在长枝上互生，在短枝上簇生，叶片扇形，先端二裂或具波状缺刻，二叉脉序。球花单性，雌雄异株。种子核果状，具3层种皮，胚乳丰富。仅1目，1科，1属，1种，为我国特产。

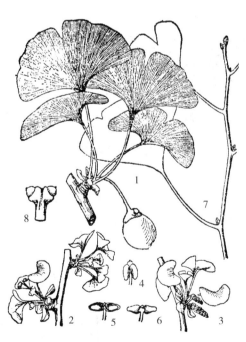

图7-1　银杏
1.种子生长的枝条　2.雌花着生的枝条
3.雄花序着生的枝条　4.雄蕊（示未展开的花粉囊）
5.雄蕊正面　6.雄蕊背面　7.冬芽着生的长枝
8.杯状心皮上着生胚珠

银杏（公孙树，白果树）Ginkgo biloba L. 银杏科。落叶大乔木。具长枝及短枝。单叶，扇形，叶脉二叉状分枝。长枝上的叶螺旋状排列，短枝上的叶簇生。球花单性，异株，分别生于短枝上；雄球花菜荑花序状，雄蕊多数，具短柄。种子核果状，椭圆形或近球形，外种皮肉质，中种皮白色，骨质；内种皮棕红色，膜质（图7-1）。产于四川、湖北、江苏、河南、山东、辽宁等省，多地栽培。种子作白果入药，能敛肺、定喘、止带、涩精，亦可食用（但过量易中毒）。

三、松柏纲 Coniferopsida

常绿或落叶乔木，稀为灌木，主干发达，多分枝，常有长枝和短枝之分，具树脂道，分泌丰富树脂。叶单生或成束，针形、鳞形、线形、刺形或条状，螺旋着生或交互对生或轮生，叶一般较厚。球花球状，单性同株或异株。花粉有气囊或无。

种类繁多，有 4 科，44 属，400 余种，分布广，以北半球温带、寒温带的高山地带最为普遍。我国有 3 科，23 属，150 余种。

马尾松 *Pinus massoniana* Lamb. 松科。常绿乔木。树皮红褐色，下部灰褐色，一年生小枝淡黄褐色，无毛。叶二针一束，细柔，长 12~20cm，花单性同株。雄球花淡红褐色，聚生于新枝下部；雌球花淡紫红色，常 2 个生于新枝顶端。球果卵圆形或圆锥状卵形。种子具单翅。花粉作松花粉入药，能燥湿、收敛、止血。树脂（松香）能燥湿祛风、生肌止痛；松树瘤状的节（松节）能祛风除湿、活血止痛；松树皮能收敛生肌。

油松 *P.tabulaeformis* Carr. 松科。与马尾松相近似，但本种针叶较粗硬，长 10~15cm，叶二针一束。球果卵圆形，熟时不脱落。种鳞的鳞盾肥厚，鳞脐凸起有尖刺，种子具单翅。功效同马尾松。

金钱松 *Pseudolarix kaempferi* Gord. 松科。落叶乔木。叶条形，柔软。在长枝上螺旋状散生，短枝上簇生，秋后叶金黄色。雌雄同株，球花生于短枝顶端，球果当年成熟，熟时种子与种鳞一同脱落，种子具宽翅。我国特有种，分布于长江中下游各省温暖地带。近根树皮或根皮作土荆皮入药，能杀虫、止痒，常用治顽癣和食积等。

侧柏（扁柏）*Platycladus orientalis*（L.）Franco 柏科。常绿乔木，小枝扁平。叶鳞形，交互对生，贴伏于小枝上。球花单性同株。球果成熟时开裂；种鳞背部近顶端具反曲的钩状尖头。种子无翅或有极窄翅（图 7-2）。为我国特产，常见的园林、造林树种，除新疆、青海外全国均有分布。枝叶作侧柏叶入药，能收敛、止血、利尿、健胃、解毒、散瘀；种仁作柏子仁入药，能滋补、强壮、安神、润肠。

四、红豆杉纲（紫杉纲）
Taxopsida

常绿乔木或灌木，多分枝。叶为条形、披针形、鳞形、钻形或退化成叶状枝。球花单性异株，稀同株。胚珠生于盘状或漏斗状的珠托上，或由囊状或杯状的套被所包围，不形成球果。种子具肉质的假种皮或外种皮。

三尖杉 *Cephalotaxus fortunei* Hook. f. 三尖杉科。常绿乔木，树皮褐色或红褐色，片状脱落。叶螺旋状着生，排成

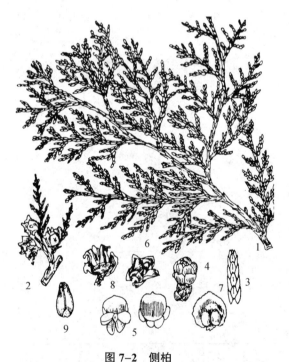

图 7-2 侧柏
1.着生花的枝条 2.着生果的枝条 3.小枝
4.雄球花 5.雄蕊的内外面 6.雌球花
7.雌蕊的内面 8.球果 9.种子

2 行，线形，常弯曲，长 4~13cm，上部渐狭，基部楔形或宽楔形，上面中脉隆起，深

绿色，叶背中脉两侧各有 1 条白色气孔带。种子核果状，椭圆状卵形，长约 2.5cm。成熟时假种皮紫色或红紫色。分布于长江流域及以南方各省区山坡疏林、溪谷，湿润而排水良好的地方。

红豆杉 *Taxus chinensis*（Pilger）Rehd. 红豆杉科。常绿乔木，树皮条形裂片状脱落。叶条形，微弯或直，两列排布，长 1~3cm，宽 2~4cm，先端具微突尖头，叶表面深绿色，背面淡黄色，叶背有 2 条宽黄绿色或灰绿色气孔带，中脉上密生有细小凸点，叶缘绿带极窄。雌雄异株，雄球花单生于叶腋，雌球花的胚珠单生于花轴上部侧生短轴的顶端，基部有圆盘状假种皮。种子扁卵圆形，有 2 棱，卵圆形，杯状假种皮鲜红色。我国特有种，分布于甘肃、陕西、四川、重庆、云南、湖北、湖南、广西、贵州等省区海拔 1000~1500m 的石山杂林中。树皮、枝叶、根皮可提取紫杉醇，具抗癌作用，亦可治糖尿病。

自 1971 年美国 Wani 等人从短叶红豆杉树皮中得到紫杉醇（taxol）后，红豆杉科植物备受关注，全世界有 10 余种，我国有 4 种，1 变种，如西藏红豆杉 *Taxus wallichian* Zucc.、东北红豆杉 *T. cuspidata* Sieb. et Zucc.、云南红豆杉 *T. yunnanensis* Cheng et L.K.Fu、红豆杉 *T. chinensis*（Pilg.）Rehd.、南方红豆杉（美丽红豆杉）*T. chinensis* var. *mairei*（Lemée et Lévl.）Cheng et L.K.Fu，均可供药用。

五、买麻藤纲（倪藤纲）Gnetopsida

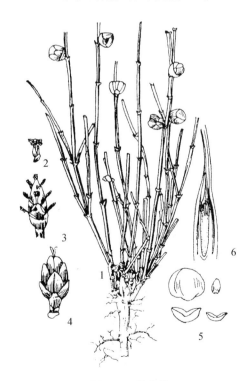

图 7-3　草麻黄
1. 雌株　2. 雄花　3. 雄花序　4. 雌花序
5. 种子和苞片　6. 雌花的纵切

灌木或木质藤本，稀乔木或草本状小灌木。次生木质部常具导管，无树脂道。阔叶或鳞片状叶对生或轮生，有细小膜质的鞘，或绿色扁平似双子叶植物；也有肉质而极长的，呈带状似单子叶植物。球花单性，异株或同株，或有两性的痕迹，球花外有类似于花被的盖被，也称假花被，盖被膜质、革质或肉质；胚珠 1 枚，颈卵器极其退化或无；成熟球果浆果状或细长穗状。种子包于由盖被发育而成的假种皮中。

草麻黄 *Ephedra sinica* Stapf 麻黄科。亚灌木，常呈草本状。植株高 30~60cm。木质茎短，有时横卧，小枝对生或轮生，直伸或微曲，纵槽不明显。叶鳞片状，膜质，基部鞘状，下部 1/3~2/3 合生，上部 2 裂，裂片锐三角形，反曲。雌雄异株，雄球花多成复穗状，雌球花单生于枝顶，苞片 4 对，仅先端 1 对苞片有 2~3 雌花；雌球花成熟时苞片增厚成肉质，红色，内含种子 1~2 粒（图 7-3）。分布于河北、山西、河南、陕西、内蒙古、辽宁、吉林等省区的山坡、干燥荒地、草原等地，常形成大面积单一的群落，有固沙的作用。草质茎作麻黄入药，能发汗、平喘、利尿。根能止汗。

木贼麻黄 *E. equisetina* Bge.、中麻黄 *E. intermedia* Schr. et Mey. 的茎亦作麻黄入药，为《中国药典》正品药材基原植物。丽江麻黄 *E. likiangensis* Florin.、膜果麻黄 *E. przewalskii* Stapf 在云南、贵州、甘肃等地亦作麻黄入药，但质量较次。

小叶买麻藤（麻骨风）*Gnetum parvifolium*（Warb.）C.Y.Cheng ex Chun 买麻藤科。常绿木质大藤本。茎枝圆形，有明显皮孔，节膨大。叶对生，革质，椭圆形至狭椭圆形或倒卵形，长 4~10cm。花单性，雌雄同株；种子核果状，无柄。成熟时肉质假种皮呈红色或黑色。分布于华南地区的山谷和山坡疏林中。茎、叶（麻骨风）能祛风除湿、活血祛瘀、消肿止痛、行气健胃、接骨。

第八章　被子植物门 ▷▷▷

被子植物门（Angiospermae）是植物界现存的进化程度最高、结构最精细复杂、种类最多、分布最广的类群。被子植物门最重要的进化特征是真正的花及果实的产生。大多数被子植物根、茎、叶、花、果实、种子兼具。被子植物有多种生活方式，如自养、寄生、腐生和附生等；有多种习性，如高大的乔木、矮小灌木、草本和藤本等。

第一节　被子植物概述

被子植物具有典型的花，故又称有花植物（flowering plants）。

一、被子植物特征

与其他植物类群相比，被子植物的形态结构更加多样化，生殖器官和生殖进程更加特化。花被的出现既加强了保护作用，又增强了传粉的效率；心皮闭合形成雌蕊的子房，胚珠有子房壁包裹；子房双受精后发育成为果实，不仅保护了其内的种子免受干旱、寒冷的环境危害，也防止动物、昆虫咬噬；同时双受精的另一份收获——有别于裸子植物的三倍体胚乳的出现，也使种子的胚受到更有效的保护；被子植物果实种类繁多，有的色、香、味俱全，有的可自行开裂、弹射、漂浮，可有效帮助种子散布，有利于种族的繁衍和进化。

二、被子植物进化的一般规律

现代理论认为，数十万种被子植物类群是由1个（单元论）、2个（二元论）或多个（多元论）古老的被子植物物种，经过近亿年的进化而形成的。进化过程中，一个老物种的原群体由于某种地理隔离因素而被分隔在不同区域、生存于不同环境中，经过对新环境的适应和发展，在形态上发生了显著的改变，当最终出现生殖隔离时，就分支形成新的物种。这样的分支事件反复发生，就形成了现在的种类繁多、形态各异、性状繁杂的被子植物。

在进化过程中，被子植物各器官不同性状的出现是有先后顺序的，一般依此区分性状的原始与进化，但性状原始性的判断是人们依据研究成果推论出来的。

被子植物常见的原始特征有直根系、木本茎、茎直立、常绿叶、单叶、叶全缘、叶互生、两性花、雌雄同株、花各部呈螺旋状排列、花的各部多数而不固定、花被同型、不分化为萼片和花瓣、离瓣花、离生雄蕊、离生心皮、整齐花、子房上位、胚珠多数、边缘胎座、中轴胎座、花单生、有限花序、单果、聚合果、真果、种子有发达的胚乳、胚小、直伸、子叶 2 枚等。

被子植物常见的进化特征有须根系、草质茎、缠绕茎、秋冬落叶、叶型复杂化、对生或轮生、单性花、雌雄异株、花部呈轮状排列、花的各部数目定数为 3、4 或 5、有萼片和花瓣分化、合瓣花、各种形式结合的雄蕊、合生心皮、不整齐花、子房下位、胚珠少数、侧膜胎座、特立中央胎座、基底胎座、花形成花序、有限花序、聚花果、假果、胚弯曲或卷曲、子叶 1 枚等。

三、被子植物的分类系统

关于被子植物起源有两个著名的学说，即假花学说（Pseudanthium theory）和真花学说（Euanthium theory）。

假花学说主要观点是被子植物来源于裸子植物中较进化的麻黄类中的弯柄麻黄，被子植物的花和裸子植物的球花完全一致，每个雄蕊和心皮，分别相当于 1 个极端退化的裸子植物的雄花和雌花，简化后形成被子植物的花；原始的被子植物为单性花，单被花，风媒花植物；进化的被子植物为两性花，重被花，虫媒花植物。

真花学说主要观点是被子植物来源于裸子植物中较原始的本内苏铁目（拟苏铁），被子植物的花是早已灭绝的裸子植物的两性球花演变而成；原始的被子植物为两性花、重被花、虫媒花植物；进化的被子植物为单性花、单被花、风媒花植物。现在研究成果多支持真花学派的观点。

基于上述不同学说，从 19 世纪后半期以来，有许多植物分类学工作者提出了多个不同的被子植物系统。目前影响较大的被子植物分类系统有以下几个。

（一）恩格勒（A. Engler & K. Prantl）分类系统

恩格勒系统是德国分类学家恩格勒（A. Engler）和勃兰特（K. Prantl）于 1897 年在其合著的 23 卷巨著《植物自然分科志》（*Die Natürichen Pflanzenfamilien*）中所呈现的分类系统，是分类学史上第一个比较完整的系统。该系统将植物界分 13 个门，第 13 门为种子植物门，种子植物门再分为裸子植物和被子植物两个亚门，被子植物亚门包括单子叶植物和双子叶植物两个纲，并将双子叶植物纲分为离瓣花亚纲（古生花被亚纲）和合瓣花亚纲（后生花被亚纲）。由于该系统是以假花学说为基础建立的，故后来经过多次修订，1964 年出版的《植物分科志要》（*Syllabus der Pflanzenfamilien*）第 12 版中，已把双子叶植物放在单子叶植物之前。由于这部巨著的内容丰富、全面、系统，对植物学界产生的影响很大，至今世界上，除英、法外的许多国家仍在采用该系统。《中国植物志》《中国高等植物图鉴》和我国许多地方植物志、中国国家标本馆和许多科研与教学机构的标本馆，大都仍然采用恩格勒系统。但恩格勒系统最初所依据的假花学说已不被当今大多数植物分类学家所认可。

（二）哈钦松（J. Hutchinson）分类系统

英国植物学家哈钦松（J. Hutchinson）在 1926 年和 1934 年发表了该系统，1973 年修改，共 111 目，411 科。哈钦松系统是以真花学说为基础建立的，但其认为的"草本植物和木本植物两支平行发展"的观点也被现代研究所抵触。

（三）塔赫他间（A.Takhtajan）分类系统

前苏联植物学家塔赫他间（A. Takhtajan）于 1954 年在其《被子植物起源》（*Origins of the Angiospermous Plants*）一书中公布了该系统。该系统主张真花学说，其许多观点都和当今植物解剖学、孢粉学、植物细胞分类学和化学分类学的发展相吻合，如首先打破了传统把双子叶植物分为离瓣花亚纲和合瓣花亚纲的分类，将芍药科从毛茛科中独立等。但该系统在分类等级上增设了"超目"一级分类单元的做法，使被子植物系统过于繁杂。塔赫他间系统经过多次修订，在 1997 年修订版中，共有 64 超目，212 目，591 科，其中双子叶植物（木兰纲）有 55 超目，175 目 458 科，单子叶植物（百合纲）有 9 超目，37 目，133 科。

（四）克朗奎斯特（A.Cronquist）分类系统

美国植物学家克朗奎斯特（A.Cronquist）于 1968 年发表了该系统，1981 年修订，将被子植物门称为木兰植物门，分木兰纲和百合纲，共 83 目，383 科。该系统接近于塔赫他间系统，但更为简化，取消了"超目"一级分类单位，科的数目也有所压缩，范围比较适中，有利于教学应用。目前该系统在全世界受到了普遍重视，我国高等师范院校用《植物学》部分教材的被子植物部分采用了克朗奎斯特分类系统。

（五）APG 系统

APG 系统是一个现代植物分类系统，由被子植物系统发育研究组（Angiosperm Phylogeny Group）1998 年首次提出，基本研究方法是分支分类学和分子系统学等现代技术手段，运用了大量 DNA 序列分析研究成果。之后 APG 系统经过了多次修改，有多个版本，如 2003 年的 APG Ⅱ、2009 年的 APG Ⅲ 以及 2016 年的 APG Ⅳ。该系统打破了双子叶纲和单子叶纲的框架，将被子植物分为 11 大类，64 个目，416 个科。

第二节　被子植物的分类

全世界已知的被子植物有 1 万余属，25 万余种，占植物界总数一半以上。具记载我国现存被子植物共 226 科、2946 属、约 25500 种；其中药用种类有 213 科、1957 属、10027 种（含双子叶植物 179 科、1606 属、8598 种），占我国药用植物总数的 90%，中药资源总数的 78.5%，是药用植物最多的类群，大多数中药材和民族药都来自被子植物。

修正的恩格勒被子植物分类系统，将被子植物分为 2 纲 62 目，344 科。2 纲是双子叶纲和单子叶纲，前者包含 48 目，290 科；后者包含 14 目，54 科。本教材采用上述分类系统的基本框架，筛选 50 个重要的药用植物常见科，逐科进行科特征详解、代表药用植物列举和说明。

一、双子叶植物纲 Dicotyledoneae

双子叶植物一般种子有两枚子叶，极稀为 1 个或较多；多年生的木本植物有年轮，茎中央具髓；叶片常具网状脉；花常为 5 或 4 基数。双子叶植物纲分为离瓣花亚纲和合瓣花亚纲。

（一）离瓣花亚纲 Choripetalae

离瓣花亚纲又称原始花被亚纲（Archichlamydeae），花两性或单性，无花被、单被或重被，花瓣分离，雄蕊着生在花托上，种子多少有胚乳，风媒或虫媒。

1. 桑科 Moraceae

$$♂P_{4\sim6}A_{4\sim6}; ♀P_{4\sim6}\underline{G}_{(2:1:1)}$$

【科特征】乔木或灌木，稀藤木和草木。通常有乳汁，有刺或无刺。单叶互生，稀对生；托叶早落。花序腋生，葇荑、穗状、头状或隐头花序，稀为聚伞状。花小，单性，雌雄异株或同株；花单被；雄花花被片 2~4 枚，雄蕊与花被片同数且对生；雌花花被片 4，稀更多或更少，宿存，心皮 2，合生，子房上位或半下位，1 室 1 胚珠。多瘦果或核果状，组成聚花果或隐花果。

【分类】53 属，1400 余种，分布于热带、亚热带地区，少数属种分布于北温带。我国 12 属 153 种，药用 12 属，约 80 种。

【药用植物】**桑** *Morus alba* **L.** 落叶乔木或为灌木，根皮褐黄色，具不规则浅纵裂。叶互生，卵形，边缘有粗齿，裂叶或不裂叶；托叶披针形，早落。花单性，腋生或生于鳞芽腋内，雄花集成葇荑花序，雌花集成穗状花序。雄花花被片 4，雄蕊 4；雌花无梗，花被片倒卵形，柱头 2 裂。瘦果包于肉质的花被片内，集成聚花果，熟时红色或紫黑色。全国各地均有栽培。根皮作桑白皮入药，能泻肺平喘、利水消肿。嫩枝作桑枝入药，能祛风湿、通经络、行水气；叶作桑叶入药，能疏散风热、清肺润燥、明目；果穗作桑椹入药，能补血滋阴、生津润燥，中药制剂有桑菊感冒片、桑葛降脂丸、二母宁嗽丸、儿康宁糖浆、川贝止咳露、天麻首乌片等。

无花果 *Ficus carica* **L.** 落叶灌木或小乔木，树皮灰褐色，皮孔明显。叶互生，厚纸质，倒卵形或卵圆形，3~5 裂，掌状脉明显，表面粗糙，密生短柔毛。隐头花序单生叶腋，花单性同株，雄花和瘿花同生于一榕果内壁，雌花花被与雄花同，花被片 4~5，原产亚洲西部及地中海地区，我国各地均有栽培。隐头果（榕果）大而梨形，肉质，作无花果入药或食用，能润肺止咳、清热润肠。根、叶能散瘀消肿、止泻。

薜荔 *Ficus pumila* **L.** 常绿攀缘或匍匐灌木。叶异型，营养枝的叶小，心状卵形；生殖枝直立，叶大，厚革质。花雌雄异株，隐头花序。分布于华东、华南和西南等地旷野树上或村边残墙破壁上或石灰岩山坡上。茎叶在有些地区作络石藤入药，能祛风除湿、活血通络、解毒消肿；乳汁能祛风、杀虫、止痒；花序托能清热润肠；榕果作木馒头能补肾固精、清热利湿、活血通经。

构树 *Broussonetia papyrifera*（L.）Vent. 乔木，有白色乳汁。叶片卵圆至阔卵形，边缘有粗齿，3~5深裂，两面有厚柔毛；叶柄长，密生绒毛；托叶卵状长圆形。聚花果球形，熟时橙红色或鲜红色。广布于黄河流域及以南各省区，生于山坡林缘或村边道旁。成熟的果实作楮实子入药，能滋阴补肾、清肝明目、健脾利水；根皮能利尿止泻；叶能祛风湿、降血压；乳汁能治癣。中药制剂有全鹿丸、拨云退翳丸等。

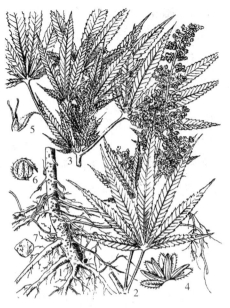

大麻 *Cannabis sativa* L. 一年生高大草本。茎具纵沟，密被贴伏毛。掌状复叶互生或下部的叶为对生，小叶边缘具向内弯的粗锯齿。花单性，雌雄异株；雄花花被片5，黄绿色，雄蕊5；雌花序短穗状，丛生于叶腋；雌花花被1，绿色，雌蕊1，花柱2。瘦果包于宿存苞片内（图8-1）。原产亚洲西部，我国各地有栽培。果实作火麻仁入药，能润燥通便；雌花能止咳定喘、解痉止痛；叶能定喘。雌株的幼嫩果穗（麻蕡）含多种大麻酚类成分，为毒品之一。

图8-1 大麻
1. 大麻的根 2. 着生雄花的枝
3. 着生雌花的枝 4. 雄花（示萼片和雄蕊）
5. 雌花（示雌蕊小苞片与苞片）
6. 果实外的苞片 7. 果实

啤酒花（忽布） *Humulus lupulus* L. 未成熟的带花果穗，为制作啤酒原料之一，能健胃消食、安神利尿。

葎草 *H. scandens*（Lour.）Merr. 全草能清热解毒、利尿通淋。

2. 马兜铃科 Aristolochiaceae

$$\male\female * \uparrow P_{(3)} A_{6\sim12} \overline{G}_{(4\sim6:4\sim6:\infty)}$$

【科特征】草本或藤本，稀乔木。根、茎和叶常有油细胞。单叶互生，叶基部常心形，全缘，稀3~5裂，无托叶。花单生或集成总状、聚伞花序；花两性，辐射对称或两侧对称，花色通常艳丽而有腐肉臭味；花单被，花瓣状，1轮，下部合生成管状，顶端3裂或向一侧扩大；雄蕊6~12，分离或与花柱合生成合蕊柱；雌蕊心皮4~6，合生，子房下位，稀半下位或上位，4~6室，柱头4~6裂；中轴胎座或侧膜胎座内侵，胚珠多数。蒴果蓇葖果状、长角果状或为浆果状。

【分类】8属，600余种；分布于热带和亚热带地区，以南美洲较多。我国4属，70余种；全国广布，以西南及南部较多。细辛属（Asarum）、马兜铃属（Aristolochia）及马蹄香属（Saruma）的国产种几乎全部可供药用。

【药用植物】北细辛（辽细辛）*Asarum heterotropoides* Fr. Schmidt var. *mandshuricum* (Maxim.) Kitag. 多年生草本。根状茎横生，根细长，有浓烈的气味。叶2枚，基生，具长柄，叶片心形或肾状心形，全缘，叶脉上有短毛，叶背密被短毛。花单生于叶腋；花被筒壶状，深紫色，顶端3裂片向外反卷；雄蕊12；子房半下位，花柱6。蒴果浆果状（图8-2）。分布于吉林、辽宁、黑龙江等省山坡林下、灌木丛阴湿处。根和根状茎作细辛入药，能祛风散寒、通窍止痛、温肺化饮。中药制剂有十一味参芪片、九味羌活颗粒、小儿咳喘颗粒、小青龙合剂、天和追风膏等。

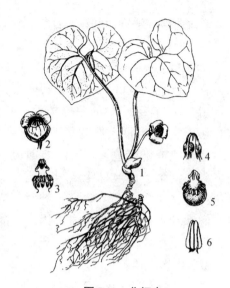

图8-2 北细辛
1. 植物全株 2. 花 3. 雄蕊和雌蕊
4. 雌蕊的柱头 5. 去掉花被的花 6. 雄蕊

华细辛 *A. sieboldii* Miq.、汉城细辛 *A. sieboldii* Miq. f. seoulense (Nakai) C. Y. Cheng et C. S. Yang 的根和根状茎亦作细辛入药。

杜衡 *A. forbesii* Maxim.、小叶马蹄香 *A. ichangense* C. Y. Cheng et C. S. Yang 的全草作杜衡入药。

马兜铃 *Aristolochia debilis* Seib.et Zucc. 草质藤本。叶互生，三角状卵形，基部心形，两侧具圆形耳片。花单生或2朵聚生于叶腋，花被基部球形，中部管状，上部成一偏斜的舌片；雄蕊6，贴生于花柱顶端；子房下位，合蕊柱先端6裂。蒴果近球形。种子三角形，有宽翅。分布于山东、河南及长江以南各省区山谷、沟边阴湿处或山坡灌木丛中。根作青木香入药，能平肝止痛、行气消肿；茎作天仙藤入药，能行气活血、利水消肿；果实作马兜铃入药，能清肺降气、止咳平喘、清肠消痔。中药制剂尚有止嗽化痰丸。

北马兜铃 *A. contorta* Bge. 根、茎和果实亦分别作青木香、天仙藤和马兜铃入药。该属植物均含马兜铃酸，可能导致肾衰竭等肾脏疾病。

单叶细辛 *Asarum himalaicum* Hook. f. et Thoms. ex Klotzsch. 全草（水细辛）能发散风寒、温肺化饮、理气止痛。

绵毛马兜铃 *Aristolochia mollissima* Hance 全草（寻骨风）能祛风除湿、活血通络、止痛。

3. 蓼科 Polygonaceae

$$♀* P_{3-6, (3-6)} A_{3-9} \underline{G}_{(2-3: 1:1)}$$

【科特征】草本。茎节常膨大。单叶互生；托叶膜质，包于茎节基部形成托叶鞘。穗状、总状或圆锥聚伞花序，顶生或腋生。花两性，稀为单性，辐射对称；花单被，花被片3~6，常花瓣状，宿存；雄蕊3~9；子房上位，心皮2~3，合生，1室，1胚珠，基生胎座。瘦果或小坚果多具翅，呈三棱形或双凸镜状，包于宿存花被内。种子有胚乳。

【分类】50属，1150余种；主要分布于北温带，少数在热带。我国13属，235种；

全国广布。已知药用 10 属，136 种。

【药用植物】

（1）大黄属 *Rheum*：多年生高大草本。根与根状茎粗壮肉质，断面黄色。叶基生，具长柄，叶片阔而大，托叶鞘长筒状。花两性，圆锥花序；花被片 6，排成 2 轮，淡绿色，结果时不增大；雄蕊 9，稀 6~8；花柱 3，柱头头状。瘦果具 3 棱，棱缘具翅。（图 8-3）

掌叶大黄 *R. palmatum* L. 多年生大草本，基生叶宽卵形或近圆形，掌状深裂，裂片 3~5，裂片具粗齿或羽裂；茎生叶较小；托叶鞘膜质。圆锥花序；花红紫色；瘦果三棱形，具翅。分布于陕西、甘肃、青海、四川和西藏等地海拔 1500~4400m 的山地林缘半阴湿的地方，亦有栽培。根及根状茎作大黄入药，能泻热通便、凉血解毒、祛瘀通经。中药制剂有九制大黄丸、大黄清胃丸、大黄䗪虫丸等。

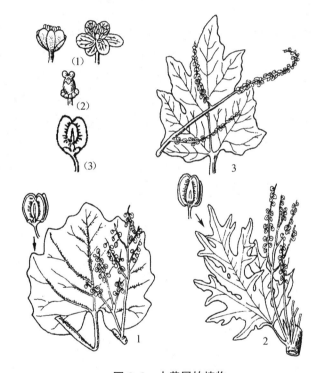

图 8-3 大黄属的植物

1. 药用大黄 2. 唐古特大黄 3. 掌叶大黄（1）花 （2）雌蕊 （3）果实

药用大黄 *R. officinale* Baill.、唐古特大黄 *R. tanguticum* Maxim. ex Balf. 的根及根状茎亦作大黄入药。

（2）蓼属 *Polygonum*：草本或藤本。茎节常膨大。单叶互生；膜质托叶鞘筒状或上部有革质环边。花被 5 深裂，稀 4 裂，宿存；雄蕊 8 枚，稀 4~7；子房 2~3 心皮。瘦果三棱形或两面凸起。

拳参 *P. bistorta* L. 多年生草本。根状茎粗壮，皱褶而拳卷，外皮紫红色。茎直立，基生叶丛生，有长柄；茎生叶较小，近无柄；托叶鞘膜质。总状花序穗状，顶生，紧密；花白色或淡红色。分布于华北、西北及河南、湖北、山东、江苏、浙江等地阴湿山坡、草丛或林间草甸中。根状茎作拳参入药，能清热解毒、消肿止血。中药制剂有小儿肺热平胶囊、庆余辟瘟丹、肝炎康复丸等。

红蓼（荭草）P. orientale L. 一年生草本，全株密被粗长毛；茎多分枝。叶阔卵形或卵状披针形，全缘；托叶鞘筒状。总状花序顶生或腋生，下垂如穗状；花粉红、红色或白色；花被片5；雄蕊7；花柱2。瘦果扁圆形，黑褐色，有光泽。分布于我国除西藏、海南以外的南北各地路旁和水边湿地。成熟的果实作水红花子入药，能活血消积、健脾利湿。

蓼蓝 P. tinctorium Ait. 一年生草本。茎红紫色。单叶互生；叶片卵形或宽椭圆形，叶柄基部下延，全缘，干后暗蓝色；托叶鞘膜质，顶端具长缘毛。总状花序呈穗状，花被淡红色，5深裂，雄蕊6~8；花柱3。分布于辽宁、河北、山东、陕西等地的旷野水沟边，现多地栽培。

何首乌 P. multiflorum Thunb. 多年生缠绕草本。块根肥厚，断面有异型维管束形成的"云锦花纹"。叶长卵状心形，有长柄，托叶鞘短筒状。圆锥花序大而展开，顶生或腋生；花小，白色，花被片5，外侧3片背部有翅。瘦果具3棱。全国广布，生于灌丛、山坡林下阴湿处，各地有栽培，栽培时造模可生成各种形状的块根。块根作何首乌入药，生用能解毒消痈、润肠通便，中药制剂有天麻首乌片、心通口服液、产复康颗粒等；制首乌能补肝肾、益精血、乌须发、强筋骨，中药制剂有乙肝宁颗粒、七宝美髯颗粒、人参首乌胶囊、心元胶囊等。茎藤作首乌藤入药，能养血安神、祛风通络，中药制剂有安神膏、更年安丸、夜宁糖浆等。

虎杖 P. cuspidatum Sieb. et Zucc. 多年生粗壮草本。根状茎粗大，黄褐色。地上茎中空，表面散生许多红色或紫红色斑点。托叶鞘短筒状。圆锥花序腋生；花单性异株；花被片5裂，雄花花被片无翅，雌花花被片外轮3片，结果时增大，背部具翅；雄蕊8；花柱3。瘦果具3棱。分布于华东、中南、西南及河北、陕西、甘肃等地山谷、溪旁或岸边。根及根状茎作虎杖入药，能祛风利湿、散瘀定痛、止咳化痰，中药制剂有双虎清肝颗粒、正骨水、护肝宁片等。

金荞麦（野荞麦）Fagopyrum dibotrys（D. Don）Hara. 多年生草本。根状茎粗大，呈结节状，红棕色。单叶互生，叶片为戟状三角形，长宽约相等；托叶鞘抱茎。聚伞花序顶生或腋生，花白色；花被片5，雄蕊8；雌蕊1，花柱3。瘦果三棱形。分布于我国大部分地区荒地、路旁、河边阴湿地。

萹蓄 Polygonum. aviculare L. 全草能利尿通淋、杀虫、止痒。

4. 苋科 Amaranthaceae

$$\varphi * P_{3 \sim 5} A_{3 \sim 5} \underline{G}_{(2 \sim 3 : 1 : 1 \sim \infty)}$$

【科特征】草本。单叶对生或互生，无托叶。穗状、圆锥状或头状聚伞花序。花两性，稀单性，单被，花被片3~5，干膜质；每花下常具1枚干膜质苞片和2枚小苞片；雄蕊常和花被片同数且对生；子房上位，心皮2~3合生，1室，胚珠1。胞果，稀小坚果或浆果。

【分类】65属，850种；分布于热带和亚热带地区。我国13属，39种；全国广布。已知药用9属，28种。

【药用植物】**牛膝** *Achyranthes bidentata* **Blume** 多年生草本。根圆柱形。茎四棱形，节膨大。叶对生，椭圆形至椭圆状披针形，全缘。穗状花序腋生或顶生，小苞片硬刺状（图8-4）。全国广布屋旁、林缘、山坡草丛中，栽培品的根作牛膝入药，补肝肾、强筋骨、逐瘀通经，中药制剂有天丹通络片、天和追风膏、天菊脑安胶囊、天麻钩藤颗粒等。

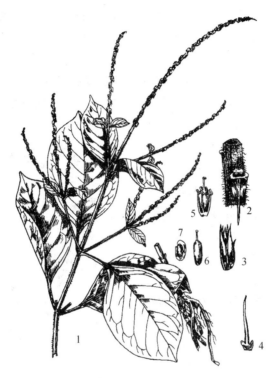

图8-4 牛膝
1.植物全株 2.花的纵剖 3.花 4.小苞片 5.去掉花被的花 6.雌蕊 7.胚

川牛膝 *Cyathula officinalis* **Kuan** 多年生草本。根圆柱形。茎中部以上四棱形，疏被糙毛。花小，绿白色，由多数聚伞花序密集成圆球状，苞片顶端刺状。分布于西南林缘或山坡草丛中，现多为栽培。根作川牛膝入药，能活血祛瘀、祛风利湿，中药制剂有天麻祛风补片、天智颗粒、中风回春丸、伸筋活络丸等。

鸡冠花 *Celosia cristata* **L.** 原产亚洲热带地区，广布于温暖地区，我国各地均有栽培。花序作鸡冠花入药，能收涩止血、止痢，中药制剂有千金止带丸（水丸、大蜜丸）等。

青葙 *C. argentea* **L.** 种子作青葙子入药，能清肝、明目、退翳。

5. 石竹科 Caryophyllaceae

$$\male \female * K_{4\sim5,\ (4\sim5)} C_{4\sim5,\ 0} A_{10,\ 5,\ 2} \underline{G}_{(2\sim5:1:\infty)}$$

【科特征】草本。节常膨大。单叶对生，全缘。聚伞花序或单生。花两性，辐射对称；萼片4~5，分离或合生；花瓣4~5，离生，常具爪；雄蕊10，两轮列，稀5或2；子房上位，心皮2~5，合生，1室，特立中央胎座。蒴果齿裂或瓣裂。种子多数。

【分类】80属，2000余种；广布于全球温带地区。我国30属，400余种（含变种）；全国广布。已知药用21属，106种。

【药用植物】**孩儿参** *Pseudostellaria heterophylla*（Miq.）Pax　多年生草本。具肉质块根。单叶对生，叶片长卵形。花二型：普通花1~3朵，着生顶端总苞内，白色，萼片5，花瓣5，雄蕊10，花柱3；受精花（闭花）着生茎下部叶腋，萼片4，无花瓣。蒴果近球形。分布于辽宁、内蒙古、河北、陕西、山东、安徽、河南、江苏、浙江、江西、湖南、四川等省山谷林下阴湿处。块根作太子参入药，能益气健脾、生津润肺，中药制剂有小儿抗痫胶囊、肾衰宁胶囊、金果含片、降糖甲片等。

瞿麦 *Dianthus superbus* L.　多年生草本。叶对生，线状或披针形。聚伞花序顶生；小苞片4~6，宽卵形；萼筒顶端5裂；花瓣5，淡紫色，先端深细裂成丝状，喉部有须毛；雄蕊10；子房上位，1室，花柱2。蒴果长筒形，顶端4齿裂（图8-5）。全国广布，生于山野、草丛或岩石缝中。全草作瞿麦入药，能利尿通淋、破血通经，中药制剂有八正合剂、分清五淋丸、通乳颗粒、排石颗粒等。

麦蓝菜（王不留行） *Vaccaria segetalis*（Neck.）Garcke　草本。全株无毛。叶狭卵状披针形或卵状椭圆形。聚伞花序顶生，花梗细长，苞片2；萼筒壶状，有5条绿色宽脉，具5棱；花瓣5，淡红色；雄蕊内藏；花柱线形，微外露。蒴果，4齿裂。种子球形，黑色。分布于我国东北、华北、华东、西北及西南各地山地、路旁及田间。种子作王不留行入药，能活血通经、下乳消肿，中药制剂有丹益片、尿塞通片、乳宁颗粒、乳疾灵颗粒等。

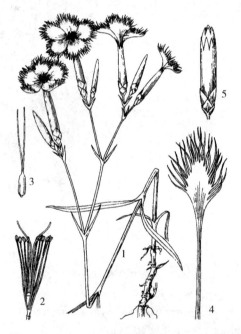

图8-5　瞿麦
1. 植物全株　2. 雄蕊和雌蕊　3. 雌蕊
4. 花瓣　5. 宿存的萼片、苞片和蒴果

银柴胡 *Stellaria dichotoma* L. var. *lanceolata* Bge.　多年生草本。主根粗壮，圆柱形。茎丛生，多次二歧分枝，密被短柔毛或腺毛。叶线状披针形，无柄，全缘，被短毛。聚伞花序顶生；萼片5；花瓣5，白色，先端2深裂。蒴果近球形，常具1枚种子。分布于陕西、甘肃、内蒙古、宁夏等地石质山坡或荒漠草原地带。根作银柴胡入药，能清热凉血，中药制剂有乌鸡白凤丸、乌鸡白凤片等。

6. 毛莨科 Ranunculaceae

$$\female * \uparrow K_{3\sim\infty} C_{3\sim\infty, 0} A_{\infty} \underline{G}_{\infty}$$

【科特征】草本或藤本。单叶或复叶，多互生，少对生（铁线莲属 *Clematis*）；叶片多缺刻或分裂，稀全缘；常无托叶。单生或排成聚伞花序、总状花序和圆锥花序。花多两性，辐射对称或两侧对称（乌头属 *Aconitum*、翠雀属 *Delphinium*）；重被或单被；萼片 3 至多数，花瓣状；花瓣 3 至多数或缺，或特化成蜜腺；雄蕊和心皮多数，离生，螺旋状排列；子房上位，1 室，每心皮含 1 至多数胚珠。聚合蓇葖果或聚合瘦果，稀为浆果。种子具丰富胚乳。

【分类】50 属，2000 余种，全球广布；主要分布于北温带地区。我国 42 属，约 720 种；全国广布，大部分产西南各省。已知药用 30 属，500 余种。

【药用植物】

（1）毛莨属 *Ranunculus*：多年生草本。根纤维状簇生，或基部增厚呈纺锤形。茎直立、斜升或匍匐。叶多为基生叶；单叶或三出复叶；叶片浅裂至深裂。花单生或成聚伞花序；花两性，辐射对称；萼片 5，分离；花瓣 5，黄色；花瓣基部有点状或袋穴状蜜腺；雄蕊和心皮均为多数，离生，螺旋状排列于凸起的花托上。聚合瘦果集合成头状。

毛莨 *R.japonicus* Thunb. 多年生直立草本，全株被白色粗毛。具多数细柱状肉质须根。叶片掌状或近五角形，常 3 深裂，中裂片又 3 裂；两面均有紧贴的灰白色细长柔毛。聚伞花序顶生；花黄色带蜡样光泽。聚合瘦果近球形。全国广布，生于田野、路边、沟边、山坡杂草丛中。全草作毛莨入药有毒，能利湿消肿、止痛退翳、截疟杀虫。

小毛莨 *R. ternatus* Thunb. 多年生小草本。簇生多数肉质小块根。单叶 3 裂或三出复叶。花单生茎顶和分枝顶端。瘦果卵球形。分布于长江中、下游各省区的平原湿草地、田边荒地或山坡草丛中。块根作猫爪草入药，能化痰散结，解毒消肿。

（2）乌头属 *Aconitum*：草本。具块根。叶常为掌状分裂。总状花序；花两性，两侧对称；萼片 5，花瓣状，蓝色或紫色，稀黄色，上萼片呈帽状或头盔状；花瓣 2，特化为蜜腺叶，由距、唇和爪组成，另 3 片花瓣消失；雄蕊多数；心皮 3~5。聚合蓇葖果。

乌头 *A.carmichaeli* Debx. 多年生草本。块根倒圆锥形，母根周围常有数个子根。叶片通常 3 全裂，中央裂片近羽状分裂，侧生裂片 2 深裂。萼片蓝紫色，上萼片盔状；花瓣有长爪。分布于长江中、下游各省区山地草坡、灌丛中。主产于四川、陕西。栽培品的母根作川乌入药，能祛风除湿、温经止痛，中药制剂有小活络丸、天和追风膏、少林风湿跌打膏、风寒双离拐片等；子根作附子入药，能回阳救逆、温中散寒、止痛，中药制剂有人参再造丸、天麻丸、乌梅丸、阳和解凝膏等。

北乌头 *A.kusnezoffii* Reichb. 块根作草乌入药，有大毒，功效同川乌，中药制剂有三七伤药片、小金片、小活络丸、天和追风膏等；叶能清热解毒、止痛。

短柄乌头 *A. brachypodum* Diels 分布于四川、云南。块根作雪上一枝蒿入药，有大毒，能祛风止痛，中药制剂有骨痛灵酊、三七伤药片、三七伤药胶囊等。

（3）铁线莲属 *Clematis*：多为木质藤本。叶对生，全缘或羽状复叶。花单生或排成圆锥花序；单被花，萼片4~5，镊合状排列；雄蕊与雌蕊心皮多数，离生。聚合瘦果，具宿存的羽毛状花柱，聚成头状。

威灵仙 *C.chinensis* Osbeck 藤本，羽状复叶对生，小叶5，狭卵形。圆锥花序；萼片4，白色，外面边缘密生短柔毛；雄蕊及心皮均多数，分离。聚合瘦果。分布于长江中下游及南方各省区山区林缘及灌木丛中。根及根状茎作威灵仙入药，能祛风除湿、通络止痛，中药制剂有天和追风膏、中风回春丸、乌军治胆片、再造丸等。

棉团铁线莲 *C. hexapetala* Pall.、东北铁线莲 *C. manshurica* Rupr. 的根及根状茎亦作威灵仙入药。

小木通 *C. armandii* Franch.、绣球藤 *C. montana* Buch. Ham. 的茎藤作川木通入药，能清热利尿、通经下乳，中药制剂有八正合剂、复方珍珠暗疮片、消瘀康片、鼻渊舒口服液等。

（4）黄连属 *Coptis*：多年生直立草本。根状茎黄色，生有多数须根。叶基生，有长柄，3~5全裂，或为复叶。聚伞花序；花辐射对称；萼片5，黄绿色或白色；花瓣比萼片短小；雄蕊多数；心皮5~15，离生，有心皮柄。聚合蓇葖果。

黄连 *C. chinensis* Franch. 多年生草本。根状茎常分枝成簇，断面黄色。叶基生，叶片3全裂，中央裂片具细柄，羽状深裂，侧裂片不等2裂。聚伞花序；花小，黄绿色；萼片5；雄蕊多数；心皮8~12，有柄。聚合蓇葖果（图8-6）。分布于陕西、湖北、湖南、贵州、四川海拔500~2000m的山地林下阴湿处，多为栽培。根状茎作黄连入药，能清热燥湿、泻火解毒，中药制剂有一清胶囊、万氏牛黄清心丸、万应胶囊、小儿肺热平胶囊等。

三角叶黄连（雅连）*C. deltoidea* C. Y. Cheng et Hsiao、云南黄连（云连）*C. teeta* Wall. 的根状茎亦作黄连入药。

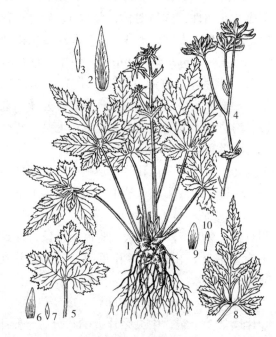

图8-6 黄连
1~4.黄连（1.黄连全株 2.萼片 3.花瓣 4.聚合蓇葖果）
5~7.三角叶黄连（5.叶片 6.萼片 7.花瓣）
8~10.云南黄连（8.叶片 9.萼片 10.花瓣）

白头翁 *Pulsatilla chinensis*（Bge.）Regel 多年生草本。全株密被白色长柔毛。基生叶4~5片，三全裂或三出复叶。花单生；萼片6，花瓣状，蓝紫色，外被白色柔毛；雄蕊多数，鲜黄色。瘦果顶部有羽毛状宿存花柱，密集成头状。分布于东北、华北、华东和河南、陕西、四川等地低矮山坡草地、林缘或干旱多石的坡地。根作白头翁入药，能清热解毒、凉血止痢，中药制剂有丹益片、抗骨髓炎片等。

升麻 *Cimicifuga foetida* **L.** 多年生草本。根状茎呈不规则块状，表面黑色，有多个内陷的圆洞状茎痕。数回羽状复叶，叶柄密被柔毛；小叶片卵形或披针形，边缘有深锯齿，两面被短柔毛。圆锥花序密被腺毛和柔毛；花萼 5，白色；蜜腺叶（退化雄蕊）2 枚，先端二裂；雄蕊多数；心皮 2~5，被腺毛，胚珠多数。蓇葖果长矩圆形，被柔毛。分布于云南、四川、青海、甘肃等地林下、山坡草丛中。根状茎作升麻入药，能发表透疹、清热解毒、升举阳气，中药制剂有止红肠辟丸、瓜霜退热灵胶囊、当归拈痛丸、庆余辟瘟丹等。

大三叶升麻 *C. heracleifolia* Kom.、兴安升麻 *C. dahurica*（Turcz.）Maxim. 的根状茎亦作升麻入药。

阿尔泰银莲花 *Anemone altaica* **Fisch. ex C. A. Mey** 根状茎作九节菖蒲入药，能化痰开窍、安神、化湿醒脾、解毒，中药制剂有利脑心胶囊、健脑丸、小儿抗痫胶囊、心脑康片等。

天葵 *Semiaquilegia adoxoides*（DC.）Makino 块根作天葵子入药，能清热解毒、消肿散结、利水通淋。

7. 芍药科 Paeoniaceae

$$\male\female *K_5 C_{5\sim10} A_{\infty} \underline{G}_{2\sim5}$$

【科特征】多年生草本或半灌木。根肥大。叶互生，常为二回三出羽状复叶，无托叶。花大，常单生枝顶或数朵顶生或腋生。花辐射对称；萼片 5，宿存；花瓣 5~10（栽培品多数），覆瓦状排列，白色、粉红色、紫色或黄色；雄蕊多数，离心发育，花药外向，长圆形；花盘杯状或盘状；心皮 2~5 枚，离生。聚合蓇葖果，种子大，红紫色，有假种皮和丰富的胚乳。

【分类】1 属，35 种；分布于欧亚大陆、北美洲西部温带地区。中国有 11 种，木本的牡丹组为中国特产，分布于西南、西北、华中、华北和东北地区。全部药用。

【药用植物】**芍药** *Paeonia lactiflora* **Pall.** 多年生草本。根粗壮肉质，圆柱形。二回三出复叶。花白色、粉红色或红色，顶生和腋生；萼片 4~5；花瓣 5~10；雄蕊多数，肉质花盘仅包裹心皮基部；心皮 2~5，离生。蓇葖果先端钩状向外弯（图 8-7）。分布于我国北方山坡草丛，全国各地有栽培。栽培种刮去栓皮并经水煮的根作白芍入药，能平肝

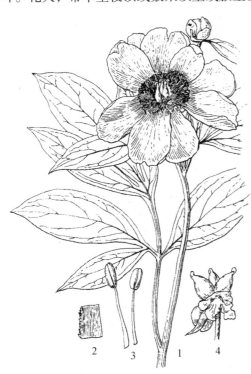

图 8-7　芍药
1. 植物全株　2. 叶边缘（放大）　3. 雄蕊　4. 蓇葖果

止痛、养血调经、敛阴止汗，中药制剂有乌鸡白凤片、六味香连胶囊、正天丸、艾附暖宫丸等；野生种不去栓皮的根作赤芍入药，能清热凉血、散瘀止痛，中药制剂有三七伤药片、小儿豉翘清热颗粒、开光复明丸、化瘀祛斑胶囊等。

川赤芍 *P. veitchii* Lynch 根亦作赤芍入药。

牡丹 *P. suffruticosa* Andr. 落叶灌木。根皮厚，外皮灰褐色至紫棕色。叶通常为二回三出复叶；顶生小叶片通常为 3 裂，侧生小叶不等二浅裂。花单生枝顶，白色、红紫色或黄色；萼片 5，宿存；花瓣 5 或重瓣；花盘杯状，包裹心皮。蓇葖果卵形。分布于河北、河南、山东、四川、陕西、甘肃等地，全国各地均有栽培。根皮作牡丹皮入药，能清热凉血、活血化瘀，中药制剂有加味逍遥丸、耳聋左慈丸、当归养血丸、血美安胶囊等。

8. 木兰科 Magnoliaceae

$$☿*P_{6\sim\infty}A_\infty\underline{G}_\infty$$

【科特征】木本，稀藤本，有香气，植物体常含油细胞。单叶互生，常全缘；托叶大，包被幼芽，早落，留有环状托叶痕。花单生，两性，稀单性，辐射对称；花被片 6~12，3 基数，每轮 3 片；雄蕊与雌蕊多数，分离，螺旋状排列在延长的花托上；每心皮含胚珠 1~2。聚合蓇葖果或聚合浆果。

【分类】18 属，335 种；主要分布于亚洲东南部和南部。我国 14 属，165 种；主要分布于东南部和西南部，向北渐少。已知药用 8 属，90 余种。

【药用植物】

（1）木兰属 *Magnolia*：落叶或常绿木本。花大，单生枝顶；花被片 9~15，每轮 3，有时外轮花萼状；雄蕊与雌蕊多数，螺旋状着生在长轴形的花托上，雌蕊群无柄或近于无柄，每心皮有胚珠 2。聚合蓇葖果。种子 1~2，外种皮肉质，红色。

厚朴 *M. officinalis* Rehd. et Wils. 落叶乔木。叶大，革质，倒卵形，集生于小枝顶端。花白色；花被 9~12。聚合蓇葖果木质，长椭圆状卵形（图 8-8）。分布于陕

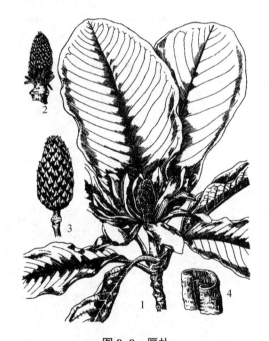

图 8-8　厚朴
1. 着生花的枝　2. 去掉花被的花（示雄蕊和雌蕊）
3. 聚合果　4. 树皮

西、甘肃、河南、湖北、湖南、四川、贵州，多为栽培。根皮、干皮和枝皮作厚朴入药，能燥湿消痰、下气除满，中药制剂有小儿豉翘清热颗粒、开胸顺气丸、木香分气丸、木香顺气丸等；花蕾作厚朴花入药，能行气宽中、开郁化湿。

凹叶厚朴 *M. officinalis* Rehd. et Wils. subsp. biloba（Rehd. et Wils.）Law 的根皮、干

皮和枝皮亦作厚朴入药；花蕾作厚朴花入药。

望春花 M. biondii Pamp. 落叶乔木。叶长圆状披针形，先端急尖，基部楔形。花先叶开放；花被片9，3轮，白色，外面基部带紫红色；花丝肥厚。聚合蓇葖果圆柱形，稍扭曲。种子深红色。分布于陕西、甘肃、河南、湖北、四川等省山坡路旁。花蕾作辛夷入药，能散风寒、通鼻窍，中药制剂有通窍鼻炎胶囊、辛夷鼻炎片、芩芷鼻炎糖浆、鼻渊丸等。

玉兰 M. denudata Desr.、武当玉兰 M. sprengeri Pamp. 的花蕾亦作辛夷入药。

（2）五味子属 Schisandra：木质藤本。叶互生，在短枝上聚生。花单性，雌雄异株，单生或数朵簇生于叶腋；有长梗；花被片5~20，排成2~3轮；雄蕊5~60，离生或聚合成头状或圆锥状的雄蕊柱，花期聚成头状，结果时排列于延长的花托上。心皮成熟后为小浆果，排列于下垂肉质果托上，形成长穗状聚合果。

五味子 S. chinensis (Turcz.) Baill. 叶近膜质，阔椭圆形或倒卵形，边缘具腺齿。花被片6~9，乳白色至粉红色；雄蕊5；心皮17~40。聚合浆果排成穗状，红色。分布于东北、华北及宁夏、甘肃、山东等地沟谷、溪边及山坡。果实作五味子入药，能敛肺、滋肾、生津、收涩，中药制剂有五味子丸、乙肝益气解郁颗粒、二母宁嗽丸、十味消渴胶囊等。

华中五味子 S. sphenanthera Rehd. et Wils. 果实作南五味子入药，能敛肺、滋肾、生津、收涩，中药制剂有如意定喘片、参芪五味子片、参松养心胶囊、复方青黛丸等。

（3）八角属 Illicium：常绿小乔木或灌木，光滑无毛。花两性，单生或有的2~3朵聚生于叶腋；花被片多数，数轮；雄蕊4至多数；心皮5~21，排成1轮，分离，胚珠1。聚合果由蓇葖果组成，单轮排列成星状。

八角 I. verum Hook. f. 常绿乔木。叶革质，倒卵状椭圆形至椭圆形。花粉红至深红色，单生叶腋或近顶生；花被片7~12；雄蕊11~20；心皮通常8。聚合果直径3.4~4 cm，饱满平直，呈八角形。分布于广西，其他地区有引种。果实作八角茴香入药，能散寒、理气、止痛，中药制剂有前列通片、锁阳固糯丸、茴香橘核丸等。

莽草 I. lanceolatum A. C. Smith、红茴香 I. henryi Diels 的果实有毒，外形与八角极为相似，常因误用而中毒。

地枫皮 Illicium difengpi K. I. B. et K. I. M. 树皮作地枫皮入药，能祛风除湿、行气止痛，中药制剂有风寒双离拐片等。

9. 罂粟科 Papaveraceae

$$\text{♀}* \uparrow K_2 C_{4\text{~}6} A_{4\text{~}6}, \underline{\infty G}_{(2\text{~}\infty:1:\infty)}$$

【科特征】草本，稀为灌木。常有乳汁或有色汁液。基生叶通常连座状，茎生叶互生，全缘或分裂，无托叶。花单生，或排列成总状花序、聚伞花序或圆锥花序。花两性，辐射对称或两侧对称；萼片2，早落；花瓣4~6；雄蕊多数，离生，或6枚合成2束；子房上位，2至多心皮，合生1室，侧膜胎座，胚珠多数。蒴果，瓣裂或孔裂。种子细小。

【分类】38属，700余种；分布于北温带地区。我国18属，362种；南北均产，以西南部最为集中。已知药用15属，136种。

【药用植物】延胡索 *Corydalis yanhusuo* W. T. Wang ex Z.Y. Su 多年生草本。块茎扁球形，断面深黄色。茎节处常膨大成小块茎，小块茎生新茎，常3~4个成串。叶片二回三出全裂，宽三角形。总状花序顶生；萼片2，早落；花冠两侧对称，花瓣4，紫红色，上面花瓣基部具长距；雄蕊6，花丝联合成2束；心皮2。蒴果条形。种子细小（图8-9）。分布于浙江、江苏、安徽、湖北、河南丘陵林荫下，现多栽培。块茎作延胡索入药，能行气止痛、活血散瘀，中药制剂有千金止带丸、女金丸、天紫红女金胶囊、元胡止痛片等。

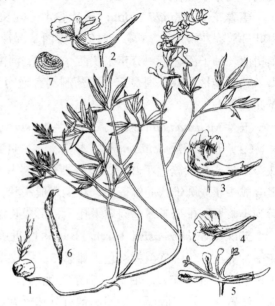

图8-9　延胡索
1. 植物全株　2. 花　3. 花冠的上瓣和内瓣　4. 花冠的下瓣
5. 内瓣的展开（示二体雄蕊和雌蕊）　6. 果实　7. 种子

东北延胡索 *C. ambigua* Cham. et Schlecht var. *amurensis* Maxim.、齿瓣延胡索 *C. turtschaninovii* Bess. 的块茎在部分地区作延胡索药用，齿瓣延胡索的块茎是我国明代以前药材延胡索的正品。

伏生紫堇（夏天无） *C. decumbens*（Thunb.）Pers. 多年生草本。块茎近球形。基生叶有长柄，二回三出全裂，末回裂片狭倒卵形，具短柄。总状花序顶生；花瓣紫色，有距。蒴果线形，种子多数。分布于华东及湖南、福建、江西、台湾等地丘陵或山地。块茎作夏天无入药，能舒筋活络、活血止痛，中药制剂有夏天无片、复方夏天无片、夏天无滴眼液等。

罂粟 *Papaver somniferum* L. 二年生草本。全株粉绿色，具白色乳汁。叶互生，长椭圆形，基部圆形或近心形而抱茎，边缘具不规则粗齿，或为羽状浅裂。花单生枝顶，花梗细长；萼片2，早落；花瓣4，白色、粉红色或紫红色；雄蕊多数，离生；心皮多数，侧膜胎座。蒴果卵状球形，孔裂。种子多数。原产南欧，严禁非法种植。未成熟果实割取乳汁可制造毒品鸦片，乳汁中含吗啡等生物碱，能镇痛、止咳、止泻；已割取乳汁的成熟果壳作罂粟壳入药，能敛肺、涩肠、止痛，中药制剂有消炎止咳片、橘红化痰丸、止咳宝片。

博落回 *Macleaya cordata*（Willd.）R. Br. 多年生大型草本。分布于华中、华南和西南等地丘陵或低矮山林、灌木丛、村边或路旁等。全草作博落回入药，有毒，能消肿、解毒、杀虫。

布氏紫堇 *Corydalis bungeana* Turcz. 全草作苦地丁入药，能清热解毒。

白屈菜 *Chelidonium majus* L. 全草作白屈菜入药，能镇痛、止咳、消肿毒。

10. 十字花科 Cruciferae（Brassicaceae）

$$\male\female * K_{2+2}C_{2+2}A_{2+4}\underline{G}_{(2:1\sim2:1\sim\infty)}$$

【科特征】草本。单叶互生；无托叶。常排成总状花序。花两性，辐射对称；萼片4，分离，排成2轮；花瓣4，排列呈十字形；雄蕊6，四强雄蕊，花丝基部常具蜜腺；子房上位，2心皮合生，侧膜胎座，由心皮边缘延伸的假隔膜分成2室。长角果或短角果，常2瓣开裂。

【分类】300余属，3200余种；广布于全球，主产北温带。我国有95属，425种；全国广布，以西南、西北、东北高山区及丘陵地带为多。已知药用30属，103种。

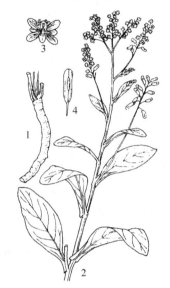

图 8-10 菘蓝
1. 菘蓝的根 2. 花和果枝
3. 花 4. 果实

【药用植物】**菘蓝** *Isatis indigotica* **Fort.** 一至二年生草本。主根圆柱形。叶互生；基生叶较大，具柄，叶片长圆状椭圆形；茎生叶长圆形至倒披针形，半抱茎，全缘。总状花序；花黄色。短角果扁平，边缘翅状，紫色，不开裂。种子1枚（图8-10）。我国南北各地均有栽培，生于山地、林缘较潮湿的地方。根作板蓝根入药，能清热解毒、凉血利咽，中药制剂有儿感退热宁合剂、小儿清肺止咳片、牛黄净脑片、连花清瘟胶囊等；叶作大青叶入药，能清热解毒、凉血消斑、利咽止痛，中药制剂有板蓝大青片、金莲清热颗粒、复方大青叶合剂等；叶含靛蓝，可加工制成青黛，功效同大青叶。

欧菘蓝 *I. tinctoria* **L.** 与菘蓝区别在于本种叶基部垂耳箭形，角果有短尖。原产欧洲，我国华北引种栽培，亦同菘蓝入药。

萝卜（莱菔） *Raphanus sativus* **L.** 一至二年生草本。具肉质直根，基生叶琴形，羽状分裂；茎生叶长圆形至披针形，边缘有锯齿或缺刻。总状花序生于茎枝顶端。长角果圆柱形，种子1~6，呈卵形，微扁，红褐色。全国各地栽培，品种繁多。种子作莱菔子入药，能消食除胀、降气化痰，中药制剂有保和丸、清肺化痰丸、麝香脑脉康胶囊等。

独行菜（葶苈） *Lepidium apetalum* **Willd.** 草本。茎多分枝。基生叶狭匙形，一回羽状浅裂或深裂；茎生叶狭披针形至条形，边缘有疏齿。总状花序顶生；花小，白色；雄蕊2或4。短角果扁平，近圆形。种子椭圆状卵形，表面具纵条纹。分布于东北、华北、西北和西南等地路旁、田野。种子作葶苈子入药（习称北葶苈子），能泻肺平喘、祛痰止咳、行水消肿，中药制剂有小儿消积止咳口服液、小儿清肺化痰口服液、止嗽化痰丸、如意定喘片等。

播娘蒿 *Descurainia sophia*（L.）**Webb ex Prantl** 草本。全株呈灰白色。叶狭卵状披针形，二至三回羽状全裂或深裂。总状花序顶生；花小，黄色。长角果圆柱形。种子多数，长圆形，稍扁。分布于东北、华北、西北、华东、西南等地山坡、田野和农田。种子作葶苈子（习称南葶苈子）入药。

白芥 *Sinapis alba* L. 草本。全株被散生白色粗毛。叶互生；基生叶具长柄，宽椭圆形或卵圆形，大头羽裂或近全裂；茎生叶较小，具短柄。总状花序顶生或腋生；花黄色。长角果密被白色硬粗毛，果瓣在种子间缢缩成念珠状。种子近球形，淡黄色。原产欧亚大陆，我国各地有栽培。种子作白芥子入药，能化痰逐饮、散结消肿，中药制剂有控涎丸、痰饮丸等。

荠菜 *Capsella bursapastoris* (L.) Medic. 草本。基生叶莲座状丛生，叶羽状分裂；茎生叶狭披针形或披针形，基部箭形，抱茎，边缘有缺刻或锯齿。总状花序顶生和腋生，花小。短角果扁平，倒三角形。全国各地均有分布或栽培。全草作荠菜入药，能凉血止血、清热利尿；种子能祛风明目。

芥菜 *Brassica juncea* (L.) Czern. et Coss 种子作黄芥子入药，功效同白芥子。

芸苔（油菜） *B. campestris* L. 种子作芸苔子入药，能行气破气、消肿散结。

11. 蔷薇科 Rosaceae

$$♀*K_5C_5A_∞\underline{G}_{1~∞:1:1~∞}, \underline{G}_{(2-5:2~5:2)}$$

【科特征】草本或木本。常具刺。单叶或复叶，多互生，常有托叶。花单生或排成伞房、圆锥花序。花两性，辐射对称；花托扁平、凸起或凹陷，花被与雄蕊合成一碟状、杯状、坛状或壶状的托杯，又称被丝托（hypanthium），萼片、花瓣和雄蕊均着生托杯的边缘；萼片5；花瓣5，分离；雄蕊常多数；心皮1至多数，离生或合生，子房上位或下位，每室1至多数胚珠。蓇葖果、瘦果、核果或梨果。

【分类】124属，3300余种；广布全球。我国51属，1000余种；全国广布。已知药用48属，400余种。

【亚科及药用植物】根据花托、托杯、雌蕊心皮数目，子房位置和果实类型等特征，分为绣线菊亚科、蔷薇亚科、苹果亚科和梅亚科（李亚科）（图8-11）。

（1）绣线菊亚科 Spiraeoideae：灌木。单叶，稀复叶；多无托叶。心皮1~5，离生；子房上位，具2至多数胚珠。蓇葖果，稀蒴果。

绣线菊 *Spiraea salicifolia* L. 叶互生，长圆状披针形至披针形，边缘有锯齿。圆锥花序长圆形或金字塔形；花粉红色。蓇葖果直立，常具反折裂片。分布于东北、华北河流沿岸，湿草原或山沟。全株入药，能通经活血、通便利水。

（2）蔷薇亚科 Rosoideae：灌木或草本。多为羽状复叶，有托叶。被丝托杯状或凸起；心皮多数，分离，子房上位，周位花。聚合瘦果或聚合小核果。

龙芽草（仙鹤草） *Agrimonia pilosa* Ledeb. 多年生草本，全株密生长绒毛。奇数羽状复叶，各小叶大小相间排列；托叶近卵形。圆锥花序顶生；花瓣5，黄色；雄蕊10；子房上位，心皮2。瘦果。生长于各地山坡、草地、路边。地上部分作仙鹤草入药，能止血、补虚、泻火、止痛，中药制剂有平消胶囊、再造生血片、复方仙鹤草肠炎胶囊等；

掌叶覆盆子（华东覆盆子） *Rubus chingii* Hu 落叶灌木，有皮刺。单叶互生，掌状深裂，边缘有重锯齿；托叶条形。花单生于短枝顶端，白色。聚合小核果，球形，红色。分布于江苏、安徽、浙江、江西、福建等地山坡林边或溪边。果实作覆盆子入药，能补益肝肾、固精缩尿、明目，中药制剂有调经促孕丸、五子衍宗丸、全鹿丸、男康片等。

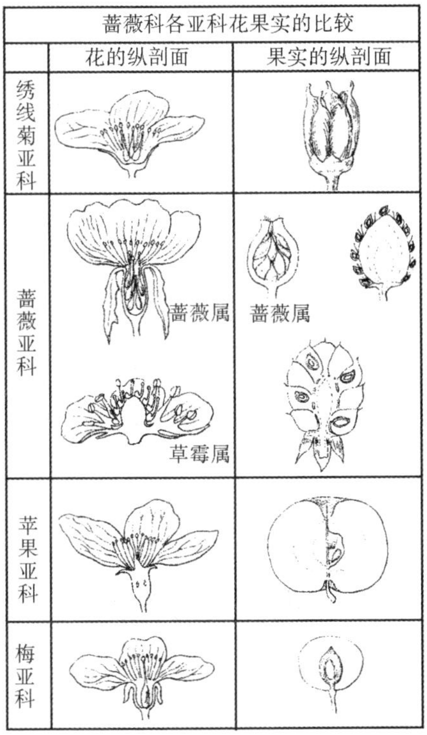

蔷薇科各亚科花果实的比较	
花的纵剖面	果实的纵剖面
绣线菊亚科	
蔷薇亚科 蔷薇属	蔷薇属
草莓属	
苹果亚科	
梅亚科	

图 8-11 蔷薇科各亚科花和果实的比较图解

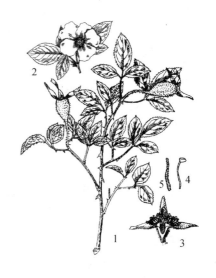

图 8-12 金樱子

1. 着生果实的枝条 2. 着生花的枝条
3. 萼筒的纵切（示萼筒内的雌蕊）
4. 雄蕊 5. 雌蕊

金樱子 *Rosa laevigata* **Michx** 常绿攀缘有刺灌木（图 8-12）。羽状复叶；小叶 3，稀 5，椭圆状卵形，近革质。花大，白色，单生于侧枝顶端。蔷薇果倒卵形，密生直刺，顶端具宿存萼片。分布于华东、华中及华南地区向阳山野。果实作金樱子入药，能涩精益肾、固肠止泻，中药制剂有肾宝合剂、首乌丸、益肾灵颗粒等。

玫瑰 *R. rugosa* **Thunb.** 直立灌木。枝干粗壮，有皮刺和刺毛，小枝密生绒毛。奇数羽状复叶，小叶 5~9，椭圆形或椭圆状倒卵形。花单生或 3~6 朵聚生，花梗有绒毛和刺毛；花瓣 5 或多数，紫红色或白色，芳香。果扁球形。分布于我国北部，各地均有栽培。花蕾作玫瑰花入药，能理气解郁、活血调经，中药制剂有灵莲花颗粒、乳癖散结胶囊、避瘟散等。

月季 *R. chinensis* **Jacp.** 与玫瑰的主要区别是，有皮刺而常无刺毛；小叶 3~5，宽卵形或卵状长圆形，无毛；花较大，花色多样；蔷薇果卵圆形或梨形。全国各地普遍栽培。花作月季花入药，能活血调经、解毒消肿。

地榆 *Sanguisorba officinalis* **L.** 多年生草本。根粗壮，多呈纺锤状。叶基生，奇数羽状复叶，小叶片卵形或长圆形。穗状花序；萼片 4，紫红色；无花瓣；雄蕊 4。瘦果褐色，外有 4 棱。生各地山坡、草地。根作地榆入药，能止血凉血、清热解毒、消肿敛疮，中药制剂有外伤如意膏、地榆槐角丸、妇良片、肛泰软膏等。

其变种长叶地榆 *S. officinalis* L. var *longifolia*（Bertol.）Yu et Li 的根亦作地榆入药。

（3）苹果亚科（梨亚科）Maloideae：灌木或乔木。单叶或复叶；有托叶。心皮 2~5，子房下位，2~5 室，每室具 2 枚胚珠，少数具 1 至多数胚珠。梨果。

山楂 *Crataegus pinnatifida* Bunge. 落叶乔木。小枝紫褐色，通常有刺。叶宽卵形至菱状卵形，两侧各有 3~5 羽状深裂片，边缘有尖锐重锯齿。伞房花序；花白色。梨果近球形，直径 1~1.5cm，深红色，有灰白色斑点（图 8-13）。分布于东北、华北及陕西、河南、江苏等地的山坡边缘。果实作山楂入药，能消食、化滞，中药制剂有大山楂丸、山菊降压片、山楂化滞丸等。叶作山楂入药，能活血化瘀、理气通脉、化浊降脂，中药制剂有山玫胶囊、复方夏天无片、益心酮片等。

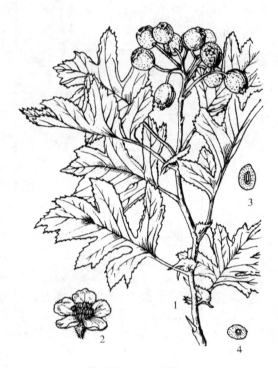

图 8-13　山楂
1. 果枝　2. 花　3. 种子的纵切　4. 种子的横切

其变种山里红 *C. pinnatifida* Bunge var. *major* N. E. Br.，果形较大，直径可达 2.5cm，深亮红色。果实亦作山楂入药；叶作山楂叶入药。

贴梗海棠（皱皮木瓜）*Chaenomeles speciosa*（Sweet）Nakai 落叶灌木。枝有刺。花 3~5 朵簇生，先叶开放，猩红色、稀淡红色或白色；花梗粗短。梨果球形或卵圆形，直径 4~6cm，黄色或黄绿色，芳香。分布于华东、华中及西南各地，多栽培。果实作木瓜入药，能舒筋活络、和胃化湿，中药制剂有木瓜丸、少林风湿跌打膏、风痛安胶囊、六合定中丸等。

枇杷 *Eriobotrya japonica*（Thunb.）Lindl. 常绿小乔木。小枝粗壮，密生锈色或灰棕色绒毛。叶片革质，披针形或倒卵形，上面光亮，下面密生绒毛。圆锥花序顶生；花瓣白色；雄蕊 20；花柱 5。果实球形或长圆形，直径 3~5cm，黄色或橘红色。种子 1~5，褐色，光亮。分布于长江流域及其以南地区，常栽种于村边、山坡。叶作枇杷叶入药，能清肺止咳、和胃降逆、止渴，中药制剂有枇杷止咳胶囊、枇杷叶膏、治咳川贝枇杷滴丸、复方鲜竹沥液等。

（4）梅亚科（李亚科）Prunoideae：木本。单叶；有托叶。子房上位，1 心皮，1 室，2 胚珠。核果，肉质。

杏 *Prunus armeniaca* L. 落叶乔木。单叶互生。春季先叶开花，花单生枝顶；花萼 5 裂；花瓣 5，白色或浅粉红色；雄蕊多数；雌蕊单心皮。核果球形。种子 1，心状卵形，浅红色（图8-14）。全国广布，多为栽培。种子作苦杏仁入药，能降气化痰、止咳平喘、润肠通便，中药制剂有洋参保肺丸、桂龙咳喘宁胶囊、柴银口服液、益肺清化膏等。

山杏 *P. armeniaca* L. var. *ansu* Maxim.、西伯利亚杏 *P. sibirica* L.、东北杏 *P. mandshurica*（Maxim.）Koehne 的种子亦作苦杏仁入药。

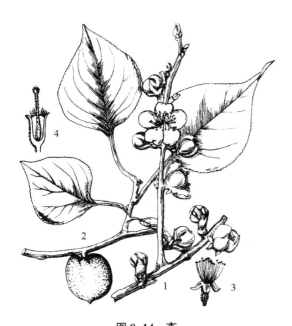

图8-14 杏
1. 着生花的枝条 2. 着生果的枝条
3. 花 4. 花部纵切（示杯状花托）

梅 *P. mume* Sieb. et Zucc. 落叶乔木。单叶互生，叶片椭圆状宽卵形。春季1~3朵簇生，先叶开花，有香气；花萼红褐色；花瓣5，白色或淡红色。果实近球形，黄色或绿白色，被绒毛。全国广布，各地多栽培。近成熟果实经熏焙后作乌梅入药，能敛肺止咳、涩肠止泻、止血、生津、安蛔，中药制剂有温胃舒胶囊、脾胃舒丸、清音丸等。

桃 *P. persica*（L.）Batsch. 落叶乔木。叶互生，在短枝上呈簇生状；叶片椭圆状披针形至倒卵状披针形，边缘有细锯齿，两面无毛。花先叶开放；花瓣倒卵形，粉红色。核果近球形，表面有短绒毛。种子1，扁卵状心形。我国各地栽培。种子作桃仁入药，能活血祛瘀、润肠通便，中药制剂有豨莶通栓丸、舒尔经颗粒、通痹胶囊、通幽润燥丸等。

山桃 *P. davidiana*（Carr.）Franch. 种子亦作桃仁入药。

委陵菜 *Potentilla chinensis* Ser. 带根全草能凉血止痢、清热解毒。

翻白草 *P. discolor* Bunge 全草能清热解毒、散瘀止血、杀虫疗疮。

郁李 *Cerasus japonica*（Thunb.）Lois.、欧李 *C. humilis*（Bge.）Sok.、长梗扁桃 *Amygdalus pedunculata* Pall. 的种子作郁李仁入药，能润燥滑肠、下气利水。

12. 豆科 Leguminosae（Fabaceae）

$$\male\female * \uparrow K_{5,\,(5)}\, C_5 A_{(9)+1,\,10,\,\infty}\, \underline{G}_{1:1:1~\infty}$$

【科特征】草本、木本或藤本。根部常有根瘤。叶常互生，羽状或掌状复叶，少单叶；多具托叶和叶枕。花序各种；花两性，两侧对称或辐射对称；花萼5裂；花瓣5，常分离；多数为蝶形花；雄蕊10，二体，少数分离或下部合生，稀多数；心皮1，子房上位，胚珠1至多数，边缘胎座。荚果，种子无胚乳。

【分类】650余属，18 000余种；广布全球。我国172属，1485种；全国广布。已知药用109属，600余种。

【亚科及药用植物】根据花冠形态与对称性，花瓣排列方式，雄蕊数目与类型等，分为含羞草亚科、云实亚科和蝶形花亚科。

（1）含羞草亚科 Mimosoideae：草本、藤本，稀草本。二回羽状复叶。花辐射对称；穗状或头状花序；萼片下部多合生；花瓣镊合状排列，基部常合生；雄蕊多数，稀与花瓣同数。荚果，有的具次生横隔膜，称假二室。

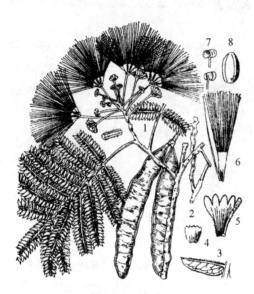

图 8-15 合欢
1. 着生花的枝条　2. 着生果的枝条　3. 小叶下面
4. 花萼　5. 花冠　6. 雄蕊和雌蕊　7. 花粉囊　8. 种子

合欢 *Albizia julibrissin* **Durazz.** 落叶乔木，树皮灰棕色，密生皮孔。二回偶数羽状复叶，小叶镰刀状，主脉偏向一侧。头状花序呈伞房状排列；花淡红色；花萼小，筒状；花冠漏斗状；雄蕊多数，花丝细长，淡红色。荚果扁条形（图8-15）。全国广布，野生或栽培。树皮作合欢皮入药，能安神解郁、活血消痈，中药制剂有宁神补心片、金嗓利咽丸、夜宁糖浆等；花或花蕾作合欢花入药，能解郁安神、理气开胃、祛风明目、活血止痛。

含羞草 *Mimosa pudica* **L.** 全草能安神、散瘀止痛。

儿茶 *Acacia catechu*（**L. f.**）**Willd.** 心材或去皮枝干煎制的浸膏作儿茶入药，能收湿敛疮、止血定痛、清热化痰，中药制剂有七厘胶囊、万应胶囊、口咽清丸、小儿泻速停颗粒等。

（2）云实亚科 Caesalpinioideae：木本、藤本，稀草本。常为偶数羽状复叶。花两侧对称；萼片5，通常分离；花冠假蝶形；雄蕊10，多分离。荚果，常有隔膜。

决明 *Cassia obtusifolia* **L.** 一年生灌木状草本。上部多分枝。叶互生；偶数羽状复叶；小叶3对。花成对腋生；花冠黄色；雄蕊10，发育雄蕊7。荚果细长，近四棱形，长15~20cm。种子多数，菱柱形，淡褐色，光亮（图8-16）。全国广布，各地均有栽培或野生。种子作决明子入药，能清肝明目、利水通便，中药制剂有牛黄降

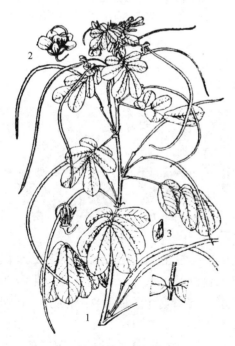

图 8-16 决明
1. 着生果的枝条　2. 花　3. 种子

压丸、牛黄降压片、丹膝颗粒、石斛夜光丸等。

小决明 *C. tora* L. 种子亦作决明子入药。

皂荚 *Gleditsia sinensis* Lam. 乔木。刺粗壮，通常分枝。一回偶数羽状复叶，小叶 6~14 枚。花杂性；总状花序腋生；花萼钟状，裂片 4；花瓣 4，白色；雄蕊 6~8；子房条形。荚果条形，被白色粉霜。分布于东北、华北、华东、华南及四川、贵州等地路边、沟边和村庄附近。果实（皂荚）、不育果实（猪牙皂）能祛痰止咳、开窍通闭、杀虫散结，中药制剂有庆余辟瘟丹、克痛痧胶囊、复方牛黄清胃丸等；棘刺作皂角刺入药，能消肿排脓、搜风、杀虫，中药制剂有前列欣胶囊、心通口服液、郁金银屑片、乳块消片等。

苏木 *Caesalpinia sappan* L. 心材作苏木入药，能活血祛瘀、消肿定痛，中药制剂有消瘀康片、消瘀康胶囊、跌打丸、天和追风膏等。

紫荆 *Cercis chinensis* Bunge 树皮作紫荆皮入药，能活血、通淋、解毒。

狭叶番泻 *Cassia angustifolia* Vahl.、尖叶番泻 *C. acutifolia* Delile 的小叶作番泻叶入药，能泻热通便、消积导滞、止血。

（3）蝶形花亚科 Papilionoideae：草木或木本。羽状复叶或三出复叶，稀单叶，有时有卷须；常有托叶和小托叶。花两侧对称；蝶形花冠；雄蕊 10，常为二体雄蕊，稀分离。

膜荚黄芪 *Astragalus membranaceus* (Fisch.) Bunge 多年生草本。主根粗长，圆柱形。羽状复叶，小叶 9~25 枚，两面被白色长柔毛。总状花序腋生；花黄白色；雄蕊 10，二体；子房被柔毛。荚果膜质，膨胀，卵状矩圆形，具长柄，被黑色短柔毛。分布于东北、华北、甘肃、四川、西藏等地向阳山坡、草丛或灌丛。根作黄芪入药，能补气固表、利水排脓，中药制剂有乙肝宁颗粒、乙肝养阴活血颗粒、十一味参芪片等。

蒙古黄芪 *A. membranaceus* (Fisch.) Bunge var. *mongholicus* (Bunge.) Hsiao 根亦作黄芪入药。

扁茎黄芪 *A. complanatus* R. Br. ex Bunge 多年生草本。全株被短硬毛。主根粗长。茎平卧。奇数羽状复叶，互生。总状花序；花 3~9 朵腋生，花黄色；雄蕊 10，二体；子房密生白色柔毛。荚果纺锤形，种子 20~30，圆肾形。分布于东北、华北及陕西、甘肃等地山野、沟边及荒地。种子作沙苑子入药，能补肾固精、益肝明目，中药制剂有补益蒺藜丸、益肾灵颗粒、消渴平片、琥珀还睛丸等。

甘草 *Glycyrrhiza uralensis* Fisch. 多年生草本。根状茎圆柱形，多横走；主根粗长，外皮红棕色或暗棕色。全株被白色短毛及刺状腺体。总状花序腋生；花冠蓝紫色；雄蕊 10，二体。荚果呈镰刀状或环状弯曲，密被刺状腺毛及短毛（图 8-17）。分布于东北、华北、西北等地向阳干燥的钙质草原及河岸沙质土上。根及根状茎作甘草入药，能补脾益气、清热解毒、祛痰止咳、缓急止痛、调和诸药，中药制剂有越鞠二陈丸、葛根汤颗粒、蒡贝胶囊、紫雪散等。

胀果甘草 *G. inflata* Batalin、光果甘草 *G. glabra* L. 的根及根状茎亦作甘草入药。

野葛 *Pueraria lobata* (Willd.) Ohwi 藤本。块根肥大。全株密被黄色长硬毛。三出复叶，顶生小叶菱状卵形。总状花序腋生；花密集；花冠紫红色。荚果条状，扁平，密生黄色长硬毛。全国广布，生于山坡、草丛、疏林中。根作葛根入药，能解肌退热、生津、透疹、升阳止泻，中药制剂有舒筋通络颗粒、愈风宁心片、障眼明片等；花作葛花入药，能解酒毒、止渴。

甘葛藤 *P. thomsonii* Benth. 根作粉葛入药，能解肌退热、生津、透疹、升阳止泻，中药制剂有麝香抗栓胶囊、十味消渴胶囊、当归拈痛丸等。

苦参 *Sophora flavescens* Ait. 落叶半灌木草本。根圆柱状，黄白色。奇数羽状复叶。总状花序顶生；花冠淡黄白色；雄蕊 10，分离。果实呈不明显的串珠状，疏生短柔毛。生于各地沙地或向阳山坡草丛及溪沟边。根

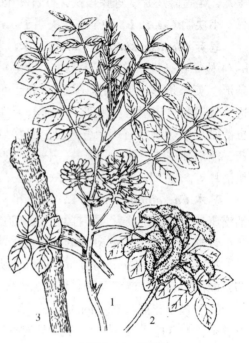

图 8-17 甘草
1. 着生花的枝条 2. 果实 3. 甘草的根

作苦参入药，能清热燥湿、祛风杀虫，中药制剂有苦参片、妇炎康片、金蒲胶囊等。

槐 *S. japonica* L. 落叶乔木。奇数羽状复叶；小叶 7~15，卵状长圆形；托叶镰刀状，早落。圆锥花序顶生；花乳白色；雄蕊 10，分离，不等长；子房筒状。荚果肉质，串珠状，黄绿色，无毛，种子间极细缩。种子 1~6 枚，肾形，深棕色。全国广布，各地多栽培于路边、宅旁。花作槐花入药，花蕾作槐米入药，果实作槐角入药，均能凉血止血、清肝明目，中药制剂有京万红软膏、痔宁片、清眩治瘫丸等。

越南槐 *S. tonkinensis* Gagnep. 小灌木。根圆柱形，根皮黄褐色。茎密被短柔毛。奇数羽状复叶；小叶 11~19，椭圆形或长圆状卵形。总状花序顶生，密被短毛；花冠黄白色；雄蕊 10，离生；子房具柄，圆柱形，密生长柔毛。荚果密生长柔毛，种子间成念珠状。种子 3~5，黑色。分布于江西、广东、广西、贵州、云南等地海拔 900~1100m 的山地和岩石缝中。根及根状茎作山豆根入药，能泻火解毒、利咽消肿、止痛杀虫，中药制剂有喉疾灵胶囊、鼻咽灵片、口咽清丸等。

补骨脂 *Psoralea corylifolia* L. 一年生草本。全株被白色柔毛和黑色腺点。单叶互生，叶片阔卵形，两面有黑色腺点，边缘有粗锯齿。花多数密集成穗状的总状花序；花冠淡紫色或黄色。荚果椭圆形，不开裂。种子 1，有香气。分布于山西、陕西、安徽、浙江、江西、河南、湖北、广东、四川、贵州、云南等地，栽培或野生。果实作补骨脂入药，能补肾助阳、纳气平喘、温脾止泻，中药制剂有四神丸、生发搽剂、孕康合剂等。

密花豆 *Spatholobus suberectus* Dunn 木质藤本，长达数十米。老茎砍断后可见数

圈偏心环，鸡血状汁液从环处渗出。叶互生；三出复叶。圆锥花序大型，腋生，花多而密；花萼肉质，筒状；花冠肉质，白色；雄蕊10，二体；子房具白色硬毛。荚果舌形，具黄色柔毛。种子1。分布于福建、广东、广西、云南等地溪边、山谷林间及灌丛中。藤茎作鸡血藤入药，能活血舒筋、养血调经，中药制剂有再造生血片、壮骨关节丸、壮骨伸筋胶囊等。

胡芦巴 *Trigonella foenum-graecum* **L.** 种子作胡芦巴入药，能温肾阳、逐寒湿。

扁豆 *Dolichos lablab* **L.** 种子作白扁豆入药，能健脾、化湿消暑，中药制剂有补白颗粒、补益蒺藜丸、参苓白术丸等。

大豆 *Glycine max*（**L.**）**Merr.** 全国广泛栽培；黑色的种子作黑豆入药，能活血利水、祛风解毒、健脾益肾，中药制剂有补肾养血丸、复方滇鸡血藤膏、麝香风湿胶囊等；种子发酵作淡豆豉入药，能解肌发表、宣郁除烦，中药制剂有银翘伤风胶囊、银翘散、银翘解毒丸等。

绿豆 *Vigna radiata*（**L.**）**R. Wilczak** 种子作绿豆入药，能清热、消暑、利水、解毒，中药制剂有清宁丸等。

赤豆 *V. angularis*（Willd.）Ohwi et Ohashi、赤小豆 *V. umbellata*（Thunb.）Ohwi et Ohashi 的种子作赤小豆入药，能利水消肿、清热解毒。

13. 芸香科 Rutaceae

$$♀*K_{3\sim5}C_{3\sim5}A_{3\sim\infty}\underline{G}_{(2\sim\infty:2\sim\infty:1\sim2)}$$

【科特征】木本，稀草本。有时具刺。叶、花、果常有透明油点。叶常互生；多为复叶或单身复叶，少单叶；无托叶。花单生或排成各式花序。花多两性；辐射对称；萼片3~5；花瓣3~5；雄蕊与花瓣同数或为其倍数，生于花盘基部；子房上位，心皮2~5或更多，多合生，每室胚珠1~2。柑果、蒴果、核果和蓇葖果，稀翅果。

【分类】150余属，1600余种；分布于热带和温带。我国28属，150余种；全国广布。已知药用23属，105种。

【药用植物】**橘** *Citrus reticulata* **Blanco** 常绿小乔木。枝细，多有刺。叶互生；叶柄有窄翼，顶端有关节；叶片披针形或椭圆形，有半透明油点。花单生或数朵丛生于枝端或叶腋；花萼5；花瓣5，白色或带淡红色；雄蕊15~30，花丝常3~5个联合成组；子房球形。柑果球形或扁球形，果皮薄而易剥离，囊瓣7~12。分布于长江流域及其以南地区，广泛栽培。成熟果皮作陈皮入药，能理气降逆、调中开胃、燥湿化痰；未成熟果皮作青皮入药，能疏肝破气、消食化滞；外层果皮作橘红入药，能理气宽中、燥湿化痰；果皮内层筋络作橘络入药，能通络、理气、化痰；种子作橘核入药，能理气、散结、止痛；叶作橘叶入药，能疏肝行气、化痰散结，中药制剂有保和丸、恒古伤愈合剂、胆乐胶囊、清喉利咽颗粒、茴香橘核丸等。

茶枝柑 *C.reticulata* 'Chachi'、大红袍 *C. reticulata* 'Dahongpao'、温州蜜柑 *C. reticulata* 'Unshiu'、福橘 *C. reticulata* 'Tangerina' 等多个橘的变种和栽培品药用部位及功效均与橘相同。

酸橙 *C. aurantium* L. 常绿小乔木。枝三棱形、有长刺。叶互生；叶柄有狭长形或狭长倒心形的叶翼；叶片革质，倒卵状椭圆形或卵状长圆形，具半透明油点。花单生或数朵聚生，白色，芳香；花萼5裂；花瓣5；雄蕊20以上；雌蕊短于雄蕊。柑果近球形，熟时橙黄色。我国长江流域及其以南各地有栽培。幼果作枳实入药，能破气消积、化痰除痞；未成熟果实作枳壳入药，能理气宽胸、行气消积，中药制剂有枳术丸、枳实导滞丸、香连化滞丸、复方益肝丸、保胎丸等。

甜橙 *C. sinensis*（L.）Osbeck 幼果亦作枳实入药。

黄檗 *Phellodendron amurense* Rupr. 落叶乔木。树皮厚，木栓层发达，内皮鲜黄色。奇数羽状复叶对生；小叶5~15，披针形至卵状长圆形，边缘有细锯齿，齿缝有腺点。雌雄异株；圆锥状聚伞花序；花小，黄绿色；雄蕊5；雌蕊柱头5浅裂。浆果状核果，球形，熟时紫黑色，内有种子2~5（图8-18）。分布于东北及华北山地杂木林中。树皮作关黄柏入药，能清热燥湿、泻火除蒸、解毒疗疮，中药制剂有除湿白带丸、珠黄吹喉散、桂林西瓜霜、健步丸、烧伤灵酊等。

黄皮树 *P. chinense* Schneid. 树皮作黄柏入药，功效与关黄柏相同。

白鲜 *Dictamnus dasycarpus* Turcz. 多年生草本。全株有特殊香味。根肉质，外皮黄白色至黄褐色。奇数羽状复叶，互生；叶轴有狭翼；小叶9~13，卵形至椭圆形，边缘具细锯齿；总状花序顶生，花轴及花柄混生白色柔毛及黑色腺毛；萼片5；花瓣5，淡红色；雄蕊10；子房5室。蒴果，密被腺毛。分布于东北、华北、华东及陕西、甘肃、河南、四川、贵州等地的山坡及灌木中。

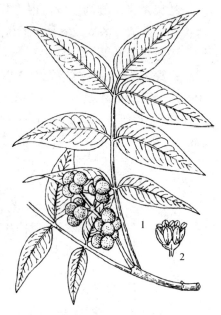

图 8-18 黄檗
1.着生果的枝条 2.雄花

根皮作白鲜皮入药，能清热燥湿、祛风止痒、解毒，中药制剂有消银片、银屑灵膏、湿毒清胶囊、癣宁搽剂等。

花椒 *Zanthoxylum bungeanum* Maxim. 落叶灌木或小乔木。茎干具增大的皮刺。奇数羽状复叶，互生；叶轴腹面两侧有狭小叶翼；小叶5~11，卵形或卵状长圆形，边缘具钝齿或波状圆锯齿，齿缝有大而透明的腺点。圆锥状聚伞花序顶生；花单性；花被4~8，1轮；雄花雄蕊通常3~7；雌花心皮通常3~4，成熟心皮通常2~3。蓇葖果，球形，红色或红紫色，密生粗大而凸出的腺点。分布于华东、中南、西南及辽宁、河北、陕西、甘肃等地路边、山坡灌丛中，常见栽培。成熟果皮作花椒入药，能温中止痛、除湿止泻、杀虫止痒；种子作椒目入药，能利水消肿、祛痰平喘，中药制剂有化癥回生片、乌梅丸、全鹿丸、肾炎消肿片等。

枸橼 *Citrus medica* L.、香橼 *C. wilsonii* Tanaka 的成熟果实作香橼入药，能理气降

逆、宽胸化痰，中药制剂有慢肝解郁胶囊、十香止痛丸、阳和解凝膏。

柚 *C. grandis*（L.）Osbeck.、化州柚 *C. grandis* 'Tomentosa' 的近成熟外层果皮作化橘红入药，能燥湿化痰、理气、消食。

佛手 *C. medica* L. var. *sarcodactylis*（Noot.）Swingle 果实作佛手入药，能疏肝理气、和胃化痰，中药制剂有国公酒、金佛止痛丸、荜铃胃痛颗粒、胃苏颗粒、黄疸肝炎丸等。

14. 远志科 Polygalaceae

$$♀↑K_5C_{3,5}A_{(4\sim8)}\underline{G}_{(1\sim3:1\sim3:1\sim\infty)}$$

【科特征】草本或木本。单叶，常互生，全缘，无托叶。总状或穗状花序。花两性，两侧对称；萼片5，不等长，内面2片常呈花瓣状；花瓣3或5，不等大，下面1片呈龙骨状，顶端常具鸡冠状附属物；雄蕊4~8，花丝合生成鞘，花药顶孔开裂；子房上位，1~3心皮合生，1~3室，每室胚珠1枚。蒴果，坚果或核果。

【分类】13属，1000余种；广布全球。我国4属，51种；全国广布，西南与华南最多。已知药用3属，27种，3变种。

【药用植物】**远志 *Polygala tenuifolia* Willd.** 多年生草本。根圆柱形，长而微弯。单叶互生；叶线形，全缘。总状花序；花萼5，2枚呈花瓣状，绿白色；花瓣3，淡紫色，龙骨状花瓣先端着生流苏状附属物；雄蕊8，花丝基部合生。蒴果，扁平，圆状倒心形。分布于东北、华北、西北及山东、江苏、安徽和江西等地向阳坡或路旁。根作远志入药，能宁心安神、祛痰开窍、解毒消肿，中药制剂有柏子养心丸、复方川贝精片、复方满山红糖浆、复脉定胶囊、桔梗冬花片等。

卵叶远志 *P. sibirica* L. 根亦作远志入药。

瓜子金 *P. japonica* Houtt. 全草作瓜子金入药，能祛痰止咳、散瘀止血、宁心安神，中药制剂有复方瓜子金颗粒。

15. 大戟科 Euphorbiaceae

$$♂*K_{0\sim5}C_{0\sim5}A_{1\sim\infty}；♀*K_{0\sim5}C_{0\sim5}\underline{G}_{(3:3:1\sim2)}$$

【科特征】草本、灌木或乔木，有时成肉质植物，常含乳汁。单叶，互生，叶基部常有腺体，有托叶。花序各式，常为聚伞花序，或杯状聚伞花序。花常单性，同株或异株、重被、单被或无花被，有时具花盘或退化为腺体；雄蕊1至多数，花丝分离或联合；雌蕊由3心皮组成，子房上位，3室，中轴胎座，每室1~2胚珠。蒴果，稀浆果或核果。种子有胚乳。

【分类】300属，8000余种；广布于全世界。我国有66属，365种；全国广布。已知药用39属，160余种。

【主要属及药用植物】

（1）大戟属 *Euphorbia*：草本或半灌木，具乳汁。叶通常互生。花序为杯状聚伞花序（大戟花序），外观像一朵花，外面包有绿色杯状总苞，顶端有4个裂片，裂片之间有4个黄色蜜腺；杯状总苞内有多数雄花和1朵雌花，均无花被；每雄花仅具1个雄蕊，花丝和花梗相连处有关节，是花被退化的痕迹；雌花生于花序中央，仅有1雌蕊，子房具长柄，由总苞顶端缺少蜜腺的一面下垂于总苞外；子房上位，有 3 心皮合生，3室，每室 1 胚珠，花柱 3，上部常分 2 叉。蒴果成熟时分裂为 3 个分果。

大戟 E. pekinensis Rupr. 多年生草本，具乳汁。根圆锥形。茎被短柔毛。叶互生，矩圆状披针形。总花序常有 5 伞梗，基部有 5 枚叶状苞片；每伞梗又作一至数回分叉，最后小伞梗顶端着生一杯状聚伞花序；杯状总苞顶端 4 裂，腺体 4。蒴果表皮有疣状突起（图8-19）。生于各地山坡及田野湿润处。根有毒，作京大戟入药，能泻水逐饮。

甘遂 E. kansui T. N.Liou ex S.B.Ho 根有毒，作甘遂入药，功效同大戟，中药制剂有控涎丸、庆余辟瘟片。

续随子（千金子）E. lathyris L. 种子作续随子入药，能逐水消肿、破血消瘀。

地锦 E. humifusa Willd. 全草作地锦草入药，能清热解毒、凉血止血，中药制剂有小儿泻速停颗粒、肠炎宁片、季德胜蛇药片等。

（2）叶下珠属 *Phyllanthus*：草本、灌木或乔木。叶互生，小、全缘，通常二列，宛如羽状复叶；托叶 2。花小，单性同株或异株；无花瓣，单生叶腋或排成聚伞花序或密伞花序；萼片 4~6，覆瓦状排列；雄蕊 2~5，稀 6 至多数，花丝分离或基部稍合生；子房 3 室，稀4~6 或更多室，每室有胚珠 2 颗。蒴果或果皮肉质而为浆果状，通常扁球形。种子三棱形。

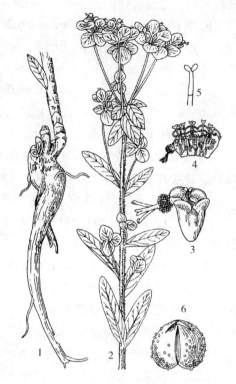

图 8-19 大戟
1. 大戟的根 2. 花枝
3. 总苞（腺体、雄蕊和雌蕊）
4. 总苞剖开（雄蕊和雌蕊）
5. 雄蕊（花药和关节）6. 果实

叶下珠 P. urinaria L. 一年生小草本，高 10~40cm。茎直立，分枝，通常带赤红色。单叶互生，呈二列，极似羽状复叶，具短柄或近于无柄；叶片长椭圆形，全缘。秋季开花，花单性，雌雄同株，无花瓣；雄花 2~3 朵，簇生于叶腋，雌花单生于叶腋。蒴果扁球形，红棕色，表面有小凸刺或小瘤体。分布于长江流域至南方各省区山坡、路边或田坎壁上，全草入药，能清热利尿、明目、消积。

巴豆 Croton tiglium L. 常绿灌木或小乔木，幼枝、叶有星状毛。叶互生，卵形至长圆卵形，两面疏生星状毛，叶基两侧近叶柄处各有一无柄腺体。花小，单性同株；总状花序顶生，雄花在上，雌花在下；萼片 5；花瓣 5，反卷；雄蕊多数；雌花常无花瓣，子房上位，3 室，每室有 1 胚珠。蒴果卵形，有 3 钝棱。分布于长江以南，野生或栽培。种子有大毒，作巴豆入药，外用蚀疮；其炮制加工品巴豆霜能峻下积滞、逐水消肿，中药制剂有七珍丸、妇科通经丸、胃肠安丸、保赤散等。

蓖麻 *Ricinus communis* L. 一年生草本或在南方常为小乔木。叶互生，盾状，掌状分裂，叶柄有腺体。花单性同株；圆锥花序，花序下部生雄花，上部生雌花；花萼 3~5 裂；无花瓣；雄花雄蕊多数，花丝树状分枝；雌花子房上位，3 室，花柱 3，各 2 裂。蒴果常有软刺。种子有种阜。全国均有栽培。种子有毒，作蓖麻子入药，能消肿拔毒、泻下通滞；蓖麻油为刺激性泻药，中药制剂有阿魏化痞膏、拔毒膏。

余甘子 *Phyllanthus emblica* L. 乔木或小灌木，小枝被锈色短柔毛。单叶互生，二列极似羽状复叶，条状长圆形。花小，单性同株；簇生叶腋，具多数雄花和 1 朵雌花；萼片 6；无花瓣；雄花具腺体，雄蕊 3，花丝合生；雌花花盘杯状，包围子房大半部。蒴果球形。分布于西南、福建等地树林、山坡向阳处。果实作余甘子入药，能清热凉血、消食健胃、生津止渴，中药制剂有二十五味松石丸、二十五味珍珠丸、十五味沉香丸、催汤丸。

16. 鼠李科 Rhamnaceae

$$\male\female * K_{(4\sim5)} C_{(4\sim5)} A_{4\sim5} \underline{G}_{(2\sim4:2\sim4:1)}$$

【科特征】乔木或灌木，直立或攀缘，常有刺。单叶，多互生，有托叶，有时变为刺状。花小，两性，稀单性，辐射对称，排成聚伞花序或簇生；萼片、花瓣及雄蕊均 4~5 枚，有时无花瓣；雄蕊与花瓣对生，花盘肉质；雌蕊由 2~4 心皮组成，子房上位，或部分埋藏于花盘中，2~4 室，每室胚珠 1。多为核果，有时为蒴果或翅果状。

【分类】58 属，900 余种；广布世界各地。我国有 14 属，135 种；分布南北各地。已知药用 12 属，77 种。

【药用植物】枣 *Ziziphus jujuba* Mill. 落叶小乔木或灌木。小枝有托叶刺 2，长刺粗壮直立，短刺钩状。叶互生，基生三出脉。聚伞花序腋生。核果，核两端尖锐。各地有栽培。果实大枣入药，能补中益气、养血安神，中药制剂有人参养荣丸、儿康宁糖浆、小建中片、小柴胡片、少阳感冒颗粒等。

酸枣 *Z. jujuba* Mill. var. *spinosa* (Bunge) Hu ex H. F. Chow. 种子作酸枣仁入药，为安神药，能补肝肾、养血安神、敛汗生津，中药制剂有心脑康片、归脾丸、安神宝颗粒、安神胶囊、安脑心胶囊等。

枳椇（拐枣）*Hovenia dulcis* Thunb. 种子能止渴除烦、清湿热、解酒毒。

17. 葡萄科 Vitaceae

$$\male\female * K_{(4\sim5)} C_{4\sim5} A_{4\sim5} \underline{G}_{(2\sim6:2\sim6:1\sim2)}$$

【科特征】多为木质藤本，常以卷须攀缘他物上升，卷须和叶对生。叶互生。花集成聚伞花序，花序常与叶对生；花小，淡绿色；两性或单性，有时杂性；花萼不明显，4~5 裂；花瓣 4~5，在花萼中成镊合状排列，分离或基部联合，有时顶端粘合成帽状而整个脱落；雄蕊生于花盘周围，与花瓣同数而对生；子房上位，通常 2 心皮构成 2 室，每室胚珠 1~2。浆果。

【分类】16 属，700 余种；广布于热带及温带。我国有 9 属，150 余种；分布南北各地。已知药用 7 属，100 余种。

【药用植物】白蔹 *Ampelopsis japonica* (Thunb.) Mak. 攀缘藤本，全体无毛。根块

状。掌状复叶，小叶 3~5 片，羽状分裂及羽状缺刻，叶轴有阔翅。聚伞花序；花小，淡黄色；花萼 4~5 浅裂；花瓣 5，三角形；雄蕊 5；雌蕊 1 枚，柱头头状，子房 2 室。浆果球形，熟时白色或蓝色。分布于东北南部、华北、华东、中南地区山坡林下。根作白蔹入药，能清热解毒、消肿止痛，中药制剂有拔毒膏、京万红软膏、少林风湿跌打膏、牛黄清心丸、安阳精制膏等。

乌蔹莓 *Cayratia japonica* (Thunb.) Gagnep 多年生蔓生草本。茎有纵纹；卷须与叶对生，三出复叶，侧出的小叶又分为 2 片，呈鸟趾状。伞房状聚伞花序；花小，淡绿色；花瓣及雄蕊均 4 数，对生；花盘橙红色。浆果球形，熟时黑色。分布于华东和中南各地山坡草丛或灌木中。全草能凉血解毒、利尿消肿、凉血散瘀。

18. 锦葵科 Malvaceae

$$\female * K_{5,\ (5)}\ C_5 A_\infty \underline{G}_{(3\sim\infty:3\sim\infty:1\sim\infty)}$$

【科特征】木本或草本。具黏液细胞；韧皮纤维发达。幼枝、叶表面常有星状毛。单叶互生，常具掌状脉，有托叶。花两性，辐射对称，单生或成聚伞花序；萼片 5，分离或合生，宿存，其外常有苞片称副萼；花瓣 5，旋转状排列；近基部与雄蕊管连生；雄蕊多数，花丝下部连合成管，形成单体雄蕊，包围子房和花柱，花药 1 室，花粉具刺；子房上位，由 3 至多数心皮合生，3 至多室，中轴胎座。蒴果。

【分类】100 属，1000 余种；广布于温带和热带。我国 16 属，80 余种；分布南北各地。已知药用 12 属，60 余种。

【药用植物】**木槿** *Hibiscus syriacus* L. 落叶灌木。单叶互生，菱状卵圆形，常 3 裂；托叶条形。花单生于叶腋；副萼片 6 或 7，条形，有星状毛；萼钟形，裂片 5；花冠淡紫、白、红色，花瓣 5 或为重瓣；单体雄蕊；花柱 5。蒴果卵圆形，密生星状毛。种子稍扁，黑色，具白色长绒毛。全国各地栽培。根和茎皮作木槿皮入药，为外用药，能清热润燥、杀虫、止痒；花能清热、止痢；果作朝天子入药，能清肝化痰、解毒止痛。

苘麻 *Abutilon theophrasti* Medic. 一年生大草本，全株有星状毛。叶互生，圆心形。花单生叶腋，黄色；无副萼；单体雄蕊；心皮 15~20，排成轮状。蒴果半球形，分果瓣 15~20，有粗毛，顶端有 2 长芒。分布各地荒地、田野，也多栽培。种子作苘麻子入药，能清热利湿、解毒、退翳，中药制剂有荡石胶囊、排石颗粒。

冬葵（冬苋菜） *Malva verticillata* L. 一年生或多年生草本，全株被星状柔毛。单叶互生，叶片掌状 5~7 浅裂，圆肾形或近圆形，基部心形，裂片卵状三角形。花数朵至十余朵簇生叶腋；萼杯状，5 浅裂，副萼 3 裂；花淡粉紫色，花瓣 5；雄蕊合生成短柱状。蒴果扁球形，生于宿萼内，由 10~11 心皮组成，熟后心皮彼此分离并与中轴脱离，形成分果。分布于吉林、辽宁、河北、陕西、甘肃、青海、江西、湖南、四川、重庆、贵州和云南等省村旁、路旁、田埂草丛中，也有栽培。果实作冬葵子入药，能清热、利尿消肿。

木芙蓉 *Hibiscus mutabilis* L. 叶、花及根皮能清热凉血、消肿解毒。

草棉 *Gossypium herbaceum* L. 根能补气、止咳；种子（棉籽）有毒慎用，能补肝肾、强腰膝。

19. 堇菜科 Violaceae

$$\male\female * \uparrow K_{(5)},_5 C_5 A_5 \underline{G}_{(3:1:\infty)}$$

【科特征】多为草本。单叶互生或基生，有托叶。花常为两性，多为两侧对称，单生；萼片5，常宿存；花瓣5，下面1片常扩大而基部有距；雄蕊5，下面2枚有腺状附属体突出于距内，花药多靠合，环生于雌蕊周围，药隔顶端有膜状附属物；子房上位，3心皮合生，1室，侧膜胎座，胚珠多数。蒴果，常3瓣裂。

【分类】22属，900余种；广布温带及热带地区。我国4属，130余种；主要为堇菜属（*Viola*），111种，南北均有分布。已知药用1属，50余种。

【药用植物】**紫花地丁 *Viola yedoensis* Makino** 多年生草本。托叶大部分与叶柄合生。花瓣5，下面有细管状的距。蒴果。分布于东北、华北、中南、华东等地湿润的路边、草丛中。全草作紫花地丁入药，能清热解毒、凉血消肿，中药制剂有抗骨髓炎片、男康片、尿感宁颗粒、复方瓜子金颗粒、消炎退热颗粒等。

蔓茎堇菜（匍匐堇菜）*V. diffusa* Ging. 全株可清热解毒、消肿排脓。

犁头草（心叶堇菜）*V. concordifolia* C. J. Wang、长萼堇菜 *V. inconspicua* Bl.，部分地区民间作紫花地丁入药，亦有作犁头草入药，能清热解毒。

20. 五加科 Araliaceae

$$\male\female * K_5 C_{5\sim10} A_{5\sim10} \overline{G}_{(2\sim15:2\sim15:1)}$$

【科特征】木本，稀草本。茎常具刺。叶互生，掌状复叶或羽状复叶，少为单叶。花小，辐射对称，两性，稀单性；伞形花序或集成头状花序，常排成总状或圆锥状；萼齿5，小形；花瓣5~10，分离；雄蕊5~10，生于花盘边缘，花盘生于子房顶部（上位花盘）；子房下位，2~15心皮合生，常2~15室，每室1胚珠。浆果或核果。

【分类】50属，1300余种；广布于热带和温带地区。我国有23属，172种；除新疆外，全国广布。已知药用19属，112种。

【主要属及药用植物】

（1）人参属 *Panax*：多年生草本，具肉质根和短而直立的根状茎，或肉质根不发达，根状茎长而匍匐呈竹鞭状或串珠状。地上茎单生。掌状复叶轮生茎顶。花两性或杂性，排成顶生的伞形花序；萼具5小齿；花瓣5；雄蕊5；子房下位，通常2室，花盘肉质，环状。核果状浆果。本属植物多数药用。多具滋补强壮、散瘀止痛、止血等功效。

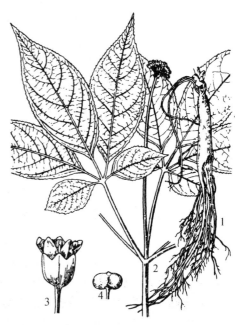

图 8–20 人参
1.人参的根 2.花枝 3.花 4.果实

人参 *P. ginseng* C. A. Mey. 多年生草本。根状茎短，直立，每年增生一节，习称"芦头"，有时其上生出不定根，习称"芋"。主根粗壮，胡萝卜形。掌状复叶轮生茎端，通常一年生者生 1 片三出复叶，二年生者生 1 片掌状五出复叶，三年生者生 2 片掌状五出复叶，以后每年递增 1 片复叶，最多可达 6 片复叶；小叶片椭圆形或卵形，上面脉上疏生刚毛，下面无毛。伞形花序单个顶生，总花梗比叶长。果扁球形，熟时红色（图 8-20）。分布于东北，现多为栽培。根作人参入药，能大补元气、复脉固脱、补气益血、生津、安神；叶能清肺、生津、止渴；花有兴奋功效，中药制剂有消渴平片、通心络胶囊、通痹片、康尔心胶囊、清暑益气丸等。

西洋参 *P. quinquefolium* L. 形态和人参很相似，但本种的总花梗与叶柄近等长或稍长，小叶片上面脉上几无刚毛，边缘的锯齿不规则且较粗大而容易区分。原产于加拿大和美国，全国部分省区引种栽培。根作西洋参入药，能补气养阴、清热生津，中药制剂有二十七味定坤丸、肾炎康复片、复方皂矾丸、洋参保肺丸等。

三七 *P. notoginseng*（Burk.）F. H. Chen 多年生草本。主根肉质，倒圆锥形或圆柱形。掌状复叶，小叶通常 3~7 片，形态变化较大，中央一片最大，长椭圆形至倒卵状长椭圆形，两面脉上密生刚毛。主要栽培于云南、广西海拔 400~1800m 的林下或山坡上、人工荫棚下。根作三七入药，能散瘀止血、消肿止痛；花能清热、平肝、降压，中药制剂有颈舒颗粒、颈痛颗粒、散结镇痛胶囊、跌打活血散、舒胸片等。

（2）五加属 *Acanthopanax*：灌木或小乔木，常具刺。掌状复叶。花两性或杂性；伞形花序单生或排成顶生的大圆锥花序；萼 5 齿裂；花瓣 5（4）；雄蕊与花瓣同数；子房下位，2（3~5）室，花柱离生或合生成柱状。果近球形，核果。

刺五加 *A. senticosus*（Rupr. et Maxim.）Harms. 灌木，枝密生针刺。掌状复叶，小叶 5 片，椭圆状倒卵形，幼叶下面沿脉密生黄褐色毛。伞形花序单生或 2~4 个丛生茎顶；花瓣黄绿色；花柱 5，合生成柱状，子房 5 室。浆果状核果，球形，有 5 棱，黑色。分布于东北及河北、山西林缘、灌丛中。根、根状茎及茎作刺五加入药，能益气健脾、补肾安神，中药制剂有微达康口服液、刺五加胶囊、刺五加脑灵合剂、乙肝益气解郁颗粒、北芪五加片等。

细柱五加（五加、南五加）*A. gracilistylus* W. W. Smith. 灌木，有时蔓状，无刺或在叶柄基部单生扁平的刺。掌状复叶，小叶通常 5 片，在长枝上互生，短枝上簇生；叶无毛或沿脉疏生刚毛。伞形花序常腋生；花黄绿色；花柱 2，分离。果扁球形，黑色。分布于南方各省林缘或灌丛。根皮作五加皮入药，能祛风湿、补肝肾、强筋骨，中药制剂有国公酒、消肿止痛酊。

短梗五加（无梗五加）*A. sessiliflorus*（Rupr. et Maxim.）Seem.、红毛五加 *A. giraldii* Harms 的根皮或茎皮民间亦作五加皮入药。

土当归（九眼独活）*Aralia cordata* Thunb. 多年生草本。根状茎粗壮，横走，有多数结节，每节有一内凹的茎痕，侧根肉质，圆锥状。二至三回羽状复叶，小叶基部心形。伞形花序集成圆锥状。分布于我国中部以南的各省区。根状茎（九眼独活）能祛风燥湿、活血止痛、消肿。

通脱木 *Tetrapanax papyrifer*（Hook.）K. Koch　　灌木。小枝、花序均密生黄色星状厚绒毛。茎髓大，白色。叶大，集生于茎顶，叶掌状 5~11 裂。伞形花序集成圆锥花序状；花瓣 4，白色；雄蕊 4；子房 2 室，花柱 2，分离。分布于长江以南各省区及陕西。茎髓作通草入药，能清热解毒、消肿、通乳，中药制剂有通乳颗粒、清热银花糖浆、风痛安胶囊、小儿肝炎颗粒等。

21. 伞形科 Umbelliferae

$$\male\female * K_{(5),0} C_5 A_5 \overline{G}_{(2:2:1)}$$

【科特征】草本，常含挥发油。茎常中空，有纵棱。叶互生，叶柄基部扩大成鞘状。花小，两性，多为复伞形花序，小伞形花序的柄称伞辐，其下常有小总苞片；花瓣 5，雄蕊 5；子房下位，由 2 心皮合生，2 室，每室有 1 胚珠，子房顶端有盘状或短圆锥状上位花盘，称花柱基，花柱 2。双悬果；每分果外面有 5 条主棱。

【分类】250~440 属，3300~3700 余种；广布于北温带、亚热带和热带地区。我国有 100 属，614 种；全国广布。已知药用 55 属，234 种。

【主要属及药用植物】

（1）当归属 *Angelica*：大型草本，茎常中空。叶柄基部常膨大成囊状的叶鞘，叶三出羽状分裂或羽状多裂，或羽状复叶。复伞形花序，多具总苞片和小总苞片；花白色或紫色。果背腹压扁，背棱及主棱条形，突起，侧棱有阔翅；分果横剖面半月形，每棱槽内油管 1 至数个，合生面 2 至数个。

当归 *A. sinensis*（Oliv.）Diels　　多年生草本。根粗短，具香气。叶二至三回三出羽状全裂，终裂片卵形或狭卵形，3 浅裂，有尖齿。复伞形花序，总苞片无或有 2 枚，小总苞片 2~4 枚，小花绿白色。双悬果椭圆形，侧棱延展成宽翅，每棱槽中有 1 个油管，接合面油管 2 个。分布于西北、西南地区，主产于甘肃、四川、云南，多为栽培。根作当归入药，能补血、活血、调经、润肠，中药制剂有小金丸、开光复明丸、天王补心丸、天和追风膏、天麻丸等。

白芷（兴安白芷）*A. dahurica*（Fisch. ex Hoffm.）Benth. et Hook. f.　　多年生高大草本。茎极粗壮，茎及叶鞘暗紫色。叶二至三回羽状分裂，终裂片椭圆状披针形，基部下延成翅。花白色。双悬果背向压扁，阔椭圆形或近圆形。分布于东北、华北沙质土及石砾质土壤上。根作白芷入药，能祛风、活血、消肿、止痛，中药制剂有天麻头痛片、天麻首乌片、元胡止痛口服液、无烟灸条等。

杭白芷 *A. dahurica*（Fisch. ex Hoffm.）Benth et Hook. f. var. *formosana*（Boiss.）Shan et Yuan（*A. formosana* Boiss.）　　植株较矮。根肉质，圆锥形，具 4 棱。茎基及叶鞘黄绿色。叶二回三出羽状分裂，终裂片卵形至长卵形。小花黄绿色。双悬果长圆形至近圆形，背棱及中棱细线状，侧棱延展成宽翅，棱槽中有油管 1，合生面有油管 2。分布于福建、台湾、浙江、江苏，并多栽培。根亦作白芷入药。

（2）柴胡属 *Bupleurum*：草本。单叶，全缘，具叶鞘；叶脉多条呈弧状平行。复伞形花序；通常有总苞和小总苞；花通常黄色。双悬果椭圆形或卵状长圆形，两侧略扁平；横剖面圆形或近五边形；每棱槽中有油管 1~3，多为 3，合生面 2~6，多为 4，或全部不明显。

柴胡 *B. chinense* DC. 多年生草本。主根粗大，坚硬。茎多丛生，上部多分枝，稍成"之"字形折曲。基生叶早枯，中部叶倒披针形或狭椭圆形，宽 6mm 以上，全缘，有平行脉 7~9 条，叶下面具粉霜。复伞形花序，无总苞或有 2~3 片；小总苞片 5；花黄色。双悬果宽椭圆形，两侧略扁，棱狭翅状，棱槽中通常有油管 3 个，接合面有油管 4 个（图 8-21）。分布于东北、华北、华东、中南、西南等地向阳山坡。根作柴胡入药，能疏散退热、疏肝解郁、升举阳气，中药制剂有少阳感冒颗粒、午时茶胶囊、牛黄清心丸、气滞胃痛片、化瘀祛斑胶囊等。

狭叶柴胡 *B. scorzonerifolium* Willd. 与柴胡不同点：根皮红棕色，茎基密覆叶柄残余纤维。叶线状披针形，宽 5mm 左右，有 3~5 条平行脉，叶缘白色，骨质。每棱槽中有油管 5~6 个，接合面油管 4~6 个。分布于我国东北、华中、西北等地，主产于东北草原地区干燥草原或山坡。根亦作柴胡入药。

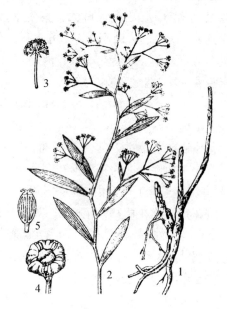

图 8-21 柴胡
1. 柴胡的根　2. 花枝　3. 伞形花序
4. 花　5. 果实

竹叶柴胡 *B. marginatum* Wall. ex DC.、银州柴胡 *B. yinchowense* Shan et Y. Li. 的根作柴胡，前者亦作北柴胡。

大叶柴胡 *B. longiradiatum* Turcz. 根有毒，不可作柴胡用。

川芎 *Ligusticum chuanxiong* Hort. 多年生草本。根状茎呈不规则的结节状拳形团块。地上茎枝丛生，茎基部的节膨大呈盘状。叶为二至三回羽状复叶，小叶 3~5 对，边缘呈不整齐羽状分裂。复伞形花序；花白色。双悬果卵形。分布于西南地区。根状茎作川芎入药，能活血行气、祛风止痛，中药制剂有化癥回生片、丹红化瘀口服液、丹香清脂颗粒、丹桂香颗粒、乌鸡白凤丸等。

藁本 *L. sinense* Oliv. 根状茎呈不规则团块。叶二回羽状全裂，终裂片卵形，上面沿脉有乳突状突起，边缘为不整齐羽状深裂。复伞形花序具乳突状粗毛；总苞片条形，小总苞片丝状；花白色。双悬果宽卵形，每棱槽中有油管 3 个，接合面油管 5 个。分布于华中、西北、西南。根状茎作藁本入药，能发表散寒、祛湿止痛，中药制剂有芎菊上清丸、鼻渊通窍颗粒、镇脑宁胶囊、女金胶囊、天菊脑安胶囊等。

辽藁本 *L. jeholense* Nakai et Kitag. 分果各棱槽中通常具油管 1（~2）个，接合面 2~4 个。分布于东北、华北的山地林缘或林下，主产于河北。根状茎亦作藁本入药。

白花前胡 *Peucedanum praeruptorum* Dunn. 多年生草本，高 1m 左右。主根粗壮，圆锥形。茎直立，上部叉状分枝，基部有多数褐色叶鞘纤维。基生叶为二至三回羽状分裂，终裂片菱状倒卵形，长 3~4cm，宽约 3cm，不规则羽状分裂，裂片较小，边缘有圆锯齿，叶柄长，基部有宽鞘；茎生叶较小，有短柄。复伞形花序，无总苞片，伞辐 12~18；小总苞片 7，线状披针形；花白色。双悬果椭圆形或卵形，侧棱有窄而厚的翅。分布于长江流域，主产于湖南、浙江、江西、四川等省。根作前胡入药，能化痰止咳、发散风热，中药制剂有止咳宝片、止嗽化痰丸、午时茶胶囊、百咳静糖浆、苏子降气丸等。

紫花前胡 *P. decursivum*（Miq.）Maxim. 茎高可达 2m，紫色。叶为一至二回羽状分裂，一回裂片 3~5 片，再 3~5 裂；顶生裂片和侧生裂片基部下延成翅状，终裂片椭圆形、长圆状披针形至卵状椭圆形，长 5~13cm，宽 2.5~5.5cm，边缘有细而规则的锯齿；茎上部叶简化成膨大紫色的叶鞘。复伞形花序，有总苞片 1~2 片；花深紫色。主产于湖南、浙江、江西、山东等省。根（紫花前胡）能降气化痰、散风清热。

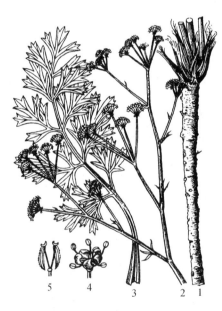

图 8-22 防风
1. 防风的根 2. 花枝 3. 根出叶
4. 花 5. 双悬果

防风 *Saposhnikovia divaricata*（Turcz.）Schischk. 多年生草本。根粗壮。茎基密被褐色纤维状的叶柄残物。基生叶二回或近三回羽状全裂，终裂片条形至倒披针形，顶生叶仅具叶鞘。复伞形花序；花白色。双悬果矩圆状宽卵形，幼时具瘤状突起（图 8-22）。分布于东北、华北等地。根作防风入药，能发表祛风、除湿、止痛，中药制剂有尪痹片、克感利咽口服液、肠胃宁片、辛夷鼻炎丸、辛芩片等。

珊瑚菜 *Glehnia littoralis*（A. Gray）Fr. Schmidt ex Miq. 多年生草本，全体有灰褐色绒毛。主根圆柱状，细长。基生叶三出或羽状分裂或者二至三回羽状深裂。花白色。双悬果椭圆形，果棱具木栓质翅，有棕色绒毛。分布于我国沿海沙滩，主产山东半岛及辽东半岛。根作北沙参入药，能润肺止咳、养胃生津，中药制剂有复方珍珠暗疮片、益心通脉颗粒、益肺清化膏、培坤片、滋心阴口服液等。

蛇床 *Cnidium monnieri*（L.）Cuss. 果实作蛇床子入药，能温肾壮阳、祛风、燥湿、杀虫，中药制剂有强阳保肾丸、癣湿药水、乌蛇止痒丸、妇必舒阴道泡腾片、妇宁康片等。

羌活 *Notopterygium incisum* Ting ex H. T. Chang.、宽叶羌活 *N. forbesii* Boiss. 的根状茎及根作羌活入药，能解表散寒、除湿止痛，中药制剂有国公酒、败毒散、狗皮膏、治伤胶囊、参茸保胎丸等。

芫荽 *Coriandrum sativum* L. 全草或果实能发表透疹、健胃。

小茴香 *Foeniculum vulgare* Mill. 果实作小茴香入药，能理气开胃、祛寒疗疝，中药制剂有茴香橘核丸、调经丸、筋痛消酊、强阳保肾丸、暖脐膏等。

新疆阿魏 *Ferula sinkiangensis* K. M. Shen.、阜康阿魏 *F. fukanensis* K. M. Shen 的树脂作阿魏入药，能杀虫、散痞、消积，中药制剂有七味榼藤子丸、化癥回生片、安阳精制膏、阿魏化痞膏、草香胃康胶囊等。

（二）合瓣花亚纲　Sympetalae

合瓣花亚纲又称后生花被亚纲（Metachlamydeae），主要特征是花瓣多少连合，形成各种合生花冠，如漏斗状、钟状、唇形、舌状等；花由辐射对称发展到两侧对称。花的轮数趋向减少，由5轮（花萼1轮，花瓣1轮，雄蕊2轮，雌蕊的心皮1轮）减为4轮（花萼、花瓣、雄蕊、心皮均为1轮）；雄蕊的数目由5减为4~2；心皮数由5减到2。

22. 杜鹃花科 Ericaceae

$$\mathbf{\hat{\varphi}}* K_{(4\sim5)} C_{(4\sim5)} A_{8\sim10,\ 4\sim5} \underline{G}_{(4\sim5:4\sim5:\infty)},\ \overline{G}_{(4\sim5:4\sim5;\ \infty)}$$

【科特征】多为常绿灌木或乔木。单叶互生，常革质。花两性，辐射对称或略两侧对称；花萼4~5裂，宿存；花冠4~5裂；雄蕊常为花冠裂片数的2倍，少为同数，着生花盘基部，花药2室，多顶孔开裂，部分具尾状或芒状附属物；子房上位或下位，常4~5心皮，合生成4~5室，中轴胎座，每室胚珠多数。蒴果，少浆果或核果。

【分类】125属，4000余种；除沙漠地区外，广布全球，尤以亚热带地区为多。我国约22属，826种；全国广布，以西南各省区为多。已知药用12属，127种，多为杜鹃花属植物。

【药用植物】兴安杜鹃（满山红）*Rhododendron dahuricum* L. 半常绿灌木。多分枝，幼枝具鳞片和柔毛。单叶互生，常集生小枝上部，近革质，椭圆形或长圆形，下面密被鳞片。花生枝端，先花后叶；花紫红或粉红，外具柔毛；雄蕊10。蒴果长圆形（图8-23）。分布于东北、西北、内蒙古干燥山坡、灌丛中。叶阴干后可作满山红用，能祛痰止咳，亦可用水蒸气提取为满山红油；根治肠炎痢疾。中药制剂有止咳喘颗粒、芩暴红止咳口服液、芩暴红止咳片、芩暴红止咳颗粒、复方满山红糖浆、消咳喘糖浆、满山红油胶丸等。除药用外，兴安杜鹃也是重要的观赏植物。

羊踯躅（闹羊花、八厘麻）*Rhododendron molle*（Bl.）G. Don 落叶灌木。嫩枝被短柔毛及刚毛。单叶互生，纸质，长椭圆形或倒披针形，下面密生灰色柔毛。伞形花序顶生，先花后叶或

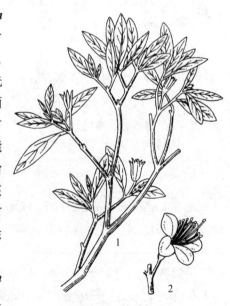

图 8-23　兴安杜鹃
1. 着生花的枝条　2. 花

同时开放；花冠宽钟状，黄色，5裂，反曲，外被短柔毛，雄蕊5。蒴果长圆形。分布于长江流域及华南山坡、林缘、灌丛、草地。花作闹羊花入药，有大毒，具麻醉、镇痛作用；果实能活血散瘀、止痛，中药制剂有六味木香散、生发搽剂等。

照白杜鹃（照山白）*R. micranthum* **Turcz.** 常绿灌木。幼枝被鳞片及细柔毛。单叶互生，近革质，倒披针形、长圆状椭圆形至披针形，被鳞片。总状花序顶生，花冠钟状，乳白色，5裂，外被鳞片，雄蕊10。蒴果长圆形。广布于东北、华北、西北地区及山东、河南、湖北、湖南、四川等省的山坡灌丛、山谷、峭壁及石岩上。叶、枝有大毒，能祛风、通络、止痛、化痰止咳。

岭南杜鹃（紫杜鹃）*R. mariae* **Hance** 全株可止咳、祛痰。

杜鹃（映山红）*R. simsii* **Planch.** 根有毒，能活血、止血、祛风、止痛；叶能止血、清热解毒；花、果能活血、调经、祛风湿。

23. 木犀科 Oleaceae

$$\text{♀ } *K_{(4)} C_{(4), 0} A_2 \underline{G}_{(2:2:2)}$$

【科特征】灌木或乔木。叶常对生，单叶、三出复叶或羽状复叶。圆锥、聚伞花序或花簇生，极少单生；花两性，稀单性异株，辐射对称；花萼、花冠常4裂，稀无花瓣；雄蕊常2枚；子房上位，2室，每室常2胚珠，花柱1，柱头2裂。核果、蒴果、浆果、翅果。

【分类】28属，400余种；广布于温带和热带地区。我国有10属，160种；南北均产。已知药用8属，89种。

【药用植物】**连翘** *Forsythia suspense*（Thunb.）**Vahl.** 落叶灌木。茎直立，枝条具4棱，小枝中空。单叶对生，叶片完整或3全裂，卵形或长椭圆状卵形。春季先叶开花，1~3朵簇生叶腋；萼4深裂；花冠黄色，深4裂，花冠管内有橘红色条纹；雄蕊2；子房上位，2室。蒴果狭卵形，木质，表面有瘤状皮孔。种子多数，具翅（图8–24）。分布于东北、华北等地荒野山坡或栽培。果实作连翘入药，能清热解毒、消痈散结；种子能清心火、和胃止呕。中药制剂有儿感退热宁口服液、小儿肺热咳喘口服液、小儿宝泰康颗粒、小儿退热合剂、小儿退热颗粒、小儿热速清口服液、小儿热速清糖浆、小儿消积止咳口服液、小儿豉翘清热颗粒、小儿感冒口服液等。

女贞 *Ligustrum lucidum* **Ait.** 常绿乔木，全体无毛。单叶对生，革质，卵形或椭圆形，全缘。花小，密集成顶生圆锥花序；花冠白色，漏斗状，先端4裂；雄蕊2；子房上位。核果矩

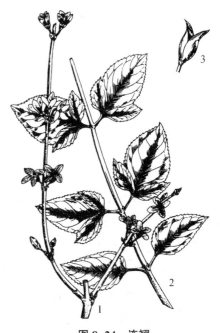

图8–24 连翘
1. 着生花的枝条 2. 叶枝 3. 果实

圆形，微弯曲，熟时紫黑色，被白粉。分布于长江流域以南混交林或林缘、谷地。果实作女贞子入药，能滋补肝肾、明目乌发；枝、叶、树皮能祛痰止咳，中药制剂有天菊脑安胶囊、天麻首乌片、古汉养生进口服液、生血宝合剂、宁神补心片、再造生血片等。

梣（白蜡树）Fraxinus chinensis Roxb. 落叶乔木。叶对生，单数羽状复叶，小叶5~9枚，常7枚，椭圆形或椭圆状卵形。圆锥花序侧生或顶生；花萼钟状，不规则分裂；无花冠。翅果倒披针形。分布于中国南北大部分地区向阳坡地湿润处，并有栽培，以养殖白蜡虫生产白蜡。茎皮作秦皮入药，能清热燥湿、清肝明目。

同属植物大叶梣（苦枥白蜡树、花曲柳）*F. rhynchophylla* Hance、尖叶梣 *F. szaboana* Lingelsh、宿柱梣 *F. stylosa* Lingelsh 的树皮亦作秦皮入药。

24. 龙胆科 Gentianaceae

$$\male\female * K_{(4\sim5)} C_{(4\sim5)} A_{4\sim5} \underline{G}_{(2:1:\infty)}$$

【科特征】草本。单叶对生，全缘，无托叶。聚伞花序或花单生；花辐射对称；花萼筒状，常4~5裂；花冠筒状、漏斗状或辐状，常4~5裂，多旋转状排列，雄蕊与花冠裂片同数且互生，生于花冠管上；子房上位，2心皮，1室，侧膜胎座，胚珠多数。蒴果2瓣裂。种子多数。

【分类】80余属，700余种；广布于全球，主产于北温带。我国20属，419余种；各省均产，西南高山区较多。已知药用15属，108种。

【药用植物】**龙胆 Gentiana scabra Bunge** 多年生草本。根细长，簇生。单叶对生，无柄，卵形或卵状披针形，全缘，主脉3~5条。聚伞花序密生于茎顶或叶腋；萼5深裂；花冠蓝紫色，钟状，5浅裂，裂片间有褶，短三角形；雄蕊5，花丝基部有翅；子房上位，1室。蒴果长圆形。种子具翅。分布于东北及华北等地草地、灌丛及林缘。根及根状茎作龙胆入药，能清肝胆实火、除下焦湿热，中药制剂有鼻咽清毒颗粒、小儿清热片、开光复明丸、心脑静片、龙胆泻肝丸等。。

条叶龙胆 *G. manshurica* Kitag.、三花龙胆 *G. triflora* Pall.、坚龙胆 *G. rigescens* Franch. ex Hemsl. 的根和根状茎亦作龙胆入药。

秦艽 Gentiana macrophylla Pall. 多年生草本，茎基部有残叶的纤维。茎生叶对生，基生叶簇生，常为矩圆状披针形，5条脉明显。聚伞花序顶生或腋生；花萼一侧开展；花冠蓝紫色；雄蕊5。蒴果矩圆形，无柄（图8-25）。分布于西北、华北、东北及四川等地高山草地及林缘。根作秦艽入药，能祛风除湿、退虚热、舒筋止痛，中药制剂有郁金银屑片、骨刺丸、骨刺消痛片、追风透骨丸、独活寄生丸、祛风舒筋丸等。

粗茎秦艽 *G. crassicaulis* Duthie ex Burk.、小秦艽 *G. dahurica* Fisch. 的根亦作秦艽入药。

瘤毛獐牙菜 S. pseudochinensis Hara. 全草能清热利湿、健脾。

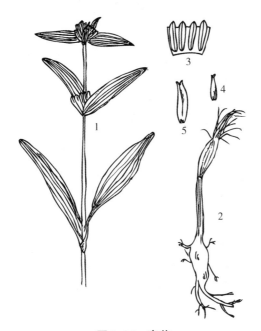

图 8-25　秦艽

1.植株的上部　2.植株的下部　3.花萼　4.剖开的花冠　5.子房　6.果实

25. 夹竹桃科 Apocynaceae

$$☿\ *K_{(5)}\ C_{(5)}\ A_5\ \underline{G}_{(2:1\text{-}2:1\text{-}\infty)}$$

【科特征】木本或草本，常蔓生，具白色乳汁或水汁。单叶对生或轮生，稀互生，全缘；无托叶，稀有假托叶。花单生或多朵组成聚伞花序，顶生或腋生；花两性，辐射对称；花萼合生成筒状或钟状，常 5 裂，基部内侧常有腺体；花冠合瓣，高脚碟状、漏斗状、坛状，常 5 裂，稀 4，旋转覆瓦状排列，裂片基部边缘向左或向右覆盖，花冠喉部常有副花冠或附属体（鳞片、膜质或毛状）；雄蕊 5，着生在花冠筒上或花冠喉部，花药长圆形或箭头状，分离或互相黏合并贴生在柱头上；花盘环状、杯状或舌状；子房上位，稀半下位，心皮 2，离生或合生，1 或 2 室，中轴胎座或侧膜胎座，胚珠 1 至多颗，花柱常为 1 条，或因心皮分离而分开。果为蓇葖果，稀浆果、核果、蒴果。种子常一端被毛。

【分类】155 余属，2000 余种；分布于热带、亚热带地区，少数在温带地区。我国有 44 属，145 种，33 变种；主要分布于长江以南各省区及台湾省等沿海岛屿，华南与西南地区为中国的分布中心。已知药用 35 属，95 种。

【药用植物】**罗布麻（红麻）Apocynum venetum L.** 半灌木，具乳汁。枝条常对生，光滑无毛，带红色。单叶对生，椭圆状披针形至卵圆状长圆形，两面无毛，叶缘有细齿。花冠圆筒状钟形，紫红色或粉红色，筒内基部具副花冠；雄蕊 5，花药箭形，基部具耳；花盘肉质环状；心皮 2，离生。蓇葖果双生，下垂（图 8-26）。分布于北方各省区及华东盐碱荒地和沙漠边缘及河流两岸。叶作罗布麻叶入药，能清热平肝、息风、强心、利尿、安神、降压、平喘。

萝芙木 *Rauvolfia verticillata*（Lour.）Baill.
灌木，多分枝，具乳汁，全体无毛。单叶对生
或 3~5 叶轮生，长椭圆状披针形。聚伞花序顶
生；花冠白色，高脚碟状，花冠筒中部膨大；
雄蕊 5；心皮 2，离生。核果 2，离生，卵形
或椭圆形，熟时由红变黑。分布于西南、华南
地区潮湿的山沟、坡地的疏林下或灌丛中。植
株含利血平等吲哚类生物碱，能镇静、降压、
活血止痛、清热解毒；为提取"降压灵"和
"利血平"的主要原料。

**络石 *Trachelospermum jasminoides*（Lindl.）
Lem.** 常绿攀缘灌木，全株具白色乳汁；嫩枝被
柔毛。叶对生，叶片椭圆形或卵状披针形。聚
伞花序；花萼 5 裂，裂片覆瓦状；花冠高脚碟
状，白色，顶端 5 裂。蓇葖果双生。种子顶端
具白色绢质种毛。分布于除新疆、青海、西藏
及东北地区以外的各省区山野、溪边、沟谷、
林下。带叶茎藤作络石藤入药，能祛风湿、凉

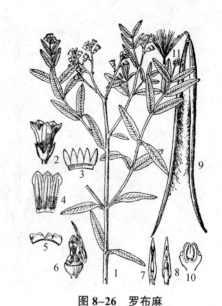

图 8-26　罗布麻
1. 着生花的枝条　2. 花　3. 剖开的花萼
4. 花冠和副花冠　5. 花盘展开　6. 雄蕊和雌蕊
7. 雄蕊的背面观　8. 雄蕊的腹面观　9. 果实
10. 子房的纵切面　11. 种子

血、通络，中药制剂有麝香抗栓胶囊、中风回春丸、中风回春片等。

长春花 *Catharanthus roseus*（L.）G. Don 全株有毒，含长春碱等多种生物碱，能抗
癌、抗病毒、利尿、降血糖。

杜仲藤 *Parabarium micranthum*（A. DC.）Pierre 树皮作红杜仲入药，能祛风活络、
强筋壮骨，中药制剂有中华跌打丸、消肿止痛酊。

黄花夹竹桃 *Thevetia peruviana*（Pers.）K. Schum. 种子有大毒，能强心、利尿、
消肿。

26. 萝藦科 Asclepiadaceae

$$♀ * K_{(5)} C_{(5)} A_5 \underline{G}_{(2:1:\infty)}$$

【科特征】 草本、藤本或灌木，有乳汁。单叶对生，少轮生或互生，全缘；叶柄顶
端常具腺体；无托叶。聚伞花序，稀总状花序；花两性，辐射对称，5 基数；花萼筒短，
5 裂，裂片重覆瓦状或镊合状排列，内侧基部常有腺体；花冠常辐状或坛状，裂片 5，
覆瓦状或镊合状排列；副花冠由 5 枚离生或基部合生的裂片或鳞片所组成，生于花冠筒
上或雄蕊背部或合蕊冠上；雄蕊 5，花丝合成一个有蜜腺的筒包围雌蕊，称合蕊冠，或
花丝离生；花药合生成一环而贴生于柱头基部的膨大处，药隔顶端有阔卵形而内弯的膜
片；花粉粒联合，包在一层柔韧的薄膜内而成块状，称花粉块，常通过花粉块柄而系结
于着粉腺上，每花药有 2 或 4 个花粉块，或花粉器匙形，直立，其上为载粉器，内藏四
合花粉，载粉器下面有 1 载粉器柄，基部有 1 黏盘，粘于柱头上，与花药互生；无花
盘；子房上位，心皮 2，离生，花柱 2，合生，柱头基部具 5 棱，顶端各 2；胚珠多数。

蓇葖果双生，或因一个不育而单生。种子多数，顶端具丝状长毛。

本科和夹竹桃科相近，主要区别是本科具花粉块或四合花粉、合蕊柱。此外，在叶柄的顶端（即叶片基部与叶柄相连处）有丛生的腺体。而夹竹桃科没有花粉块和合蕊柱，腺体在叶腋内或叶腋间。

【分类】250 余属，2000 余种；分布于热带、亚热带、少数温带地区。中国有 44 属，270 种；全国广布，以西南、华南最集中。已知药用 33 属，112 种。

【药用植物】**白薇** *Cynanchum atratum* Bunge 多年生草本，有乳汁；全株被绒毛。根须状，有香气。茎直立，中空。叶对生，叶片卵形或卵状长圆形。聚伞花序，无花序梗；花深紫色。蓇葖果单生。种子一端有长毛（图 8-27）。分布于南、北各省林下草地或荒地草丛中；根及根状茎作白薇入药，能清热、凉血、利尿，中药制剂有坤宝丸、女金丸、小儿退热合剂、小儿感冒口服液、小儿感冒茶、天紫红女金胶囊等。

蔓生白薇 *C. versicolor* Bunge 的根及根状茎亦作白薇入药。

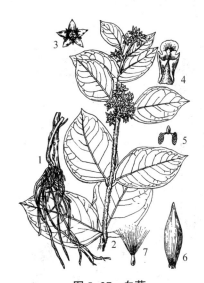

图 8-27 白薇
1. 白薇的根 2. 着生花的枝 3. 花 4. 雄蕊
5. 花粉块 6. 果实 7. 种子

柳叶白前（白前、鹅管白前） *C. stauntonii*（Decne.）Schltr. ex Levl. 半灌木。根状茎细长，匍匐，节上丛生须根，无香气。叶对生，狭披针形。聚伞花序；花冠紫红色，花冠裂片三角形，内面具长柔毛；副花冠裂片盾状；花粉块 2，每室 1 个，长圆形。蓇葖果单生。种子顶端具绢毛。分布于长江流域及西南各省低海拔山谷、湿地、溪边。根及根状茎作白前入药，能泻肺降气、化痰止咳、平喘，中药制剂有枇杷止咳胶囊、强力枇杷膏、橘红痰咳液、儿童清肺丸等。

芫花叶白前 *C. glaucescens*（Decne.）Hand.-Mazz. 的根及根状茎亦作白前入药。

杠柳 *Periploca sepium* Bunge 落叶蔓生灌木，具白色乳汁，全株无毛。叶对生，披针形，革质。聚伞花序腋生；花萼 5 深裂，其内面基部有 10 个小腺体；花冠紫红色，裂片 5 枚，中间加厚，反折，内面被柔毛；副花冠环状，顶端 10 裂，其中 5 裂延伸成丝状而顶部内弯；四合花粉承载于基部有黏盘的匙形载粉器上。蓇葖果双生，圆柱状。种子顶部有白色绢毛。分布于长江以北及西南地区平原及低山丘林缘、山坡。根皮有毒，作香加皮入药，能利水消肿、祛风除湿、强筋骨，中药制剂有肾炎消肿片、狗皮膏、活血止痛膏、正骨水、芪苈强心胶囊等。

徐长卿（寮刁竹） *Cynanchum paniculatum*（Bunge）Kitag. 根及根状茎作徐长卿入药，能解毒消肿、通经活络、止痛，中药制剂有珍珠胃安丸、骨刺丸、养正消积胶囊、消肿止痛酊、排石颗粒等。

马利筋（莲生桂子花） *Asclepias curassavica L.* 　全株含强心苷（马利筋苷），有毒，可退虚热、利尿、消炎散肿、止痛。

27. 旋花科 Convolvulaceae

$$♀ * K_5 C_{(5)} A_5 \underline{G}_{(2:1\sim4:1\sim2)}$$

【科特征】多为缠绕性草质藤本，多含乳汁。单叶互生，无托叶。花两性，辐射对称，单生或成聚伞花序；花萼 5，常宿存；花冠合瓣，呈钟状、漏斗状、高脚碟状或坛状，全缘或 5 浅裂；雄蕊 5，着生于花冠筒上；子房上位，心皮 2，合生，1~2 室，有时因假隔膜而成 4 室，每室胚珠 1~2。蒴果，稀浆果。

【分类】56 属，1800 余种；广泛分布于全世界。我国有 22 属，128 种；主产于西南与华南地区。已知药用 16 属，54 种。

【药用植物】**裂叶牵牛** *Pharbitis nil*（L.）**Choisy**　一年生缠绕草本，全株被粗硬毛。单叶互生，掌状 3 裂。花序 1~3 朵腋生；花冠漏斗形，白色、蓝紫色或紫红色；雄蕊 5；子房上位，3 室。蒴果球形。种子 5~6 粒，卵状三棱形，黑褐色或淡黄白色（图 8-28）。全国广布，野生或栽培。种子作牵牛子入药，能利尿通便、消痰涤饮、杀虫攻积，中药制剂有槟榔四消丸、一捻金、大黄清胃丸、山楂化滞丸、小儿化食口服液等。

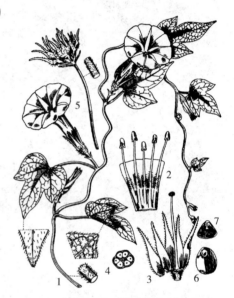

图 8-28　裂叶牵牛
1. 一段植株　2. 花冠的一部分（示雄蕊）
3. 花萼的展开（示雌蕊）
4. 子房横切　5. 花序　6~7. 种子

圆叶牵牛 *P. purpurea*（L.）Voigt. 的种子亦作牵牛子入药。

菟丝子 *Cuscuta chinensis* **Lam.**　一年生缠绕性寄生草本。茎纤细，黄色。叶退化为鳞片状。花簇生成球形；花冠黄白色，壶状，5 裂，边缘流苏状；子房 2 室。蒴果成熟时被花冠完全包裹，盖裂。种子 2~4 粒，表面粗糙。全国广布，常寄生在豆科、蓼科、菊科、藜科等多种草本植物上。种子作菟丝子入药，能补肝肾、固精缩尿、明目、安胎、止泻，中药制剂有五子衍宗丸、古汉养生精口服液、石斛夜光丸、右归丸、孕康合剂等。

南方菟丝子 *C. australis* R.Br. 种子亦作菟丝子入药。

金灯藤（日本菟丝子） *C. japonica* Choisy、**欧洲菟丝子** *C. europaea* L. 的种子功效与菟丝子相似。

丁公藤 *Erycibe obtusifolia* **Benth.**　木质藤本。单叶互生，叶革质，卵形至长卵形，全缘。聚伞花序；花小，白色；花冠钟状，5 深裂。浆果。种子 1 枚。分布于广东、海南、广西、云南山谷湿润密林中。茎藤有小毒，能祛风除湿、消肿止痛，中药制剂有冯了性风湿跌打药酒。

光叶丁公藤 *E.schmidtii* Craib 的干燥茎藤亦作丁公藤入药。

甘薯 *Ipomoea batatas*（L.）Lamarck　一年生蔓生草本，长 2m 以上，平卧地面斜上。具地下块根，块根纺锤形。叶互生，宽卵形，3~5 掌状分裂。聚伞花序腋生；苞片小，钻形；萼片长圆形；花冠钟状、漏斗状，白色至紫红色。蒴果卵形或扁圆形。种子 1~4 枚。原产美洲热带地区，现全国广泛栽培。块根为淀粉原料，可食用、酿酒或作饲料；此外块根还能补脾益气、宽肠通便、生津止渴。

28. 紫草科 Boraginaceae

$$\male\female * K_{5,\ (5)}\ C_{(5)}\ A_5\ \underline{G}_{(2:2\text{-}4:1\text{-}2)}$$

【科特征】多为草本，常密被粗硬毛。单叶互生，稀对生，常全缘，无托叶。常为单歧聚伞花序或聚伞花序聚生于茎顶；花两性，多辐射对称；萼片 5，分离或基部合生；花冠 5，成管状、辐状或漏斗状，喉部常有附属物；雄蕊着生于花冠上，与花冠裂片同数而互生；子房上位，2 心皮合生，2 室，每室 2 胚珠，有时 4 深裂而成假 4 室，每室胚珠 1。核果或为 4 枚小坚果。

【分类】156 余属，2500 余种；分布于温带或热带地区。我国有 47 属，294 余种；遍布全国，但主要分布于西南部和西北部。已知药用 22 属，62 种。

【药用植物】**新疆紫草（软紫草）*Arnebia euchroma*（Royle）Johnst.**　为多年生草本，全株被粗毛。根呈圆锥形，暗紫色，易撕裂成条片状。单叶互生，全缘，披针状条形或条形，上部者渐变小。花序近球形，密生多数花；花萼短筒状，5 深裂；花冠紫色，长筒形漏斗状，先端 5 裂，喉部无附属物；雄蕊 5；子房 4 裂。小坚果具疣状突起。分布于新疆及西藏西部高山多石砾山坡及草地。根作紫草入药，能清热凉血，活血解毒，透疹消斑，中药制剂有国公酒、京万红软膏、复方青黛丸、消痤丸、消糜栓等。

内蒙紫草 *A. guttata* Bunge 的根亦作紫草入药。

紫草 *Lithospermum erythrorhizon* Sieb. et Zucc.　根作硬紫草入药，能凉血活血、解毒透疹。

附地菜 *Trigonotis peduncularis*（Trev.）Benth.　全草入药；能温中健脾、消肿止痛、止血。

鹤虱 *Lappula myosotis* V. Wolf.　果实为驱虫药。

29. 马鞭草科 Verbenaceae

$$\male\female\uparrow K_{(4\text{-}5)}\ C_{(4\text{-}5)}\ A_4\ \underline{G}_{(2:2\text{-}4:1\text{-}2)}$$

【科特征】木本，稀草本，常具特殊气味。单叶或复叶，多对生，稀轮生。穗状或聚伞花序，或再由聚伞花序组成圆锥状、头状或伞房状复杂花序；花两性，常两侧对称；花萼 4~5 裂，宿存；花冠 2 唇形或不等的 4~5 裂；雄蕊 4，常 2 强；子房上位，2 心皮合生，通常 2~4 室，因假隔膜而成 4~10 室，每室胚珠 1~2。核果或呈蒴果状而裂为 4 枚小坚果。

【分类】91 属，2000 余种；分布于热带和亚热带地区，少数延伸至温带。我国 20 属，182 种；主要分布于长江以南各省。已知药用 15 属，100 余种。

【药用植物】**马鞭草 *Verbena officinalis* L.**　多年生草本。茎四方形。叶对生，卵圆形至长圆状披针形，基生叶边缘有粗锯齿及缺刻，茎生叶常 3 深裂，裂片边缘有不整齐锯齿，两面被粗毛。穗状花序细长如马鞭；花冠淡紫色，略 2 唇形；雄蕊 2 强。蒴果长圆形，成熟时裂成 4 枚小坚果。全国广布。全草作马鞭草入药，能活血化瘀、截疟、解毒、利尿消肿，中药制剂有丹益片。

海州常山（臭梧桐）*Clerodendrum trichotomum* **Thunb.** 灌木或小乔木。叶对生，被柔毛，有臭气。头状聚伞花序，顶生或腋生；花萼紫红色；花冠白色转为粉红色；雄蕊 4 枚，2 强，着生于花冠筒内。核果蓝紫色，外有宿萼。分布于华北、华东及西南地区。根、茎、叶能祛风除湿、降血压。

单叶蔓荆 *Vitex trifolia* **L.var.** *simplicifolia* **Cham.** 落叶灌木。茎匍匐，节处常生有不定根。小枝四棱形。单叶对生，全缘，上面绿色被微柔毛，下面密被灰白色短绒毛。圆锥花序顶生，花序轴、花梗和花萼均密被灰白色短绒毛；花萼果时增大；花冠淡紫色或蓝紫色，两面有毛，外面较密，5 裂，二唇形，下唇中裂片较大；雄蕊 4；子房无毛而密被腺点，花柱光滑。核果近球形，成熟时黑色。主产于我国沿海省区海边沙滩地。果实作蔓荆子入药，能疏散风热、清利头目，中药制剂有黄连上清丸、雅叫哈顿散、障眼明片、天菊脑安胶囊等。

蔓荆 *V. trifolia* L. 的果实亦作蔓荆子入药。

牡荆 *V. negundo* **L. var.** *cannabifolia*（**Sieb. et Zucc.**）**Hand. -Mazz.** 落叶灌木或小乔木。掌状复叶对生。花冠淡紫色，二唇形。核果球形，黑色。分布于黄河以南各省区。果实作牡荆子入药，能祛痰下气、止咳平喘、理气止痛；叶作牡荆叶入药，能祛风解表、止咳祛痰，中药制剂有牡荆油胶丸。

黄荆 *V. negundo* **L.** 根、茎能清热止咳、化痰截疟。

大青 *Clerodendrum cyrtophyllum* **Turcz.** 根、茎、叶药用，能清热解毒、消肿止痛；叶在部分地区作大青叶药用。

30. 唇形科 Labiatae

$$\male\female \uparrow K_{(5)} C_{(5)} A_{4,2} \underline{G}_{(2:4:1)}$$

【科特征】草本，稀灌木。多含挥发油。茎四方形。叶对生。轮状聚伞花序（轮伞花序），有的再集成穗状、总状、圆锥状或头状复合花序；花两性，两侧对称；花萼合生，通常 5 裂，宿存；花冠唇形，通常上唇 2 裂，下唇 3 裂，少为假单唇形（上唇很短，2 裂，下唇 3 裂，如筋骨草属 *Ajuga*）或单唇形（无上唇，5 裂片全在下唇，如草石蚕属 *Teucrium*）；雄蕊 4，2 强，或仅有 2 枚发育；花药 2 室，纵棱，有时药隔伸长成臂（如鼠尾草属 *Salvia*）；雌蕊由 2 心皮组成，子房上位，常 4 深裂成假 4 室，每室 1 胚珠，花柱常着生于子房裂隙的基底；柱头 2 浅裂（图 8-29）。果实由 4 枚小坚果组成。

【分类】220 属，3500 余种；全球分布。我国 96 属，807 种；全国广布。已知药用 75 属，436 种。

【主要属及药用植物】

（1）鼠尾草属 *Salvia*：草本。单叶或羽状复叶。轮伞花序，再组成总状、圆锥状或穗状花序；花冠二唇形；能育雄蕊 2，花丝短，药隔延长，线形，横加于花丝顶端，以关节相连结，成丁字形，药室生于药隔上臂顶端；花柱先端 2 浅裂，裂片等大或前裂片较大或后裂片极不明显；花盘前方略膨大或平顶。小坚果卵状或长圆状三棱形。

丹参 _S. miltiorrhiza_ Bge. 多年生草本。全株密被柔毛及腺毛。根粗大，外皮砖红色。羽状复叶对生，小叶 3~5 片，卵圆形或狭卵形，边缘有齿。轮伞花序，再排成总状；花冠紫色；雄蕊 2，每花药 2 室，但被伸长的药隔所远隔，1 室位于上端，1 室位于下端而退化。小坚果长圆形（图 8-30）。生各地山坡荒地或栽培。根作丹参入药，能祛瘀止痛、活血通经、清心除烦，中药制剂有天菊脑安胶囊、天麻首乌片、三宝胶囊、天王补心丸、天丹通络片等。

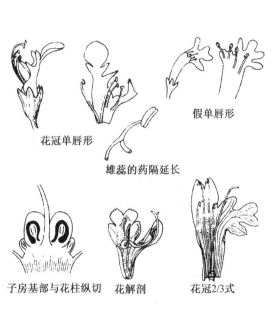

图 8-29　唇形科花的解剖

花冠单唇形　　假单唇形

雄蕊的药隔延长

子房基部与花柱纵切　　花解剖　　花冠2/3式

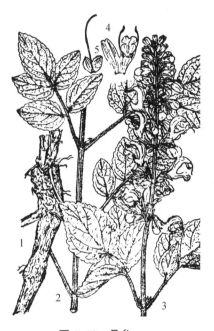

图 8-30　丹参

1. 丹参根　2. 枝条　3. 花着生的枝条
4. 花冠的剖面（示雄蕊）　5. 雌蕊

甘西鼠尾草 _S. przewalskii_ Maxim.、南丹参 _S. bowleyana_ Dunn 及同属多种在部分地区也作丹参用。

（2）益母草属 _Leonurus_：草本。下部叶 3~5 裂，宽大；上部茎生叶渐狭，全缘，具缺刻或 3 裂。轮伞花序多花密集，腋生，再排列成穗状花序；花冠二唇形；雄蕊 4，2 强；花柱先端相等 2 裂；花盘平顶。小坚果锐三棱形。

益母草 _L. japonicus_ Houtt.（_Leonurus heterophyllus_ Sweet.） 一年生或二年生草本。茎钝四棱形。基生叶有长柄，近圆形，5~9 浅裂，叶基心形；茎生叶菱形，掌状 3 深裂，顶部叶线形或线状披针形，几无柄。轮伞花序腋生；萼片 5 裂；花冠二唇形，淡红紫色，有时开白花。小坚果矩圆状三棱形。生各地旷野向阳处。全草作益母草入药，能活血调经、利尿消肿；果实作芫蔚子入药，能活血调经、清肝明目，中药制剂有天麻钩藤颗粒、天紫红女金胶囊、天智颗粒、化癥回生片、丹益片等。

大花益母草 *L. sibiricus* L. 分布于东北、内蒙古、河北、山西、陕西等省区，在当地亦作益母草入药。

（3）黄芩属 *Scutellaria*：草本。叶缘常具齿或羽状分裂或全缘。花腋生，对生或上部有时互生，组成顶生或侧生总状或穗状花序，有时远离而不明显成花序；花萼钟形，分两唇，在果时闭合最终沿缝合线开裂达萼基部成为不等大的两裂片，上裂片脱落而下裂片宿存，有时两裂片均不脱落或一同脱落；花冠二唇形；雄蕊 4，2 强；花柱不相等 2 浅裂，后裂片甚短；花盘前方常呈指状，后方延伸成直伸或弯曲柱状；小坚果扁圆形或卵圆形，有瘤。

黄芩 *S. baicalensis* Ceorgi 多年生草本。根肥厚，圆锥形。茎丛生，基部伏地，绿色或带紫色。单叶对生，披针形，全缘，上面暗绿色，下面色较浅并密被下陷的腺点。总状花序顶生，花序中花偏向一侧；苞片卵状披针形；花萼 2 唇形，2 裂，上唇背上具 1 竖起的盾片，果时增大；花冠紫、紫红至蓝色，近基部明显弯曲，下唇的中裂片三角状卵圆形。小坚果近球形，包围于宿萼中。分布于华北、东北及西南等地区向阳山坡、草地。根作黄芩入药，能清热燥湿、泻火解毒、止血、安胎，常见中药制剂有心脑静片、双黄连口服液、功劳去火片、甘露消毒丸、外伤如意膏等。

滇黄芩（西南黄芩）*S. amoena* Wright、黏毛黄芩 *S. viscidula* Bge.、甘肃黄芩 *S. rehderiana* Diels. 在一些地区亦作黄芩药用。

薄荷 *Mentha haplocalyx* Briq. 多年生草本，有清凉浓香气。茎四棱。叶对生，长圆状披针形，两面均有腺鳞，叶脉密生柔毛。轮伞花序腋生；萼 5 裂，外具柔毛及腺点；花冠淡紫色或白色，上唇 2 裂片大于下唇 3 裂片；雄蕊 4 枚，前对较长。小坚果椭圆形。分布于南北各省。全草作薄荷入药，能疏散风热、清头目、透疹，中药制剂有加味逍遥丸、芎菊上清丸、伤疖膏、西瓜霜润喉片、伤湿止痛膏等。

留兰香 *M. spicata* L.、辣薄荷 *M. piperita* L.、水薄荷 *M. Aquatica* L.、欧薄荷 *M. longifolia*（Linn）Huds、长叶薄荷 *M. lavandulacea* L.、唇萼薄荷 *M. pulegium* L. 等多种在各地区亦作薄荷药用。

广藿香 *Pogostemon cablin*（Blanco）Benth. 多年生草本或灌木，具香气。叶片圆形或宽卵形，常浅裂，两面密被灰白色短毛。轮伞花序组成连续的假穗状花序；苞片及小苞片条状披针形；花萼筒状，内被绒毛，5 裂，长约为花萼的 1/3；花冠紫色，上唇 3 裂，下唇全缘，裂片外面均被长绒毛；雄蕊外伸，中部被髯毛；柱头 2 裂。小坚果近球形，稍压扁。我国南方各地栽培。茎、叶作广藿香入药，能芳香化浊、开胃止呕、发表解暑，中药制剂有连花清瘟片、抗病毒口服液、利膈丸、沉香化气丸、纯阳正气丸等。

紫苏 *Perilla frutescens*（L.）Britt. 一年生草本，具香气。茎方形，绿色或紫色。叶阔卵形或圆形，边缘有粗锯齿，两面紫色或仅下面紫色，两面有毛。由轮伞花序集成总状花序状；花冠白色至紫红色。小坚果球形，灰褐色。叶作紫苏叶入药，能解表散寒、行气和胃；茎作紫苏梗入药，能理气宽中、止痛、安胎；果实作紫苏子入药，能降气消痰、平喘、润肠，中药制剂有表实感冒颗粒、抱龙丸、金嗓利咽丸、宝咳宁颗粒、参苏丸等。

夏枯草 *Prunella vulgaris* **L.** 全草或果穗能清火、明目、散结、消肿。常见中药制剂有复方益肝丸、复方羚角降压片、复明片、养血清脑丸、夏枯草口服液等。

裂叶荆芥 *Schizonepeta tenuifolia* **Briq.** 地上部分生用能解表散风、透疹；炒炭能止血。

半枝莲 *Scutellaria barbata* **D. Don** 全草能清热解毒、活血消肿，常见中药制剂有热炎宁片、紫龙金片、鼻咽灵片、抗骨髓炎片等。

连钱草（活血丹） *Glechoma longituba*（Nakai）**Kupr.** 全草能利尿排石、清热解毒。

筋骨草 *Ajuga decumbens* **Thunb.** 全草能活血止痛、清热解毒。

藿香（土藿香） *Agastache rugosa*（Fisch. et Mey.）**O. Ktze.** 茎叶能芳香化浊、开胃止呕、发表解暑。

海州香薷 *Elsholtzia splendens* **Nakai ex F. Maekawa Levl.** 全草能发汗解表、利湿消肿。

地瓜儿苗（地笋） *Lycopus lucidus* **Turcz.** 全草能活血通络、利尿。

石香薷 *Mosla chinensis* **Maxim** 全草作香薷入药，能发汗解表、祛暑利湿、利尿。

31. 茄科 Solanaceae

$$\male\female * K_{(5)} C_{(5)} A_5 \underline{G}_{(2:2:\infty)}$$

【科特征】草本或灌木，直立或攀缘。单叶互生，无托叶。两性花，辐射对称，单生、簇生或为聚伞花序；萼片5，宿存，常果时增大；花冠5，联合成辐状、钟状、漏斗状或高脚碟状；雄蕊5，稀4，着生于花冠上；子房上位，2心皮合生成2室，有时出现假隔膜而下部变成4室，每室胚珠多数。浆果或蒴果。种子盘形或肾形。

【分类】95属，2300余种；分布于温带至热带地区。我国20属，101种；各省均有分布，已知药用25属，84种。

【药用植物】**白花曼陀罗** *Datura metel* **L.** 一年生粗壮草本。全体近无毛。单叶互生，卵形或广卵形，基部不对称，全缘或具波状齿。花单生，直立；花萼筒状，顶端5裂，果时宿存；花冠白色，漏斗状，大型，在蕾中对折旋转，具5棱，上部5浅裂，每裂有短尖；雄蕊5。蒴果近球形，疏生短刺，成熟后4瓣开裂。主产于华南和江苏、浙江，栽培或野生。花作洋金花入药，能平喘止咳、镇痛、解痉，中药制剂有恒古骨伤愈合剂、癣宁搽剂、止喘灵注射液、化痔栓、壮骨伸筋胶囊等。

毛曼陀罗 *D. innoxia* **Mill.** 全株密被白色腺毛或短柔毛。叶广卵形。花白色或淡紫色，花冠裂片间有三角状突起。蒴果生于下垂的果柄上，密生针刺和柔毛，宿存萼基呈五角状。种子扁肾形，褐色。主产于北方地区。花作北洋金花入药，功效同洋金花。

曼陀罗 *D. stramonium* L. 的花亦作洋金花使用。

宁夏枸杞 *Lycium barbarum* **L.** 粗壮灌木，枝端具刺。叶互生或丛生于短枝上，长椭圆状披针形或卵状矩形。花数朵簇生；萼杯状，常2~3裂；花冠漏斗状，筒部长于裂片，裂片无缘毛，色粉红或淡紫色。浆果宽椭圆形，熟时红色（图8-31）。产于宁夏、甘肃、青海、新疆、内蒙古，河北等省区，现多为栽培。果实作枸杞子入药，能滋补肝肾、益精明目；根皮作地骨皮入药，可凉血除蒸、清肺降火，中药制剂有安神宝颗粒、如意定喘片、妇宁康片、补益地黄丸、坤宝丸等。

枸杞 *L.chinensis* Mill. 枝细长柔弱，常弯曲下垂。叶宽披针形或长卵形。花冠筒短或近等于裂片，裂片有缘毛。全国广布。果实作土枸杞入药，功效与宁夏枸杞相似。

颠茄 *Atropa belladonna* L. 多年生草本。茎下部叶互生，上部叶一大一小对生，椭圆状卵形或卵形。花下垂，单生于叶腋，花梗有腺毛；花萼钟状，果时稍增大而向外展开；花冠钟状，暗紫色，5浅裂。浆果球形，熟时黑紫色。含多数扁肾形小种子。原产欧洲，我国山东、江苏、浙江有栽培。全草含阿托品类生物碱，为抗胆碱药，有解痉、镇痛、抑制腺体分泌及扩大瞳孔的作用。

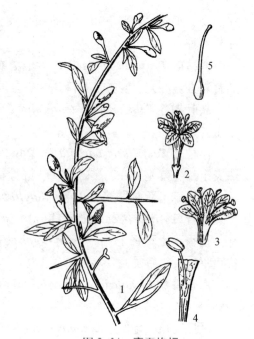

图 8-31　宁夏枸杞
1. 果枝　2. 花　3. 花冠的展开（示雄蕊）
4. 雄蕊　5. 雌蕊

莨菪 *Hyoscyamus* niger L. 种子作天仙子入药，能解痉镇痛、安神定喘，中药制剂有溃疡散胶囊。

龙葵 *Solanum nigrum* L. 全草有小毒，能清热解毒、活血、利尿、消肿，中药制剂有金浦胶囊、紫龙金片。

华山参（热参）*Physochlaina infundibularis* Kuang　根有毒，能平喘、安神。

酸浆 *Physalis alkekengi* L. var. *franchetii*（Mast.）Makino　干燥宿萼作锦灯笼入药，能清热解毒、利咽、化痰、利尿，中药制剂有橘红化痰丸。

山莨菪 *Anisodus tanguticus*（Maxinowicz）Pascher　全株有毒，具麻醉镇痛作用。

白英 *Solanum lyratum* Thunberg　全草能清热解毒、祛风湿，中药制剂有养正消积胶囊、紫龙金片。

32. 玄参科 Scrophulariaceae

$$♀↑K_{(4-5)} C_{(4-5)} A_{4, 2} \underline{G}_{(2:2:\infty)}$$

【科特征】草本，稀木本。叶多对生，稀轮生或互生，无托叶。花两性，常两侧对称；成总状或聚伞花序；花萼4~5裂，宿存；花冠4~5裂，多少呈2唇形，在蕾中作覆瓦状排列，雄蕊多为4枚，2强，稀2或5枚，生于花冠管上；子房上位，2心皮，2室，中轴胎座，每室胚珠多数；花柱顶生。蒴果，稀浆果。种子多而细小。

【分类】220属，4500余种；广布全球。我国61余属，681种；全国广布，主产西南。已知药用45属，233种。

【药用植物】**玄参（浙玄参）*Scrophularia ningpoensis* Hemsl.** 多年生高大草本。

根肥大呈纺锤形，黄褐色，干后变黑。茎下部叶对生，上部叶有时互生；叶片卵状披针形，边缘具细锯齿。聚伞花序排成大而疏散的圆锥状；萼5裂几达基部；花冠二唇形，紫褐色，上唇长于下唇；2强雄蕊。蒴果卵形。分布于华东、中南及西南等省溪边、草丛中，常为栽培。根作玄参入药，能滋阴降火、生津、消肿、解毒，中药制剂有醒脑再造胶囊、二母安嗽丸、人参再造丸、三宝胶囊、万通炎康片等。

北玄参 *S. buergeriana* Miq. 根入药功效与玄参相似。

地黄 *Rehmannia glutinosa*（Gaertn.）Libosch.（栽培品）多年生草本，全株密被灰白色长柔毛及腺毛。根状茎肥大呈块状，鲜时黄色。叶常基生。总状花序顶生；花冠下垂，外面紫红色，内面常有黄色带紫的条纹。蒴果卵形（图8-32）。药用者多为栽培品，主产河南等地。新鲜块根作鲜地黄入药，能清热生津、凉血、止血；干燥块根作生地黄入药，能清热凉血、养阴生津；生地黄的酒制加工品为熟地黄，能滋阴补血、益精填髓，中药制剂有女金丸、小儿金丹片、小儿感冒口服液、开光复明丸、天王补心丸等。

胡黄连 *Picrorhiza scrophulariiflora* Pennell. 多年生矮小草本。根状茎粗壮。叶基生，匙形，边缘具锯齿。花密集成穗状聚伞花序；花冠深紫色，上唇一片，最长，下唇3裂；雄蕊略2强。蒴果4瓣裂。分布于西藏东部、云南西北、四川西部高山草地及石堆中。根状茎作胡黄连入药，能清湿热、除骨蒸、消疳热，中药制剂有比拜克胶囊、阿魏化痞膏、肥儿丸、京万红软膏、复方益肝丸等。

阴行草 *Siphonostegia chinensis* Benth. 全草作北刘寄奴入药，能活血祛瘀、利尿消肿，中药制剂有通痹胶囊、跌打丸。

紫花洋地黄（毛地黄、洋地黄）*Digitalis purpurea* L. 原产欧洲，我国有栽培。叶含强心苷，能强心升压、改善血液循环，为提取强心苷的主要原料。

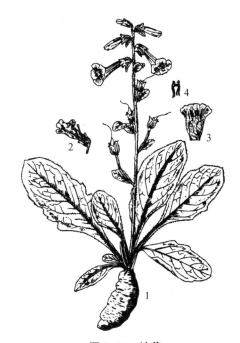

图8-32 地黄
1. 地黄的植株　2. 花的纵剖
3. 花冠的纵剖（示雄蕊的着生）4. 雌蕊

33. 爵床科 Acanthaceae

$$♀↑K_{(4-5)} C_{(4-5)} A_{4, 2} \underline{G}_{(2:2:1\sim\infty)}$$

【科特征】草本或灌木。茎节常膨大。单叶对生，无托叶。聚伞花序，常再组成其他花序；花两性，两侧对称，每花下常具1苞片和2小苞片；花萼4~5裂；花冠4~5裂，二唇形或为不等的5裂；雄蕊4枚，2强或仅2枚，贴生于花冠筒内或喉部；子房上位，2心皮2室，中轴胎座，每室胚珠2至多数。蒴果，室背开裂。种子常着生于珠柄演变成的钩状物（种钩）上，成熟后弹出。

【分类】220余属，4000余种；广布热带和亚热带地区。我国35属，304种；多产于长江以南各省。已知药用32属，70余种。

【药用植物】穿心莲（一见喜）*Andrographis paniculata*（Burm. f.）Nees 一年生草本。茎四棱，节膨大。叶对生，叶片卵状长圆形至披针形。总状花序，苞片和小苞片小；花冠白色，上唇微2裂，外弯，下唇3裂；雄蕊2枚，药室1大1小，大的基部和花丝一侧有柔毛。蒴果长椭圆形，有1沟，疏生腺毛，2瓣裂（图8-33）。原产东南亚地区，我国南方大量栽培。全草（穿心莲）能清热解毒、凉血、消肿，中药制剂有康妇消炎栓、清火栀麦丸、新雪颗粒、穿心莲胶囊等。

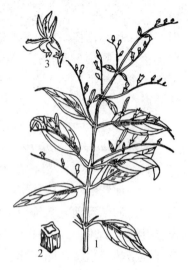

图8-33 穿心莲
1. 花着生的枝条 2. 茎 3. 花

马蓝 *Baphicacanthus cusia*（Nees）Bremek. 多年生草本。常成对分枝，茎节膨大。单叶对生，叶片卵形至椭圆状矩圆形。花序穗状，苞片对生，常脱落；花萼5深裂，其中1裂片较长而为匙形；花冠5浅裂，淡紫色，花冠筒近中部弯曲而下部变细；2强雄蕊。蒴果棒状，上部稍大。种子4，有微毛。分布于华南、西南及台湾林下或溪旁阴湿地。根作南板蓝根入药，能清热解毒、凉血；叶在部分地区作为大青叶使用，能清热解毒、凉血消斑，也是中药"青黛"的原料之一，中药制剂有小儿宝泰康颗粒。

爵床 *Rostellularia procumbens*（L.）Nees 全草能清热解毒、利尿消肿。

34. 茜草科 Rubiaceae

$$\male\female * K_{(4-6)} C_{(4-6)} A_{4-6} \overline{G}_{(2:2:1\sim\infty)}$$

【科特征】木本或草本，有时攀缘状。单叶对生或轮生，常全缘；具各式托叶，常宿存。花两性，辐射对称，常为聚伞花序再排成圆锥状或头状，少单生；花萼和花冠常4~5裂，稀6裂；雄蕊与花冠裂片同数而互生，贴生于花冠筒上；子房下位，2心皮2室，每室胚珠1至多数。蒴果、浆果或核果。

【分类】660余属，11150余种；广布于热带和亚热带地区，少数分布于温带地区。我国有97属，701种；主产西南至东南部。已知药用50属，219种。

【药用植物】茜草 *Rubia cordifolia* L. 多年生攀缘草本。根成束，红褐色。茎四棱，棱上具倒生刺。叶常4枚轮生，具长柄；叶片卵形至卵状披针形，基部圆形至心形，上面粗糙，下面中脉及叶柄上有倒生刺，基生3脉或5脉。聚伞花序呈疏松的圆锥状；花小，花冠黄白色，5裂；雄蕊5枚。浆果近球形，紫红色，熟时黑色（图8-34）。广布各地灌丛中。根及

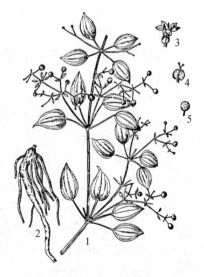

图8-34 茜草
1. 果枝 2. 根 3. 花 4. 雌蕊 5. 浆果

根状茎作茜草入药，能凉血、止血、祛瘀、通经，中药制剂有庆余辟瘟丹、宫宁颗粒、除湿白带丸、致康胶囊、鼻渊丸等。

钩藤 *Uncaria rhynchophylla*（**Miq.**）**Jacks.** 常绿木质藤本。小枝四棱形。叶椭圆形，上面光亮，背面脉腋内常有束毛；托叶 2 深裂，裂片条状钻形；叶腋内有钩状变态枝。头状花序单生叶腋或顶生呈总状花序，总花梗中部着生几枚总苞片；花冠黄色，5 数。蒴果。分布于广西、江西、湖南、福建、广东及西南地区山谷、溪边或湿润灌丛中。带钩茎枝作钩藤入药，能清热平肝、息风定惊、降压，中药制剂有儿童清热导滞丸、女珍颗粒、小儿七星茶口服液、小儿百寿丸、小儿至宝丸等。

华钩藤 *U. sinensis*（Oliv.）Havil.、大叶钩藤 *U. macrophylla* Wall.、毛钩藤 *U. hirsuta* Havil.、无柄果钩藤 *U. sessilifructus* Roxb. 的带钩茎枝亦作钩藤入药。

栀子 *Gardenia jasminoides* **Ellis** 常绿灌木。叶革质，全缘，对生，有短柄；披针形、椭圆形或广披针形；上面光亮，下面脉腋内簇生短毛。花大，白色，芳香，单生枝顶；花部常 5~7 数；萼筒倒圆锥形，有纵棱；花冠高脚碟状；子房下位，1 室，胚珠多数。果实卵形至长椭圆形，具 5~9 条翅状纵棱，熟时黄色。分布于我国南部和中部山坡树林中，各地有栽培。果实作栀子入药，能泻火除烦、清热利尿、凉血解毒，中药制剂有小儿退热颗粒、小儿豉翘清热颗粒、牛黄净脑片、六味木香散、龙泽熊胆胶囊等。

巴戟天 *Morinda officinalis* **How** 缠绕性草质藤本。根肉质，有不规则的膨大部分而成串珠状。小枝及幼叶有短粗毛。叶对生，矩圆形，托叶鞘状。数个头状花序呈伞形排列；花冠白色，4 数。核果红色。分布于华南地区疏林下或林缘，是四大南药之一。根作巴戟天入药，能补肾阳、强筋骨、祛风湿，常见中药制剂有全鹿丸、妇宁康片、苁蓉益肾颗粒、固本统血颗粒、添精补肾膏等。

鸡屎藤 *Paederia scandens*（**Lour.**）**Merr.** 草质藤本，全株具鸡屎臭味。叶卵形至椭圆状披针形。聚伞花序；花冠管外面灰白色，内面紫色，花 5 基数；柱头 2 裂。核果。分布于长江流域及以南各省区。全草（鸡屎藤）能消食化积、镇痛、止咳、祛风活血。

红大戟（红芽大戟） *Knoxia valerianoides* **Thorel. ex Pitard** 块根（红大戟）能逐水通便、消肿散结，中药制剂有紫金锭、天和追风膏、庆余辟瘟丹、周氏回生丸、控涎丸等。

白花蛇舌草 *Hedyotis diffusa* **Willd.** 全草（白花蛇舌草）能清热解毒，用于治疗毒蛇咬伤及癌症，中药制剂有鼻咽灵片、瘰清片、乙肝宁颗粒、花红片、抗骨髓炎片等。

咖啡 *Coffea arabica* **L.** 果实能兴奋、强心、利尿、健胃。

金鸡纳树 *Cinchona ledgeriana* **Moens** 树皮能截疟、解热镇痛，也是提取奎宁的原料。

虎刺 *Damnacanthus indicus*（**L.**）**Gaertn. f.** 根能祛风利湿、活血止痛。

35. 忍冬科 Caprifoliaceae

$$♀ * ↑ K_{(4-5)} C_{(4-5)} A_{4-5} \overline{G}_{(2-5:1-5:1-\infty)}$$

【科特征】灌木、乔木或藤本。多单叶，对生，少羽状复叶，常无托叶。花两性，辐射对称或两侧对称；聚伞花序，或再组成各种花序，稀数朵簇生或单生；花萼 4~5 裂；花冠管状，多 5 裂，有时二唇形；雄蕊与花冠裂片同数而互生，贴生于花冠管上；

子房下位，2~5 心皮合生成 1~5 室，每室胚珠 1 至多数。浆果、核果或蒴果。

【分类】13 属，500 余种；主要分布于温带地区。我国有 12 属，200 余种；全国广布。已知药用 9 属，106 种。

【药用植物】**忍冬 *Lonicera japonica* Thunb.** 多年生半常绿木质藤本。茎中空，老茎木质化，棕褐色；幼枝绿色，密生短柔毛和腺毛。单叶对生，卵形至长卵状椭圆形，幼时两面被短毛。花成对腋生，苞片叶状；花冠唇形，上唇 4 裂，下唇反卷不裂；初开时白色，后转黄色，故又有"金银花"之称；雄蕊 5 枚。浆果球形，熟时黑色（图 8-35）。生各地山坡、路旁、灌丛中。茎枝作忍冬藤入药，能清热解毒、疏风通络；花蕾作金银花入药，能清

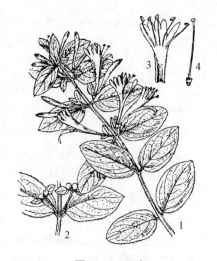

图 8-35　忍冬
1. 花枝　2. 果枝　3. 花冠的纵剖　4. 雄蕊

热解毒、凉散风热。中药制剂有抗骨髓炎片、抗感口服液、利咽解毒颗粒、利胆片、青果丸等。

红腺忍冬 *L. hypoglauca* Miq.、山银花（华南忍冬）*L. confusa* DC.、灰毡毛忍冬 *L. Japonica* Hand.-Mazz.、黄褐毛忍冬 *L. fulvotomentosa* Hsu et S.C. Cheng 的花蕾作山银花入药。

接骨木 *Sambucus williamsii* Hance　灌木或小乔木。奇数羽状复叶对生；小叶片卵圆形、狭椭圆形至倒长圆状披针形，揉碎后有臭气。圆锥聚伞花序顶生，花小而密；萼筒杯状；花冠辐状，裂片 5；雄蕊与花冠裂片等长；子房 3 室，花柱短，柱头 3 裂。浆果状核果近球形，黑紫色或红色。分布于东北、华北及内蒙古等地区。茎枝（接骨木）能祛风通络、消肿止痛，中药制剂有三七伤药片。

陆英（接骨草）*Sambucus chinensis* Lindl.　全草能祛风消肿、舒筋活络。

荚蒾 *Viburnum dilatatum* Thunb.　枝、叶能清热解毒、疏风解表，外用治疗过敏性皮炎；根能祛瘀消肿。

36. 败酱科 Valerianaceae

$$\text{♀↑K}_{5\text{~}15,\ 0}\text{C}_{(3\text{~}5)}\ \text{A}_{3\text{~}4}\ \overline{\text{G}}_{(3:3:1)}$$

【科特征】多年生草本，全株常具强烈臭气。叶对生或基生，多为羽状分裂，无托叶。花小，多为两性，稍两侧对称，成聚伞花序再排成头状、伞房状或圆锥状；花萼小，不明显；花冠筒状，3~5 裂，基部常有偏突的囊或距；雄蕊 3 或 4 枚，有时退化为 1 或 2 枚，着生于花冠筒上；子房下位，3 心皮 3 室，仅 1 室发育，胚珠 1。瘦果，有时顶端的宿存萼呈冠毛状，或与增大的苞片相连而成翅果状。

【分类】12 属，300 余种；多分布于北温带。我国 3 属，33 余种；全国广布。已知药用 3 属，24 种。

【药用植物】黄花败酱（黄花龙牙）*Patrinia scabiosaefolia* Fisch.　多年生草本。根

及根状茎有强烈的腐败臭味，根状茎粗壮，具粗须根。基生叶成丛，长卵形，有长柄，花期枯萎；茎生叶对生，长卵形或卵形，羽状全裂或深裂，裂片5~9，中央裂片常较大，叶片两面疏被粗毛；上部叶渐狭小，无柄。顶生伞房聚伞花序，花序梗一侧有白色硬毛；花小，黄色；花冠5裂，筒基部有小偏突；雄蕊4枚；子房下位。瘦果矩圆形，具狭翅边。生各地山坡、草丛、灌木丛中。全草作败酱草入药，能清热解毒、消肿排脓，中药制剂有男康片、前列欣胶囊、益肺清化膏、康妇消炎栓、癃清片等。

白花败酱 *P.villosa* Juss. 全草入药功效似黄花败酱。

甘松 *Nardostachys chinensis* Batal. 多年生草本。根状茎粗短，顶端有少数棕色叶基纤维残留。全株有强烈松脂香气。叶基生，狭条形或条状披针形，主脉三出平行。聚伞花序多呈紧密圆头状；花萼5裂，宿存；花冠淡紫红色；筒状，基部有偏突，先端稍不等5裂；雄蕊4枚；子房下位。瘦果倒卵形。分布于云南、四川、甘肃、青海等地区高山地的草地河边等。根及根状茎作甘松入药，能理气止痛、开郁醒脾、安神，中药制剂有避瘟散、无烟灸条、木香分气丸、牛黄降压丸、伤痛宁片等。

匙叶甘松 *N. jatamansi* DC. 根及根状茎入药，功效与甘松相似。

缬草 *Valeriana officinalis* L. 根状茎及根能安神、理气、止痛。

37. 川续断科 Dipsacaceae

$$\male\female\uparrow K_{(4\sim5)} C_{(4\sim5)} A_{4,2} \overline{G}_{(2:1:1)}$$

【科特征】一年生或多年生草本，稀小灌木，光滑，被长毛或有刺。叶多单叶对生，无托叶。花序多为头状聚伞花序或穗状轮伞花序，少为圆锥花序；花两性，两侧对称；花萼小；花冠4~5裂，二唇形，裂片花蕾时覆瓦状排列；雄蕊4，有时2，着生花冠筒上；2心皮1室；子房下位。瘦果，位于小总苞中。种子1枚。

【分类】12属，300余种；主要分布于地中海、亚洲及非洲南部。我国有5属，28种；分布于东北、华北、西北、西南和台湾。已知药用约5属，18种。

【药用植物】**川续断 *Dipsacus asperoides* C. Y. Cheng et T. M. Ai** 多年生草本。主根圆柱形，稍肉质。茎具6~8条棱，棱上具短而粗的硬刺。基生叶稀疏丛生，叶片琴状羽裂，被白色刺毛或乳头状刺毛；茎生叶中下部为羽状深裂，上部为披针形，全缘或3裂。头状花序球形，总苞片窄条形，被硬毛；花冠淡黄色或白色，基部狭缩成细管，顶端4裂，一裂片稍大，外被短柔毛；雄蕊4，着生花冠管上；子房下位。瘦果倒卵形，包藏于小总苞内。分布于江西、湖北、湖南、广西、四川、贵州、云南等地。根作续断入药，能续筋接骨、补肝肾、调血脉、止崩漏，中药制剂有二十七味定坤丸、千金止带丸、天和追风膏、天紫红女金胶囊、艾附暖宫丸等。

中华续断 *D. chinensis* Ratalin 的根部分地区亦作续断入药。

刺参 *Morina nepalensis* D. Don 多年生草本。茎单一或2~3分枝，上部疏被柔毛。基生叶线状披针形，基部成鞘状抱茎，全缘，具疏刺毛；茎生叶对生，长圆形至披针形，边缘具刺毛。假头状花序顶生；总苞片卵形，边缘基部具硬刺；花萼筒状；花冠红色或紫色，稍两侧对称，花冠管外弯，裂片5；雄蕊4，2强，冠生。瘦果柱形，蓝褐色。分布于四川、云南、西藏海拔3200~4000m的山坡草地。根作刺参入药，能补气血、续筋骨。

38. 葫芦科 Cucurbitaceae

$$♂*K_{(5)}C_{(5)}A_{5,(2)+(2)+1};♀*K_{(5)}C_{(5)}\overline{G}_{(3:1:\infty)}$$

【科特征】草质藤本，具卷须。多单叶互生，常为掌状浅裂及深裂，有时为鸟趾状复叶。花单性，同株或异株，辐射对称；花萼及花冠5裂；雄花有雄蕊5枚，分离或各式合生，合生时常为2对合生，1枚分离，药室直或折曲；雌花子房下位，3心皮1室，侧膜胎座，每室胚珠常多数；花柱1，柱头膨大，3裂。瓠果，稀蒴果。种子常扁平。

【分类】123余属，800余种；大多分布于热带和亚热带地区。我国35属，151种；全国广布，以华南和西南种类最多。已知药用25属，92种。

【药用植物】栝楼 *Trichosanthes kirilowii* Maxim. 多年生攀缘草本。块根肥厚，圆柱状，外皮淡棕褐色。叶掌状浅裂或中裂，裂片菱状倒卵形，边缘有疏齿；卷须细长，有2~3分枝。雌雄异株，雄花组成总状花序，雌花单生；花萼、花冠均5裂，花冠白色，中部以上细裂成流苏状；雄花有雄蕊3枚，花药靠合，药室S形折曲。瓠果近球形，熟时黄褐色。种子浅棕色，扁平，近边缘处有一圈棱线。主产于长江以北及华东地区山坡、路旁、灌丛，也常栽培。块根作天花粉入药，能清热生津、消肿排脓；果实作瓜蒌入药，能清热涤痰、宽胸散结、润燥滑肠；种子作瓜蒌仁入药，能润肺化痰、滑肠通便；果皮作瓜蒌皮入药，能清化热痰、理气宽胸。中药制剂有导赤丸、如意金黄散、利咽解毒颗粒、乳糖胶囊、咳喘顺丸等。

双边栝楼 *T. rosthornii* Harms 叶常5深裂几达基部，裂片条状或披针形。种子深棕色，有一圈与边缘平行的明显棱线。分布于华中、西南、华南及陕西、甘肃。入药部位及功效同栝楼。

绞股蓝 *Gynostemma pentaphyllum*（Thunb.）Makino 草质藤本。卷须2分叉或不分叉，着生叶腋。鸟足状复叶，具5~7小叶，中间者较长而大；叶脉背面疏被短刚毛。雌雄异株；雌雄花序均为圆锥状，花小且花梗短，基部具钻形苞片；萼筒极短，裂片三角形；花冠裂片线状披针形；雄花的雄蕊花丝基部联合；雌花的子房球形，2~3室，花柱3个，柱头2裂。瓠果球形，大如豆，熟时变黑。种子宽卵形，两面有小疣状突（图8-36）。分布于陕西南部和长江以南各省区林下或沟旁。全草（绞股蓝）能清热解毒、止咳祛痰，中药制剂有姜黄消痤搽剂、养正消积胶囊、银丹心脑通软胶囊。

木鳖 *Momordica cochinchinensis*（Lour.）Spreng. 多年生草质大藤本。卷须不分叉。叶片宽卵状心形，3~5深裂或中裂，叶缘有波状小齿；叶柄中部具2~5个腺体。雌雄异株，花单生；雄花花梗顶端生圆肾形大型苞片1枚；花冠黄白色，5裂，有2裂片稍大，基部具齿

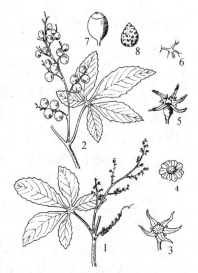

图8-36 绞股蓝
1.雄花枝条　2.果枝　3.雄花　4.雄蕊
5.雌花　6.柱头　7.果实　8.种子

状黄色腺体；雄蕊 3 枚。瓠果卵形，生刺状突起。种子扁卵形，灰黑色，表面具钝齿状突起。分布于华中及华南地区山沟、林缘、路旁和山谷阴湿处，也有栽培。种子作木鳖子入药，有毒。外用能散结消肿、攻毒疗疮，中药制剂有筋痛消酊、小金丸、阿魏化痞膏、郁金银屑片、拔毒膏等。

罗汉果 *Siraitia grosvenorii*（Swingle）**C. Jeffrey ex A. M. Lu et Z. Y. Zhang**　多年生草质攀缘藤本，全株被短柔毛。根块状。茎纤细，暗紫色。卷须 2 分叉几达中部。叶互生，叶片心状卵形。花单性异株，雄花序总状，雌花单生；花冠橙黄色，5 全裂。瓠果圆形或长圆形，被柔毛，具 10 条纵线。种子淡黄色。分布于华南地区。主产于广西，栽培品种较多。果实作罗汉果入药，能清肺镇咳、润肠通便。

冬瓜 *Benincasa hispida*（Thunb.）**Cogn.**　果皮作冬瓜皮入药，能清热利尿、消肿；种子作冬瓜子入药，能清热利湿、消肿排脓，中药制剂有前列舒丸。

甜瓜 *Cucumis melo* **L.**　果蒂作苦丁香入药，能祛湿热、退黄疸；种子能清肺润肠。

南瓜 *Cucurbita moschata*（Duch.）**Poiret**　种子作南瓜子入药能驱绦虫及血吸虫。

丝瓜 *Luffa cylindrica*（L.）**Roem.**　丝瓜络入药，能祛风通络、活血消肿，中药制剂有滑膜炎片。

王瓜 *Trichosanthes cucumeroides*（Ser.）**Maxim**　成熟果实能清热、生津、化瘀、通乳。

雪胆 *Hemsleya chinensis* **Cogn.**　根能清热利尿、消肿止痛。

39. 桔梗科 Campanulaceae

$$\male\female *\uparrow K_{(5)}\, C_{(5)}\, A_{5,\,(5)}\, \overline{G}_{(2\sim5\,:\,2\sim5\,:\,\infty)}\,;\, \underline{G}_{(2\sim5\,:\,2\sim5\,:\,\infty)}$$

【科特征】草本，常有白色乳汁。单叶互生或对生，稀轮生，无托叶。花两性，辐射对称或两侧对称；单生或成聚伞、总状、圆锥状花序；花萼常 5 裂，宿存；花冠常呈钟状或管状，5 裂；雄蕊 5，着生于花冠基部或花盘上，花丝分离，花药分离或合生成管状；子房通常下位或半下位，2~5 心皮合生成 2~5 室，中轴胎座，每室胚珠多数，花柱 1，柱头 2~5 裂。蒴果，稀浆果。种子扁平，小形，有时有翅。

【分类】86 属，2300 余种；多分布于温带和亚热带。我国有 16 属，159 种；全国广布，以西南地区最多。已知药用 13 属，111 种。

【药用植物】**桔梗** *Platycodon grandiflorum*（Jacq.）**A. DC.**　多年生草本，有白色乳汁。根肉质，长圆锥形。下部叶对生或轮生，上部叶有时互生，近无柄；叶片卵形至卵状披针形，叶缘有齿。花单生或集成疏散总状花序；花萼 5 裂，被白粉，宿存；花冠蓝紫色，阔钟形，5 裂；雄蕊 5 枚离生，花丝基部极扩大；子房半下位，5 心皮合生成 5 室，中轴胎座，柱头 5 裂。蒴果倒卵形，自顶部 5 瓣裂。分布于南北各地坡上或林边。根作桔梗入药，能宣肺、利咽、祛痰、排脓，中药制剂有拔毒膏、肾炎康复片、明目上清片、败毒散、金贝痰咳清颗粒等。

党参 *Codonopsis pilosula*（Franch.）**Nannf.**　多年生草质缠绕藤本，具乳汁。根圆柱状，具多数瘤状茎痕。老茎无毛，多分枝。叶互生，常卵形，全缘或微波状，幼叶两面有短伏毛。花单生或 1~3 朵生于分枝顶端；花 5 数；花冠淡黄色，内面具明显紫斑，阔钟形；子房半下位，3 室。蒴果 3 瓣裂（图 8-37）。分布于东北、西北、华北等地山地灌丛中或林缘，全国各地有栽培。根作党参入药，能补中益气、健脾益肺，中药制剂有金花明目丸、金浦胶囊、参乌健脑胶囊、参芪口服液、参芪五味子片等。

川党参 *C. tangshen* Oliv.、素花党参 *C. pilosula Nannf.* var. *modesta*（Nannf.）L. T. Shen，的根亦作党参入药。

轮叶沙参 *Adenophora tetraphylla*（Thunb.）**Fisch**. 茎高大。茎生叶 3~6 枚轮生，无柄或有不明显叶柄，叶片卵圆形至条状披针形，叶缘有锯齿。花序狭圆锥状，花序分枝大多轮生；花萼无毛；花冠蓝紫色，钟状；雄蕊 5，花丝基部变宽，边缘具密柔毛。蒴果球状圆锥形。

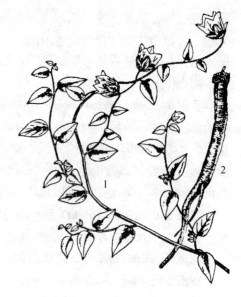

图 8-37　党参
1. 花着生的枝条　2. 根

分布于广东、广西、四川、云南、贵州、山东、河北、山西、内蒙古及华东、东北山坡、林缘草地或灌草丛中。根作南沙参入药，能养阴清肺、养胃生津、化痰、益气，中药制剂有胃安胶囊、消炎止咳片、坤宝片、金果含片等。

沙参 *A. stricta* Miq. 的根亦作南沙参入药。

半边莲 *Lobelia chinensis* **Lour**. 多年生小草本。有乳汁。主茎平卧，分枝直立。叶互生，近无柄，狭披针形。花单生于叶腋；花冠粉红色，近唇形，裂片偏向一侧，上唇分裂至基部为 2 裂，下唇 3 裂；雄蕊的花丝分离而花药合生成一管，环绕花柱；子房下位，2 室。蒴果顶裂为 2 瓣。分布于长江中、下游及以南各省水边或潮湿草地。全草作半边莲入药，能清热解毒、利尿消肿，解蛇毒，中药制剂有二丁颗粒、京万红软膏。

羊乳（四叶参） *Codonopsis lanceolata* **Benth. et Hook**. 根能滋阴润肺、排脓解毒。

40. 菊科 Compositae（Asteraceae）

$$\male\female *\uparrow K_{0,\infty} C_{(3-5)} A_{(4-5)} \overline{G}_{(2:1:1)}$$

【科特征】草本，稀木本，有些种类具乳汁或树脂道。叶互生，稀对生或轮生，无托叶。头状花序，外被 1 至多层总苞片；头状花序单生或再排成总状、聚伞状、伞房状或圆锥状；花序轴顶端着生多数小花的膨大部分称花序托，平坦或隆起。花小（图 8-38），两性，稀单性或无性；小花的基部有时具 1 小苞片称托片；花萼无或常变态成冠毛、刺状或鳞片状，宿存；花冠呈管状、舌状或假舌状（先端 3 齿、单性），少二唇形、漏斗状（无性）；头状花序中小花有异型（外围舌状、假舌状或漏斗状花，称缘花；中央为管状花，称盘花）或同型（全为管状花或舌状花）；雄蕊 5，稀 4，花丝分离，贴生于花冠管上，花药结合成聚药雄蕊，连成管状包在花柱外面，花药基部钝或有附属物；子房下位，2 心皮 1 室，1 枚胚珠而基生；花柱 1，柱头 2 裂。瘦果，顶端常有刺状、羽状冠毛或鳞片。

【分类】1000 余属，24000 余种；广布全球，主产温带。我国有 248 属，2300 余种；全国广布。已知药用 155 属，778 种。

【亚科及药用植物】根据头状花序花冠类型及分泌结构的不同，常分为两个亚科，即舌状花亚科（Liguliflorae）和管状花亚科（Carduoideae）。

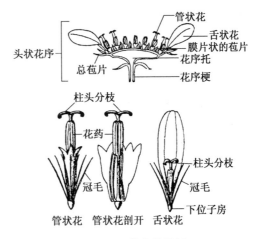

图 8-38 菊花的解剖

（1）管状花亚科 Carduoideae：头状花序全部为管状花，或兼有舌状花（缘花）。植物体无乳汁。本亚科包括 11 个族，大多数菊科植物都属于此亚科。

苍术 Atractylodes lancea（Thunb.）DC. 多年生草本。根状茎圆柱形，结节状，横切面有红棕色油点，有香气。单叶互生，革质，叶缘有刺状齿；下部叶常 3 裂，中裂片较大，卵形；上部叶无柄，通常不裂，倒卵形至椭圆形。头状花序顶生，最外是 1 轮羽状深裂的叶状苞片，裂片刺状，其内为 5~8 层三角状卵形的总苞片；冠毛羽状；花冠管状，白色或略紫色；雄蕊 5 枚；子房密被柔毛（图 8-39）。分布于华北及四川、湖北等省区山坡较干燥处及草丛中。根状茎作苍术入药，能燥湿健脾、祛风散寒、明目，中药制剂有胃立康片、香砂平胃丸、香砂和中丸、香砂胃苓丸、复方珍珠口疮颗粒等。

北苍术 A. chinensis（DC.）Koidz. 的根状茎亦作苍术入药。

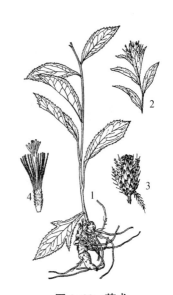

图 8-39 苍术
1. 根状茎花粉一部分茎叶
2. 花着生的枝条
3. 头状花序（示总苞及羽裂的叶状苞片）4. 管状花

白术 Atractylodes macrocephala Koidz. 多年生草本。根状茎肥大，块状。叶具长柄，3 深裂，裂片椭圆形至披针形，叶缘有锯齿。头状花序直径 2.5~3.5cm；苞片叶状，羽状分裂，裂片刺状；全为管状花，紫红色；冠毛羽状。瘦果密被柔毛。分布于陕西、湖北、湖南、江西、浙江山坡林地，多为栽培。根状茎作白术入药，能健脾益气、燥湿利水、止汗、安胎，中药制剂有复方消食茶、复芪止汗颗粒、通便片、保胎丸、追风透骨丸等。

木香（广木香、云木香）Aucklandia lappa Decne. 多年生高大草本。主根肥大，干后芳香。茎不分枝，被稀疏柔毛。基生叶大，有长柄，叶片三角状卵形，通常叶柄下延成翅状，叶缘不规则浅裂或呈波状，疏生短刺；茎生叶较小，边缘翼状抱茎。头状花序，直径约3cm，总苞片约10层；全为管状花；花冠暗紫色，5裂；雄蕊5枚；子房下位，花柱伸出花冠外。瘦果矩圆形。原产于印度，唐代以后由广州进口，故称广木香，后引种到云南，称云木香，现我国云南、广西、四川、甘肃、陕西、西藏以及中南诸省均有引种栽培，以云南产量最大，为道地产区。根作木香入药，能行气止痛、健脾消食，中药制剂有养血荣筋丸、活血通脉片、神香苏合丸等。

红花 Carthamus tinctorius L. 一年生草本。叶互生，长椭圆形或卵状披针形，近无柄而稍抱茎，叶缘齿端有尖刺。头状花序，总苞片数层，外侧2~3层叶状总苞片，卵状披针形，绿色，上部边缘有锐刺；内侧数层苞片卵状椭圆形，白色，膜质，无刺；全为管状花，初开时黄色，后转橘红色。瘦果无冠毛（图8-40）。全国各地有栽培。花作红花入药，能活血通经、散瘀止痛，中药制剂有根痛平颗

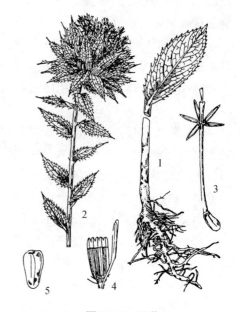

图 8-40　红花
1. 红花的根　2. 花枝　3. 花　4. 聚药雄蕊的解剖（示药室和雌蕊的一部分）5. 瘦果

粒、脑心通胶囊、脑安胶囊、脑脉泰胶囊、脑得生丸、狼疮丸等。

菊花 Chrysanthemum morifolium Ramat. 多年生草本，全株被白色绒毛。叶卵形至宽卵形，羽状浅裂或深裂，叶缘有大小不等的圆齿或锯齿。头状花序，总苞片多层，外层绿色，条形，边缘膜质，内层长圆形，边缘宽膜质；舌状花雌性，多层，形色多样；管状花两性，黄色，基部带有膜质鳞片。瘦果无冠毛。全国各地广泛栽培。头状花序入药，浙江北部产者称"杭菊"；安徽亳州、滁县、歙县等地产者分别称为"亳菊""滁菊""贡菊"；河南焦作（怀庆府）产者称"怀菊"；山东嘉祥县产者称"嘉菊"，以前通过济宁经运河运往外地，故又称"济菊"。能散风清热、平肝明目，中药制剂有消痤丸、通天口服液、桑姜感冒片、桑菊感冒丸、黄连上清丸等。

牛蒡 Arctium lappa L. 二年生草本。根肉质。基生叶丛生，宽卵形，叶缘有稀疏的浅波状凹齿或齿尖，叶柄及叶片下面有稠密的蛛丝状绒毛；茎生叶与基生叶同形但较小。头状花序丛生或排成伞房状；总苞片多层，顶端钩状弯曲；全为管状花，淡紫色。瘦果倒长卵形或偏斜倒长卵形。广泛栽培，有少量野生。果实作牛蒡子入药，能疏散风热、宣肺透疹、解毒利咽；根、茎、叶能清热解毒、活血止痛，中药制剂有银翘伤风胶囊、银翘散、羚羊感冒片、清肺消炎丸、清咽利膈丸等。

黄花蒿 Artemisia annua L. 一年生草本，全株有强烈气味。基生叶有长柄，叶片卵圆形，多三至四回羽状深裂，花期枯萎；中部叶近卵形，二至三回羽状深裂；上部叶小，常一回羽裂，裂片及小裂片倒卵形。头状花序，多数，细小，长与宽约1.5mm，排

成圆锥状；小花黄色，全为管状花；外层雌性，内层两性。瘦果近椭圆形。生各地于山坡、荒地。地上部分作青蒿入药，能清热解暑、除蒸、截疟；也是提取青蒿素的原料药，中药制剂有感冒止咳颗粒、儿感退热宁口服液、小儿肺咳颗粒、小儿豉翘清热颗粒、少阳感冒颗粒等。

茵陈 *Artemisia capillaries* **Thunb.** 幼苗能清热利湿，用于治疗黄疸型肝炎、胆囊炎，中药制剂有甘露消毒丸、当归拈痛丸、护肝丸、利肝隆颗粒、利胆片等。

艾（艾蒿） *A. argyi* **Levl. et Vant.** 叶能祛寒止痛、温经止血、平喘，又作灸条使用，中药制剂有乳增宁胶囊、参茸保胎丸、药艾条、银丹心脑通软胶囊等。

紫菀 *Aster tataricus* **L. f.** 根能润肺、祛痰、止咳，中药制剂有二十五味珊瑚丸、二母安嗽丸、小儿肺咳颗粒、止咳宝片、止咳橘红口服液等。

旋覆花 *Inula japonica* **Thunb.** 头状花序能止咳化痰、平喘。

豨莶草 *Siegesbeckia orientalis* **L.** 全草能祛风湿、通络、降血压，中药制剂有心舒宁片、壮骨伸筋胶囊、复方夏天无片、首乌丸、痔康片等。

鳢肠（墨旱莲） *Eclipta prostrata* **L.** 全草凉血止血、滋阴补肾。

佩兰 *Eupatorium fortunei* **Turcz.** 全草化湿开胃、解暑热，中药制剂有暑湿感冒颗粒、津力达颗粒。

大蓟 *Cirsium japonicum* **DC.**、**小蓟（刺儿菜）** *C. setosum*（**Willd.**）**MB.** 的全草均能清热解毒、凉血止血。

苍耳 *Xanthium sibiricum* **Patr. ex Widd.，** 带总苞果实作苍耳子入药，能发汗解表、通鼻窍，中药制剂有鼻炎片、鼻咽清毒颗粒、鼻渊丸、鼻渊舒口服液等。

祁州漏芦 *Rhaponticum uniflorum*（**L.**）**DC.** 根作漏芦入药，能清热解毒、排脓通乳，中药制剂有乳核散结片、乳癖消片、脑栓通胶囊、通乳颗粒等。

天名精 *Carpesium abrotanoides* **L.** 果实作鹤虱入药，能杀虫消积，中药制剂有化积口服液。

款冬 *Tussilago farfara* **L.** 头状花序作款冬花入药，能润肺下气、止咳化痰，中药制剂有二母安嗽丸、川贝雪梨膏、小儿肺咳颗粒、止咳橘红口服液、咳喘顺丸等。

千里光 *Senecio scandens* **Buch.-Ham.** 全草清热解毒、凉血明目、杀虫止痒，中药制剂有千柏鼻炎片、千喜片。

水飞蓟 *Silybum marianum*（**L.**）**Gaertn.，** 果实含水飞蓟素，用于治肝损伤和肝炎，中药制剂有当飞利肝宁胶囊。

（2）舌状花亚科 Liguliflorae：植物体含乳汁，头状花序全为舌状花。本亚科只包含一个族（菊苣族）。

蒲公英 *Taraxacum mongolicum* **Hand.-Mazz.** 多年生草本，有乳汁。根直生。叶莲座状生，倒披针形，羽状深裂，顶裂片较大。花葶数个，外层总苞片先端常有小角状突起，内层总苞片远长于外层；全为黄色舌状花。瘦果先端具细长喙，冠毛白色。生各地田野、草地、山坡。全草作蒲公英入药，能清热解毒、消肿散结，主治乳腺炎、疔疮。同属多种植物亦作蒲公英入药，中药制剂有复方青黛丸、复方金黄连颗粒、复方珍珠暗疮片、复方益肝丸、复方黄柏液涂剂。

山莴苣 *Lactuca indica* **L.** 嫩茎能清热解毒、利尿、通乳。

苦荬菜 *Ixeris denticulata* (Houtt.) **Stebb.** 全草清热解毒、消肿散结，中药制剂有十三味榜嘎散。

苦苣菜 *Sonchus oleraceus* **L.** 全草清热解毒、凉血。

二、单子叶植物纲 Monocotyledoneae

单子叶植物的种子一般有 1 片子叶；草本；须根系；叶具平行脉或弧形脉；花常为 3 基数。

41. 泽泻科 Alismataceae

$$\female *P_{3+3} A_{6\sim\infty} \underline{G}_{6\sim\infty:1:1}; \quad \male *P_{3+3} A_{6\sim\infty}; \quad \female *P_{3+3} \underline{G}_{6\sim\infty:1:1}$$

【科特征】水生或沼生草本。具根状茎、块茎或球茎。单叶常基生，叶柄基部鞘状。花序总状、圆锥状或圆锥状聚伞花序；花两性或单性，辐射对称；花被片 6，2 轮，外轮 3 枚萼片状，宿存，内轮 3 枚花瓣状，易脱落；雄蕊 6 枚或多数，花药 2 室；心皮 6 至多数，轮生或螺旋状排列，分离，花柱宿存，子房上位，胚珠 1 枚，花柱宿存。聚合瘦果或小坚果。种子无胚乳，胚马蹄形。

【分类】13 属，100 余种；多分布于北半球温带至热带地区。我国 5 属，20 余种；南北均有分布。已知药用 2 属，12 种。

【药用植物】**泽泻** *Alisma orientale* (Sam.) **Juzep.** 生各地于水塘、湖泊或沼泽地，福建、江西等地有栽培。块茎作泽泻入药，能利水渗湿、泄热、化浊降脂，中药制剂有十一味参芪片、七味都气丸、山菊降压片等。

慈菇 *Sagittaria trifolia* **L. var.** *sinensis* (Sims) **Makino** 球茎入药或食用，能清热止血、行血通淋、消肿散结。

42. 禾本科 Gramineae (Poaceae)

$$\female *P_{2\sim3} A_{3\sim6} \underline{G}_{(2\sim3:1:1)}$$

【科特征】草本或木本。常具根状茎。地上茎常中空，节明显，特称为秆（culm）。单叶互生，2 列；常由叶片、叶鞘组成，有时有叶舌和叶耳；叶片常为条形或披针形，具明显平行脉及中脉；叶鞘抱秆，常一侧开裂；叶片和叶鞘连接处的内侧有叶舌，呈膜质或纤毛状；叶鞘顶端两侧各有 1 附属物，称叶耳。花序以小穗为基本单位，再排成穗状、总状或圆锥状；每小穗有花 1 至数朵，小穗轴很短，基部 2 枚苞片称颖片（glume），下方的称外颖，上方的称内颖；小花基部的 2 枚苞片，特称为外稃（lemma）和内稃（palea）；花被片退化为鳞被（浆片），常 2~3 枚；雄蕊通常 3~6 枚，稀多数，花丝细长，花药丁字着生，药室纵裂；雌蕊 1，子房上位，2~3 心皮合生，1 室，胚珠 1，花柱 2，柱头常羽毛状。颖果。种子含丰富淀粉质胚乳。

【分类】700 属，近 10 000 余种；广布于世界各地。我国 228 属，1500 余种；各省区均有分布。本科是被子植物中的大科之一，具有重要的经济价值；已知药用 85 属，173 种。

【亚科及药用植物】

（1）竹亚科 Bambusoideae：植物体多木质化，常呈乔木或灌木状。节间常中空。叶二型，有茎生叶和营养叶两类，茎生叶（秆箨、笋壳）由箨鞘、箨叶组成，箨鞘大，箨叶小而中脉不明显，两者相接处有箨舌，箨鞘顶端两侧各有 1 箨耳；营养叶二行排列互生于中、末级分枝，通常为常绿性，具短柄，叶片披针形，具明显的中脉，叶片和叶鞘连接处形成关节，叶片易从关节处脱落。

淡竹 *Phyllostachys nigra*（Lodd.）Munro var. *henonis*（Mitf.）Stapf ex Rendle 乔木状竹类。竿高 7~18m，竿壁厚，秆环及箨环隆起明显；箨鞘黄绿色至淡黄色，具黑色斑点和条纹，箨叶长披针形；营养叶 1 至 5 枚，叶片狭披针形。原产我国黄河流域以南丘陵、平原。其秆的中间层刮下作竹茹入药，能清热化痰、除烦、止呕。

青竿竹 *Bambusa tuldoides* Munro、大头典竹 *Sinocalamus beecheyanus*（Munro）Mcclure var. *pubescens* P. F. Li 的茎秆中间层亦作竹茹入药。

（2）禾亚科 Agrostidoideae：一年生或多年生草本。秆通常草质，秆生叶即是普通叶，叶片常为狭长披针形或线形，中脉明显，通常无叶柄，叶鞘明显，叶片与叶鞘连接处无关节，不易从叶鞘脱落。

薏苡 *Coix lacryma-jobi* L. var. *ma-yuen*（Roman.）Stapf 一年生草本。秆高 1~1.5 m，多分枝。叶片条状披针形。总状花序，雄花序位于上部，具 5~6 对小穗；雌花序位于下部，为骨质总苞所包被。颖果球形，包藏于白色光滑的骨质总苞内。生于各地河边、溪边、湿地。成熟种仁作薏苡仁入药，能利水渗湿、健脾止泻、除痹、排脓、解毒散结，中药制剂有儿康宁胶囊、风痛安胶囊、金嗓清音丸、参苓白术丸、骨刺丸等多种。

淡竹叶 *Lophatherum gracile* Brongn. 多年生草本。须根中部膨大呈纺锤形的块根。叶片披针形，叶舌质硬，褐色，背有糙毛。分布于江苏、安徽、浙江、江西、福建、台湾、湖南、广东、广西、四川、云南等地山坡林下阴湿地。茎叶作淡竹叶入药，能解表、除烦、宣发郁热，中药制剂有心脑静片、小儿退热颗粒、小儿七星茶口服液等。

大麦 *Hordeum vulgare* L. 成熟果实经发芽干燥后的炮制加工品作麦芽入药，能行气消食、健脾开胃、回乳消胀，中药制剂有山楂化滞丸、小儿化食丸、小儿至宝丸等。

粟 *Setaria italica*（L.）Beauv. 成熟果实经发芽干燥后的炮制加工品作谷芽入药，能消食和中、健脾开胃。

稻 *Oryza sativa* L. 成熟果实发芽并干燥后作稻芽入药，能消食和中、健脾开胃，中药制剂有保济口服液、保济丸、六合定中丸等。

芦苇 *Phragmites communis* Trin. 根状茎作芦根入药，能清热泻火、生津止渴、除烦、止呕、利尿，中药制剂有抗病毒口服液、桑菊感冒丸、银翘伤风胶囊、维 C 银翘等。

白茅 *Imperata cylindrica* Beauv. var. *major*（Nees）C. E. Hubb. 根状茎作白茅根入药，能凉血止血、清热利尿，中药制剂有肾炎舒片、肾炎康复片、胆宁片等。

小麦 *Triticum aestivum* L. 干瘪轻浮的颖果作浮小麦入药，能止汗、解毒，中药制剂有更安丸、夜宁糖浆、脑乐静。

玉蜀黍 *Zeamays* L. 花柱（玉米须）能清血热、利尿、消渴，中药制剂有复方金钱草颗粒、消渴丸等。

43. 莎草科 Cyperaceae

$$\text{☿}*P_0A_3\underline{G}_{(2\text{-}3:1:1)}\text{；}\text{♂}*P_0A_3\text{；}\text{♀}*P_0\underline{G}_{(2\text{-}3:1:1)}$$

【科特征】草本。常具根状茎；秆通常三棱形，无节，多实心。叶基生或秆生，3列，叶片狭长，叶鞘闭合。小穗单生或多数排列成穗状或头状花序；每小穗具 2 至多数带鳞片的花，或退化至仅具 1 枚花；花两性或单性，雌雄同株（少异株），着生于鳞片（颖片）腋间；花被缺或退化成下位鳞片或下位刚毛，有时雌花为果囊包裹；雄蕊 3；子房上位，2~3 心皮合生，1 室，胚珠 1 枚，柱头 2~3。小坚果或瘦果。

【分类】80 余属，4000 余种；广布于世界各地。我国 28 属，670 余种；各地均产。已知药用 16 属，110 余种。

【药用植物】莎草 *Cyperus rotundus* L. 根状茎匍匐状，具椭圆形块茎。秆锐三棱形，平滑。叶基生，3 列，叶鞘棕色，常裂成纤维状。穗状花序具 3~10 个小穗；小穗具 8~28 朵花，小穗轴具白色透明的翅；雄蕊 3，药隔突出于花药顶端；柱头 3。小坚果三棱状。生各地山坡荒地草丛中或水边潮湿处。根状茎作香附入药，能疏肝解郁、理气宽中、调经止痛，中药制剂有追风透骨丸、独圣活血片、神香苏合丸、柴胡舒肝丸等。

荆三棱 *Scirpus yagara* Ohwi 块茎能破血祛瘀、消积行气。

荸荠 *Eleocharis dulcis*（Burm. f.）Trin. ex Henschel［*Eleocharis tuberosa*（Roxb）Roem. et Schult.］球茎能清热生津、开胃解毒。

44. 天南星科 Araceae

$$\text{☿}*P_{4\text{-}6}A_{4\text{-}6}G_{1\text{-}\infty}\text{，}\text{♂}P_0A_{(2\text{-}8)\text{，}(\infty)\text{，}2\text{-}8\text{，}\infty}\text{；}\text{♀}P_0\underline{G}_{1\text{-}\infty}$$

【科特征】多年生草本。常具块茎或根状茎。单叶或复叶，多基生，叶柄基部常具膜质叶鞘，网状脉，脉岛中缺乏游离的脉梢。肉穗花序，基部有一大型佛焰苞，肉穗花序顶端常有各种形状的附属物；花小，两性或单性；单性花常无花被，雌雄同株（同序）或异株，同序时雌花群在下部，雄花群在上部，中间常有无性花相隔，雄蕊 1~6，常愈合成雄蕊柱，少分离；两性花常具花被，花被片 4~6，鳞片状，雄蕊与雄蕊同数而对生；子房上位，心皮 1 至多数，成 1 至多室，胎座各式，每室胚珠 1 至多数。浆果，密集于花序轴上。

【分类】115 属，2000 余种；分布于热带及亚热带地区。我国 35 属，205 种；多分布于长江以南各省区；已知药用 22 属，106 种。

【主要属及药用植物】

（1）天南星属 *Arisaema*：多年生草本，具块茎，稀具圆柱形根茎。叶 1~2（3）枚，叶片 3 至多裂，放射状、鸟趾状全裂或复叶状。肉穗花序，佛焰苞下部管状，上部开展，附属体较短，仅达佛焰苞喉部或稍伸出喉外，有时为长线形；雌雄异株，花无花被，雄花雄蕊 2~5 枚，花丝愈合；雌花密集，子房上位，1 室。浆果红色，密集排列于花序轴上。

天南星 *A. erubescens*（Wall.）Schott 块茎扁球形。叶 1 枚，叶柄中部以下具鞘，叶片放射状全裂，裂片 11~23。佛焰苞绿色，管部圆筒形，常短于叶柄，檐部常三角状卵形至长圆状卵形，先端渐狭，略下弯，有线形尾尖或无；肉穗花序单生，其附属器棒状，直立。浆果红色，种子 1~2，球形，淡褐色。生于各地林下阴湿地。块茎作天南星入药，能散结消肿，中药制剂有小儿百部止咳糖浆、五虎散、牛黄化毒片、心脑静片等。

异叶天南星 *A. heterophyllum* Blume、东北天南星 *A. amurense* Maxim 的块茎亦作天南星入药。

（2）半夏属 *Pinellia*：多年生草本，具块茎。叶基生，叶柄中下部常有珠芽；叶片全缘、3 深裂、3 全裂或鸟趾状全裂，侧脉纤细，近边缘有集合脉 3 条。佛焰苞宿存，内卷成筒状，有增厚的横隔膜，附属体细长，超出佛焰苞很长；花雌雄同株，无花被，雄花位于花序上部，雄蕊 2；雌花位于花序下部，着生雌花的花序轴与佛焰苞贴生，子房 1 室，胚珠 1 枚。

半夏 *P. ternata*（Thunb.）Breit. 草本，块茎球形，较小。幼苗叶片为单叶全缘；老株叶片 3 全裂，叶柄下部内侧及叶片基部常有一珠芽。佛焰苞管喉闭合，有横隔膜；肉穗花序附属器鼠尾状，伸出佛焰苞外。浆果绿色（图 8-41）。生于各地草坡、荒地、田边或疏林下。块茎作半夏入药，能燥湿化痰、降逆止呕、消痞散结，中药制剂有半夏天麻丸、百咳静糖浆、达立通颗粒、竹沥达痰丸等。

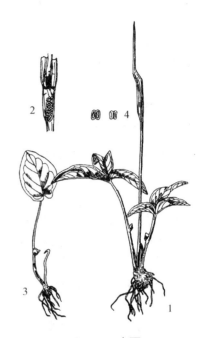

图 8-41 半夏
1. 半夏的植株 2. 肉穗花序（示上部的雄花和下部的雌花） 3. 幼苗 4. 雄蕊

掌叶半夏 *P. pedatisecta* Schott 块茎较大，周围常生有数个小块茎，叶片鸟趾状全裂，裂片 7~13，披针形，中间 1 枚较大。分布于华北、华中及西南林下、荒坡。块茎（虎掌南星）功效同天南星。

石菖蒲 *Acorus tatarinowii* Schott 根状茎作石菖蒲入药，能开窍豁痰、醒神益智、化湿开胃，中药制剂有天王补心丸、天丹通络片、天麻醒脑胶囊、甘露消毒丸等。

菖蒲 *A. calamus* L. 干燥根状茎作水菖蒲入药，能温胃、消炎止痛。

独角莲 *Typhonium giganteum* Engl. 块茎作白附子入药，能祛风痰、定惊搐、解毒散结、止痛，中药制剂有小儿至宝丸、牛黄镇惊丸、玉真散、医痫丸、抱龙丸等。

千年健 *Homalomena occulta*（Lour.）Schott 根状茎作千年健入药，能祛风湿、壮筋骨，中药制剂有風寒双离拐片等。

45. 百部科 Stemonaceae

$$\male\female * P_{2+2} A_{2+2} \underline{G}_{(2:1:2\sim\infty)}, \overline{G}_{(2:1:2\sim\infty)}$$

【科特征】多年生草本或半灌木，攀缘或直立。常具肉质块根。单叶对生、轮生或互生。花序腋生或贴生于叶片中脉；花两性，辐射对称；花被片 4，2 轮；雄蕊 4，花丝极短，离生或基部合生成环，花药2室，药隔通常延伸于药室之上成细长的附属物；子房上位或仅半下位，2心皮，1室；胚珠2至多数。蒴果蒴果，扁圆形，种子卵形或长圆形，具丰富胚乳。

【分类】3属，30余种；分布于亚洲、美洲和大洋洲。我国2属，11种；产西南至东南部。已知药用2属，6种。

【药用植物】**直立百部 Stemona sessilifolia (Miq.) Miq.** 多年生草本。块根纺锤形。3~4叶轮生，卵状椭圆形或卵状披针形，主脉3~7，中间3条明显，茎下部叶鳞片状。花常生于茎下部鳞片腋内，两性，辐射对称；花被片4，淡绿色，内侧1/3紫红色，雄蕊4，紫红色，先端具披针形黄色附属体，药隔伸长，伸长部分钻状披针形；子房上位。蒴果2瓣裂，种子数枚。分布于浙江、江苏、安徽、江西、山东、河南等省区山坡林下。块根作百部入药，能润肺下气止咳、杀虫灭虱，中药制剂有小儿百部止咳糖浆、羊胆丸、枇杷止咳胶囊等。

蔓生百部 *S. japonica*（Bl.）Miq.、对叶百部 *S. tuberosa* Lour. 的块根亦作百部入药。

46. 百合科 Liliaceae

$$\male\female * P_{3+3,(3+3)} A_{3+3} \underline{G}_{(3:3:1\sim\infty)}$$

【科特征】草本，稀灌木或藤本。常具根状茎、鳞茎或块根。茎直立、攀缘状或变态成叶状枝。单叶互生或基生，少对生、轮生或退化成鳞片状。花单生或集成总状、圆锥、伞形花序；花两性，辐射对称；花被片6，花瓣状，2轮，离生或合生；雄蕊6，2轮；子房上位，稀半下位；3心皮3室，中轴胎座，每室倒生胚珠1至多数。蒴果或浆果，较少坚果。

【分类】230余属，3500余种；广布于全球，以亚热带及温带地区较多。我国60属，560余种；全国广布，以西南地区种类较多。已知药用52属，374种。

【主要属及药用植物】

（1）百合属 *Lilium*：草本。鳞茎卵形或近球形；鳞片多数，肉质，卵形或披针形，无节或有节，白色，少有黄色。单叶互生，全缘，无柄或具短柄。花单生或排成总状花序，常具鲜艳色彩；花被片6，2轮，分离；雄蕊6枚，花药丁字状着生；子房圆柱形，上位，3心皮合生，3室，柱头膨大，3裂。蒴果矩圆形，室背开裂，种子多数。

百合 *L. brownii* F. E. Brown var. *viridulum* Baker 鳞茎球形。茎有紫色条纹。叶倒卵状披针形，通常自下向上渐小。花喇叭形，有香气，乳白色，稍带紫色；花药长椭圆形，花粉粒红褐色；子房圆柱形，柱头3裂。蒴果矩圆形，有棱。分布于广东、广西、湖南、湖北、江西、安徽、福建、浙江、四川、云南、贵州、陕西、甘肃、河南等省山坡、灌木林下、路边、溪旁或石缝中。肉质鳞叶作百合入药，能养阴润肺、清心安神，中药制剂有灵莲花颗粒、百合固金片、百合固金口服液等。

卷丹 *L. lancifolium* Thunb.、细叶百合（山丹）*L. pumilum* DC. 的肉质鳞叶亦作百合入药。

（2）贝母属 *Fritillaria*：多年生草本。鳞茎深埋土中，外有鳞茎皮，通常由2（~3）枚白粉质鳞片组成，较少由多枚鳞片及周围许多米粒状小鳞片组成，前者鳞茎近卵形或球形，后者常多少呈莲座状。基生叶有长柄，茎生叶对生、轮生或散生，先端卷曲或不卷曲，基部半抱茎。花钟状下垂，具叶状苞片，花被片 6，分离，基部有一凹陷的蜜腺窝；雄蕊 6 枚，花药近基生或背着；子房上位，3 心皮组成 3 室。蒴果具 6 棱，棱上常有翅，室背开裂。

浙贝母 *F. thunbergii* Miq. 鳞茎较大，直径 1.5~3cm，由 2~3 枚鳞片组成。叶无柄，条状披针形，下部叶对生或互生，中部叶轮生，上部叶先端卷曲呈卷须状。花 1~6 朵，淡黄色，有时稍带紫色，钟形；顶生花具 3~4 枚叶状苞片，其余的具 2 枚苞片，叶状苞片先端卷曲。蒴果棱上有 6 条宽翅。分布于浙江、江苏及湖南海拔较低的山丘荫蔽处或竹林下。鳞茎作浙贝母入药，能清热化痰止咳、解毒散结消痈，中药制剂有浙贝流浸膏、小儿宝泰康颗粒、内消瘰疬片、乌贝散、羊胆丸、利咽解毒颗粒等。

川贝母 *F. cirrhosa* D. Don 鳞茎由 2 枚鳞片组成，直径 1~1.5cm。叶通常对生，少数互生或轮生，先端稍卷曲或不卷曲。花通常单朵，紫色至黄绿色，有紫色斑点或小方格；叶状苞片通常 3 枚。主要分布于西藏、云南及四川高山灌丛、草地、林中或河滩、山谷等湿地或岩缝中。鳞茎作川贝母入药，能清热润肺、化痰止咳、散结消痈，中药制剂有川贝止咳露、小儿化毒散、小儿金丹片、小儿清肺止咳片等。

暗紫贝母 *F. unibracteata* Hsiao et K. C. Hsia、甘肃贝母 *F. przewalskii* Maxim. ex Batal.、梭砂贝母 *F. delavayi* Franch. 的鳞茎亦作川贝母入药。

湖北贝母 *F. hupehensis* Hsiao et K. C. Hsia. 鳞茎作湖北贝母入药，能清热化痰、止咳、散结。

新疆贝母 F. walujewii Regel、伊犁贝母 F. pallidiflora Schrenk 的鳞茎作伊贝母入药，能清热润肺、化痰止咳。

平贝母 *F. ussuriensis* Maxim. 鳞茎作平贝母入药，能清热润肺、化痰止咳，中药制剂有小儿肺热平胶囊、金振口服液、保胎丸等。

（3）黄精属 *Polygonatum*：草本。具根状茎。叶互生、对生或轮生，全缘。花腋生，花被 6，下部合生成管状，裂片顶端通常具乳突状毛；雄蕊 6；子房上位，3 心皮组成 3 室。浆果近球形。

黄精 *P. sibiricum* Delar. ex Redoute 根状茎结节状膨大，节间一头粗一头细。叶轮生，每轮 4~6 枚，条状披针形，先端卷曲。小花 2~4 朵腋生，下垂，苞片位于花梗基部；花被乳白色至淡黄色。浆果成熟时黑色。分布于东北、华北、西北、华东等各省区林下、灌丛及山坡阴处。根状茎作黄精入药，能补气养阴、健脾、润肺、益肾，中药制剂有参精止渴丸、活力苏口服液、活血通脉片、降糖甲片等。

滇黄精 *P. kingianum* Coll. et Hemsl.、多花黄精 *P. cyrtonema* Hua 的根状茎亦作黄精入药。

玉竹 *P. odoratum*（Mill.）Druce 根状茎扁圆柱形。叶互生，椭圆形至卵状矩圆形，背面灰白色，叶柄基部扭曲成二列状。花 1~4 朵腋生，栽培时可多至 8 多，花被黄绿色至白色。浆果蓝黑色。分布于黑龙江、吉林、辽宁、河北、山西、内蒙古、甘肃、青海、山东、河南、湖北、湖南、安徽、江西、江苏、台湾等省区向阳山坡。根状茎作玉竹入药，能养阴润燥、生津止渴，中药制剂有阴虚胃痛颗粒、芪苈强心胶囊、国公酒、舒筋活络酒等。

七叶一枝花 *Paris polyphylla* Smith var. *chinensis*（Franch.）Hara　根状茎粗厚，直径达 1~2.5cm，外面棕褐色，密生多数环节和许多须根。叶 5~8 枚轮生，通常 7 枚，倒卵状披针形、矩圆状披针形或倒披针形。花单生，外轮花被片绿色，狭卵状披针形，内轮花被片狭条形；雄蕊 8~10 枚，药隔突出部分长 1~1.5mm。蒴果紫色。分布于华东、华南及西南等各省区林下及灌丛。根状茎作重楼入药，能破血、软坚、消积，中药制剂有宫血宁胶囊、三七血伤宁胶囊、小儿退热合剂、季德胜蛇药片等。

天冬 *Asparagus cochinchinensis*（Lour.）Merr. 攀缘植物。根在中部或近末端膨大成纺锤状块根；叶状枝通常每 3 枚成簇；茎上的鳞片状叶基部延长为硬刺。花通常 2 朵腋生，淡绿色。浆果，熟时红色，种子 1 枚。生各地山坡、路旁及疏林下。块根作天冬入药，能养阴润燥、清肺生津，中药制剂有口炎清颗粒、天王补心丸、乌鸡白凤丸、石斛夜光丸、全鹿丸等。

知母 *Anemarrhena asphodeloides* Bge. 根状茎横走，具较粗的根。叶基生，禾叶状。花亭直立，花 2~3 朵簇生，排成总状花序；花被 6，淡紫红色，雄蕊 3；子房卵形。蒴果。分布于华北、西北及东北等各省区干旱草地及沙地。根状茎作知母入药，能清热泻火、滋阴润燥，中药制剂有二母安嗽丸、大补阴丸、小儿百部止咳糖浆、安神胶囊等。

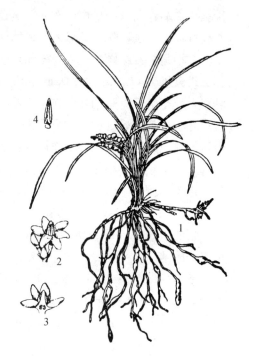

图 8-42　麦冬
1.麦冬的植株　2.花　3.花的纵剖　4.雄蕊

麦冬 *Ophiopogon japonicus*（L. f.）Ker-Gawl. 草本，具椭圆形或纺锤形的块根。茎很短，叶基生成丛，细条形。总状花序，花几朵至十几朵；花被片常稍下垂而不展开，披针形，白色或淡紫色；子房半下位。浆果蓝黑色，种子球形（图 8-42）。生各地山坡阴湿处、林下或溪边。块根作麦冬入药，能养阴生津、润肺清心，中药制剂有乙肝养阴活血颗、十味消渴胶囊、儿康宁糖浆、口炎清颗粒、牛黄净脑片、心荣口服液等。

阔叶山麦冬（短葶山麦冬） *Liriope muscari*（Decne.）Baily　具肉质小块根。叶密集成丛，禾叶状。总状花序；花被片紫色或红紫色；子房上位，近球形。种子球形，成熟时黑紫色。分布于华东、华中、华南及陕西、四川、贵州林下阴湿处。块根作山麦冬入药，能养阴生津、润肺清心，中药制剂有龙牡壮骨颗粒、健脾生血片、健脾生血颗粒等。

湖北麦冬 *L. spicata*（Thunb.）Lour. var. *prolifera* Y. T. Ma 的块根亦作山麦冬入药。

菝葜 *Smilax china* L. 攀缘灌木。具钩状刺，根状茎粗厚，坚硬。叶薄革质或坚纸质，圆形、卵形或其他形状；有托叶卷须。伞形花序；花绿黄色，雌雄异株。浆果。全国广布。根状茎作菝葜入药，能祛风利湿、解毒散瘀，中药制剂有三金片等。

光叶菝葜 *Smilax glabra* Roxb. 攀缘灌木；根状茎肥厚；叶狭椭圆状披针形至狭卵状披针形，革质，叶下面粉白色；具托叶卷须；伞形花序；浆果成熟时紫黑色，被粉霜。分布于长江流域以南各省区及甘肃南部山坡、灌丛及疏林下。根状茎作土茯苓入药，能解毒、除湿、通利关节，中药制剂有妇炎康片、妙济丸、肾炎康复片、复方青黛丸、复方益肝丸等。

藜芦 *Veratrum nigrum* L. 鳞茎作藜芦入药，能涌吐、杀虫、有毒。

剑叶龙血树 *Dracaena cochinchinensis* (Lour.) S. C. Chen 树脂作国产血竭入药，内服能活血化瘀、止痛；外用能止血、生肌、敛疮，中药制剂有七厘胶囊、人参再造丸、止痛紫金丸等。

铃兰 *Convallaria majalis* L. 全草能强心利尿，有毒。

47. 薯蓣科 Dioscoreaceae

$$♂*P_{3+3, (3+3)} A_{3+3}; ♀*P_{3+3} \overline{G}_{(3:3:2)}$$

【科特征】缠绕草质或木质藤本。地下部分为根状茎或块茎，形状多样。单叶或掌状复叶，多互生，少对生，具掌状网脉。穗状、总状或圆锥花序；花小，单性异株或同株，辐射对称；花被片6，2轮，离生或基部合生；雄花雄蕊6，有时3枚退化；雌花子房下位，3心皮，3室，每室胚珠2；花柱3。蒴果、浆果或翅果，成熟后顶端开裂。种子常具翅。

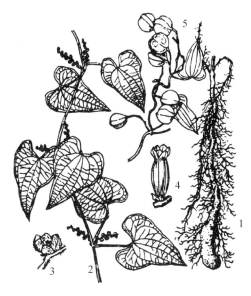

图 8-43　薯蓣
1. 薯蓣的根状茎　2. 雄花着生的枝条
3. 雄花　4. 雌花　5. 果枝

【分类】9属，650余种；广布于全球的热带和温带地区。我国1属，49种；主要分布于西南至东南各省区。药用37种。

【药用植物】**薯蓣 *Dioscorea opposita* Thunb.** 缠绕草质藤本。根状茎长圆柱形，垂直生长；茎常带紫红色，右旋，无毛。单叶，茎下部互生，中部以上对生，稀3叶轮生，叶卵状三角形至宽卵形，基部耳状膨大，宽心形；叶腋内常有珠芽（零余子）。花单性异株；雄花有花被片6，雄蕊6；雌花柱头3。蒴果三棱状扁圆形或三棱状圆形，种子四周有膜质翅（图8-43）。主产于河南、湖南、江西等省区向阳山坡及灌丛。根状茎作山药入药，能补脾养胃、生津益肺、补肾涩精，中药制剂有七味都气丸、人参健脾丸、儿康宁糖浆、九味肝泰胶囊、三七血伤宁胶囊等。

穿龙薯蓣（穿山龙）*D. nipponica* Makino 根状茎圆柱形，多分枝，横走，坚硬，外皮黄褐色。叶互生，掌状心形，边缘不等大浅裂，雌雄异株。生各地林缘、灌丛。根状茎作穿山龙入药，能祛风除湿、舒筋通络、活血止痛、止咳平喘，中药制剂有抗栓再造丸、穿龙骨刺丸、祛风舒筋丸等。

绵萆薢 D. septemloba Thunb. 根状茎横走。叶缘微波或全缘，少有掌状分裂。蒴果较扁，种子具翅，翅矩圆形，紫红色。分布于浙江、福建、江西、湖北、湖南、广东及广西等省区山地疏林或灌丛中。根状茎作绵萆薢入药，能利湿去浊、祛风通痹，中药制剂有骨刺丸、复方青黛丸等。

福州薯蓣 D. futschauensis Uline ex R. Kunth 根状茎亦作绵萆薢入药。

黄独 D.bulbifera L. 块茎作黄药子入药，能化痰消瘿、清热解毒、凉血止血，中药制剂有金蒲胶囊、白蚀丸等。

盾叶薯蓣 D. zingiberensis C. H. Wright 根状茎能消肿解毒。

48. 鸢尾科 Iridaceae

$$\text{♀} *↑P_{(3+3)} \ A_3 \ \overline{G}_{(3:3:\infty)}$$

【科特征】草本。通常有根状茎、球茎或鳞茎。叶多基生，条形或剑形，基部对折成套叠状，排成 2 列，具平行脉。花两性，鲜艳而美丽，辐射对称或两侧对称，成聚伞或伞房花序，稀单生；花被片 6，2 轮，花瓣状，基部常合生成管状；雄蕊 3；子房下位，3 心皮 3 室，中轴胎座，胚珠多数，柱头 3 裂，扁平呈花瓣状。蒴果，成熟时室背开裂。

【分类】60 余属，800 种；广泛分布于热带、亚热带及温带地区，主产东非和热带美洲。我国 11 属，70 余种；多分布于西南、西北及东北各地。已知药用 8 属，39 种。

【药用植物】射干 *Belamcanda chinensis* (L.) DC. 多年生草本。根状茎不规则块状，黄色，须根多数。叶互生，嵌迭状排列，剑形，基部鞘状抱茎，无中脉。花序顶生，叉状分枝；花橙色，散生深红色斑点；花被裂片 6，2 轮排列，内轮裂片较外轮裂片略小；雄蕊 3，花药条

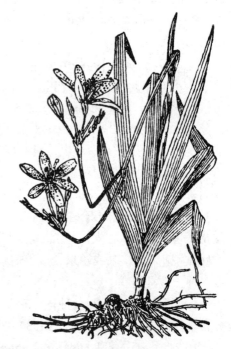

图 8-44 射干

形；子房下位，3 室，柱头 3 裂，裂片边缘向外翻卷。蒴果（图 8-44）。生各地干燥山坡、草地、沟谷及滩地。根状茎作射干入药，能清热解毒、消痰、利咽，中药制剂有小儿肺热平胶囊、小儿清肺止咳片、甘桔冰梅片、甘露消毒丸、金贝痰咳清颗粒、桂林西瓜霜等。

番红花 Crocus sativus L. 多年生草本。球茎扁圆球形，外有黄褐色的膜质包被。叶基生，条形，边缘反卷；叶丛基部包有 4~5 片膜质的鞘状叶。花茎极短；花淡蓝色、红

紫色或白色，有香味；花被管细长，裂片 6，2 轮排列，上有紫色脉纹；雄蕊 3；子房下位，花柱 3 分枝，细长，略扁，大部分橙黄色，顶端橙红色，有浅齿，楔形，较雄蕊长。蒴果椭圆形。原产欧洲南部，国内有栽培。柱头作西红花入药，能活血化瘀、凉血解毒、解郁安神，中药制剂有二十五味松石丸、仁青芒觉、定坤丹等。

鸢尾 Iris tectorum Maxim. 多年生草本。植株基部围有老叶残留的膜质叶鞘及纤维；根状茎粗壮，二歧分枝。叶基部鞘状，有数条不明显的纵棱。花茎顶部 1~2 朵花，花梗甚短；花蓝紫色，花被管细长，上端膨大成喇叭形，外花被裂片圆形或宽卵形，内花被裂片椭圆形；花药鲜黄色，花丝细长，白色；花柱顶端裂片近四方形，有疏齿，淡蓝色；子房纺锤状圆柱形。蒴果长椭圆形或倒卵形，有 6 条明显的肋，成熟时 3 瓣裂。生各地林缘、灌丛或田边草地。根状茎作川射干入药，能清热解毒、祛痰、利咽。

马蔺 Iris lactea Pall. var. chinensis（Fisch.）Koidz. 种子（马蔺子）能凉血止血、清热利湿。

49. 姜科 Zingiberaceae

$$\female\male\uparrow P_{(3+3)}\ A_1\ \overline{G}_{(3:1-3:\infty)}$$

【科特征】多年生草本，少一年生。具块茎、根状茎或块根，通常具芳香味或辛辣味。单叶基生或互生，常 2 列状排列；多有叶鞘和叶舌；羽状平行脉。花两性，稀单性，两侧对称；单生或生于有苞片的穗状、总状、圆锥花序上，每苞片具花一至数朵；花被片 6，2 轮，外轮花萼状，常合生成管，一侧开裂，顶端常 3 齿裂；内轮花冠状，基部合生，上部 3 裂，通常位于后方的一枚裂片较大；退化雄蕊 2 或 4，外轮 2 枚称侧生退化雄蕊，呈花瓣状，内轮 2 枚联合成唇瓣，常十分显著而美丽，发育雄蕊 1，花丝细长具槽；子房下位，3 心皮 3 室，中轴胎座，少侧膜胎座（1 室），胚珠常多数；花柱细长，着生于花丝槽中，柱头漏斗状。蒴果开裂或肉质不开裂，种子具假种皮。

【分类】49 属，1500 余种；主要分布于热带、亚热带地区。我国 19 属，150 余种；分布于西南、华南至东南。药用 15 属，100 余种。

【主要属及药用植物】

（1）姜属 Zingiber：根状茎块状平生，指状分枝，具芳香。穗状花序，花葶从根状茎抽出；侧生退化雄蕊与唇瓣连合，形成具有 3 裂片的唇瓣，药隔附属休延长至花药外成一弯喙。

姜 Z. officinale Rosc. 多年生草本。根状茎肥厚，多分枝，有芳香及辛辣味。叶片披针形或线状披针形。总花梗被鳞片状鞘，长达 25cm，穗状花序球果状；苞片卵形，顶端有小尖头；花冠黄绿色；唇瓣中央裂片长圆状倒卵形，短于花冠裂片，有紫色条纹及淡黄色斑点，侧裂片较小卵形；药隔附属体钻状。我国大部分地区有栽培。根状茎作干姜入药，能温中散寒、回阳通脉、燥湿消痰。新鲜根状茎作生姜入药，能解表散寒、温中止呕、化痰止咳、解鱼蟹毒，中药制剂有三拗片、小建中片、小柴胡片、木香顺气丸、风寒咳嗽丸等。

（2）姜黄属 Curcuma：根状茎粗短，肉质芳香，须根末端常膨大成块根。地上茎极短或缺。花葶从根状茎或叶鞘抽出，苞片大，基部彼此连生成囊状；侧生退化雄蕊花瓣状，基部与花丝合生，唇瓣较大，全缘或 2 裂，药隔顶端无附属物，花药基部有距；子房 3 室，胚珠多数。蒴果球形，种子小。

姜黄 *C. longa* L. 根状茎发达，椭圆形或圆柱形，橙黄色，极香；不定根末端膨大呈块根。叶片长圆形或椭圆形。花葶由叶鞘内抽出；穗状花序圆柱状；苞片淡绿色，顶端钝，白色，边缘淡红色；花萼白色；花冠淡黄色；侧生退化雄蕊比唇瓣短，与花丝及唇瓣的基部相连成管状；唇瓣倒卵形，淡黄色，中部深黄，药室基部具 2 角状的距，子房被微毛。分布于我国东南部至西南部，常栽培。根状茎作姜黄入药，能破血行气、通经止痛，中药制剂有乌军治胆片、冰黄肤乐软膏、金佛止痛丸等。块根习称黄丝郁金，能破血行气、清心解郁、凉血止血、利胆退黄。

温郁金 *C. wenyujin* Y. H. Chen et C. Ling 多年生草本。根状茎肉质肥大芳香，黄色；根端膨大成纺锤状。叶背无毛。穗状花序圆柱形，花冠裂片白色不染红。浙江、福建等地有栽培。块根作郁金入药，能活血止痛、行气解郁、清心凉血、利胆退黄，中药制剂有牛黄净脑片、牛黄降压片、心脑康胶囊等；根状茎作莪术入药，能行气破血、消积止痛，中药制剂有正骨水、庆余辟瘟丸、安阳精制膏等。

广西莪术 *C. kwangsiensis* S. G. Lee et C. F. Liang 根状茎卵球形；须根末端常膨大成近纺锤形块根。叶基生，直立。穗状花序从根状茎抽出，子房被长柔毛。分布于广西、云南。块根作郁金入药，根状茎作莪术入药。

（3）豆蔻属 *Amomum*：根状茎延长而匍匐状，茎基部略膨大成球形。花葶自根状茎抽出，穗状花序；侧生退化雄蕊钻状或线形，与唇瓣分离，药隔附属体延长，全缘或 2~3 裂；子房 3 室，胚珠多数。果实不裂或不规则开裂。种子辛香。

阳春砂 *A. villosum* Lour. 茎散生；根状茎匍匐地面，节上被褐色膜质鳞片。中部叶片长披针形，上部叶片线形。穗状花序椭圆形；花冠白色；唇瓣圆匙形，顶端黄色而染紫红，具瓣柄；药隔附属体 3 裂；子房被白色柔毛。蒴果椭圆形，成熟时紫红色，干后褐色，表面被柔刺。种子多角形，有浓郁的香气。分布于福建、广东、广西及云南山谷林下阴湿地。果实作砂仁入药，能化湿开胃、温脾止泻、理气安胎，中药制剂有八宝坤顺丸、人参健脾丸、女金胶囊、孕康合剂、朴沉化郁丸、安中片等。

白豆蔻 *A. kravanh* Pierre ex Gagnep. 茎丛生，茎基叶鞘绿色；叶片卵状披针形，叶舌圆形，叶鞘及叶舌密被长粗毛。唇瓣椭圆形，中央黄色，边缘黄褐色；子房被长柔毛。蒴果白色或淡黄色。原产柬埔寨、泰国，我国云南、广东有栽培。果实作豆蔻入药，能化湿行气、温中止呕、开胃消食，中药制剂有六味木香散、甘露消毒丸、朴沉化郁丸、再造丸等。

爪哇白豆蔻 *A. compactum* Soland ex Maton 根状茎延长；茎基叶鞘红色；叶片披针形，叶舌 2 列，圆形，叶鞘口无毛。唇瓣椭圆形，中脉有带紫边的橘红色带，被毛。果扁球形。原产印度尼西亚，我国海南有栽培。果实亦作豆蔻入药。

草果 *A. tsao-ko* Crevost et Lemarie 茎丛生，全株有辛香气；叶片长椭圆形或长圆形。花冠红色，唇瓣椭圆形，顶端微齿裂。蒴果密生，熟时红色，干后褐色，不开裂，长圆形或长椭圆形。分布于云南、广西、贵州等省区，栽培或野生于疏林下。果实作草果入药，能燥湿温中、除痰截疟，中药制剂有二十五味珍珠丸等。

（4）山姜属 *Alpinia*：多年生草本。具根状茎。顶生的圆锥花序、总状花序或穗状花序；唇瓣比花冠裂片大，显著，常有美丽的色彩，有时顶端 2 裂；侧生退化雄蕊缺或极小，呈齿状，药隔附属体有或无。蒴果不开裂或不规则开裂，或 3 裂。

大高良姜 *A. galanga*（L.）Willd. 多年生高大草本。根状茎块状，有香气。叶片长圆形或披针形。圆锥花序，花绿白色。果长圆形，中部稍收缩，熟时棕色或枣红色。分布于台湾、广东、广西、云南等省区沟谷林下、灌丛、草丛。根状茎（大高良）能散寒、暖胃、止痛。果实作红豆蔻入药，能散寒燥湿、醒脾消食。

高良姜 *A. officinarum* Hance 根状茎圆柱形。叶片条形，叶舌披针形。总状花序顶生，花序轴被柔毛；唇瓣卵形，白色而有红色条纹。果球形，熟时红色。分布于广东、广西、海南省灌丛或疏林下。根状茎作高良姜入药，能温胃止呕、散寒止痛，中药制剂有九气拈痛丸、天和追风膏、仲震胃灵丸、良附丸、虚寒胃痛颗粒等。

益智 *A. oxyphylla* Miq. 茎丛生；根状茎短。叶片披针形，叶舌 2 裂。唇瓣倒卵形，粉白色而具红色脉纹；先端边缘皱波状；子房密被柔毛。蒴果，果皮上有隆起的维管束条纹。分布于海南、广东、广西等地林下阴湿处。果实作益智入药，能暖肾固精缩尿、温脾止泻，中药制剂有天紫红女金胶囊、固肾定喘丸、健脑丸等。

草豆蔻 *A. katsumadai* Hayata 多年生草本，植株高达 3m。叶片线状披针形。总状花序顶生；小苞片乳白色；无侧生退化雄蕊；唇瓣顶端微 2 裂，具彩色条纹；子房被毛。果球形，熟时金黄色。分布于广东、广西及海南等地。干燥近成熟种子团作草豆蔻入药，能燥湿健脾、温胃止呕，中药制剂有再造丸、抗栓再造丸、健胃片等。

50. 兰科 Orchidaceae

$$\female \uparrow P_{3+3} A_{1\sim2} \overline{G}_{(3:1:\infty)}$$

【科特征】陆生、附生或腐生草本。具根状茎、块茎或假鳞茎。单叶互生，2 列，稀对生或轮生，常有叶鞘。花两性，常两侧对称，单生或成总状、穗状、伞形、圆锥花序，稀头状花序；花被片 6，常花瓣状，2 轮；外轮 3 片称萼片，离生或不同程度合生，上方中央的 1 片称中萼片，下方两侧的 2 片称侧萼片；内轮侧生的 2 片称花瓣，中间 1 片特化成唇瓣，唇瓣由于花梗和子房作 180 度扭转或 90 度弯曲扭转而居下方；雄蕊与花柱合生成合蕊柱（columna），与唇瓣对生；能育雄蕊通常 1 枚，生于合蕊柱顶端，稀 2 枚生于合蕊柱两侧；花药 2 室，花粉粒粘结成花粉块；子房下位，3 心皮，1 室，侧膜胎座，柱头常前方侧生于雄蕊下，多凹陷，2~3 裂，蒴果。具极多细小粉状的种子。

【分类】730 余属，20 000 余种；广布于全球，主产热带及亚热带地区。我国 171 属，1200 余种；南北均产，以云南、海南、台湾种类丰富。药用 76 属，287 种。

【主要属及药用植物】

（1）天麻属 *Gastrodia*：腐生草本。根状茎块状、圆柱状，通常平卧，具环节。茎直立，常为黄褐色；叶退化成鳞叶，无绿叶。总状花序顶生；萼片与花瓣合生成花被筒，仅顶端具 5 裂，唇瓣生于筒内；花药大，花粉团 2 个。

天麻 *G. elata* Bl. 腐生草本，与密环菌共生。块茎肉质，具较密的环节。茎直立，株高 30~100cm，有时可达 2m，淡黄褐色，无叶绿体，叶退化成膜质鳞片状。总状花序；萼片与花瓣合生，顶端 5 裂；唇瓣长圆状卵圆形，3 裂；合蕊柱有短的蕊柱足。蒴果倒卵状椭圆形（图 8-45）。生各地林下腐殖质较多的阴湿处。块茎作天麻入药，能息风止痉、平抑肝阳、祛风通络，中药制剂有十一味参芪片、大川芎口服液、小儿抗痫胶囊、小儿金丹片、天丹通络胶囊等。

（2）石斛属 *Dendrobium*：附生草本。茎丛生，节明显；叶互生，基部有关节和通常具抱茎的鞘。总状花序或有时伞形花序，常生于茎上部节上；花常艳丽，侧萼片宽阔的基部着生在合蕊柱上，与唇瓣合生成萼囊，唇瓣不裂或 3 裂，合蕊柱较短；花药 2 室，花粉块 4，离生，蜡质，无附属物。

石斛（金钗石斛）*D. nobile* Lindl. 附生草本。茎直立，丛生，肉质状肥厚，稍扁圆柱形，干后金黄色。叶革质，长圆形，先端不等侧 2 裂，基部具抱茎的鞘。总状花序，基部被数枚筒状鞘；唇瓣宽卵形，基部两侧具紫红色条纹，唇瓣中央具 1 个紫红色大斑块。分布于我国台湾、湖北、香港、海南、广西、四川、贵州、云南及西藏等省区海拔 480~1700m 的山地林中树干上或山谷岩石上。新鲜或干燥茎作石斛入药，能养阴清热、生津止咳，中药制剂有石斛夜光丸、阴虚胃痛颗粒、坤宝丸、复明片、养阴生血合剂等。

鼓槌石斛 *D. chrysotoxum* Lindl.、流苏石斛（马鞭石斛）*D. fimbriatum* Hook 的新鲜或干燥茎亦作石斛入药，能养阴清热、生津止咳。

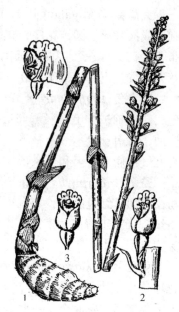

图 8-45 天麻

1. 天麻的植株 2. 花和苞片 3. 花
4. 花被的展开（示唇瓣和合蕊柱）

铁皮石斛 *D. officinale* Kimura et Migo 茎直立，圆柱形；叶 2 列，纸质，基部下延为抱茎的鞘；唇瓣密布细乳突状的毛，并且在中部以上具 1 个紫红色斑块。茎边加热边扭成螺旋形或弹簧状，习称"铁皮枫斗"，或切成段，干燥或低温烘干，习称"铁皮石斛"。分布于安徽、浙江、福建、广西、四川、云南等省区海拔达 1600m 的山地半阴湿的岩石上。新鲜或干燥茎作铁皮石斛入药，能益胃生津、滋阴清热。

束花石斛 *D. chrysanthum* Lindl.、美花石斛 *D. loddigesii* Rolf.、细茎石斛 *D. moniliforme*（L.）Sw. 及其他近似种亦为中药石斛的原植物来源。

（3）白及属 *Bletilla*：陆生草本。茎基部具膨大的假鳞茎，其上具环带，生数条细长根。叶 3~6 枚，互生，常基生于茎基部。总状花序顶生；花较大，紫红色、粉红色、黄色或白色，倒置，唇瓣位于下方，唇瓣中部以上常具明显 3 裂，花粉块 8，成 2 群，具不明显的花粉块柄，无黏盘。蒴果长圆状纺锤形，直立。

白及 *B. striata*（Thunb.）Reichb. f. 块茎肥厚，扁球形，短三叉状，富黏性。叶狭长圆形或披针形，基部收狭成鞘并抱茎。3~10 朵排成总状花序，花紫红色或粉红色。分布于陕西南部、甘肃东南部、江苏、安徽、浙江、江西、福建、湖北、湖南、广东、广西、四川和贵州等地向阳山坡、疏林下、草丛中。块茎作白及入药，能收敛止血、消肿生肌，中药制剂有羊胆丸、安阳精制膏、阳和解凝膏、快胃片、致康胶囊等。

第三部分　药用植物的显微构造

第九章　植物的显微构造 ▷▷▷

植物作为一群典型的真核生物，细胞是其结构和功能的基本单位，多数细胞分化并聚合为组织，进而构建成结构不同、形态各异的各种植物。但若要观察植物细胞或组织，则必须借助显微镜。用光学显微镜观察到的细胞构造称为显微结构（microscopic structure）。光学显微镜的有效放大倍数一般不超过 1200 倍，而电子显微镜的有效放大倍数可超过 100 万倍，可观察更细微的细胞结构。在电子显微镜下观察到的细胞结构称为超微结构（ultramicroscopic structure）或亚显微结构（submicroscopic structure）。

第一节　植物细胞

植物细胞（cell）是构成植物体形态结构和进行生命代谢活动的基本单位。植物体有的由一个细胞构成，由这个细胞来完成所有生命活动，多数植物由多数细胞组成，细胞间彼此协作，共同完成植物体的生命活动。

植物细胞大小不同，形态各异，结构和功能不一而论。植物细胞有球状体、多面体形、纺锤形、圆柱体、类圆形、椭圆形等，横径一般为 10~100μm。

植物不同部位、不同发育时期的细胞形状、构造和功能各有不同，为了学习和研究方便，常将各种细胞的典型构造集中在一个细胞里来说明，这个假想的细胞称为典型植物细胞或模式植物细胞。

典型植物细胞由细胞壁（cell wall）、原生质体（protoplast）、细胞后含物（ergastic substance）和生理活性物质（physiological activator）三部分组成（图 9-1）。

一、原生质体

原生质体是细胞壁以内各种结构的总称，也是组成细胞的一个形态结构单位，生活细胞中各种代谢活动均在此进行。原生质体包括细胞膜（cell membrane）、细胞质（cytoplasm）、细胞核（nucleus）和细胞器（organelle）等。原生质体化学成分十分复杂，其组分也随着细胞不断的新陈代谢活动在不断变化，相对成分比例为水 85%~90%，蛋白质 7%~10%，脂类物质 1%~2%，其他有机物（包括核酸）1%~1.5%，无机物 1%~1.5%。其中蛋白质（protein）与核酸（nucleic acid）为主的复合物，是与生命活动相关最主要的成分。

1. 细胞膜 又称质膜，是指细胞质与细胞壁相接触的一层生物膜，在光学显微镜下不可见，须采用高渗溶液处理后发生质壁分离时，能在是原生质体表面看到一层光滑的薄膜。

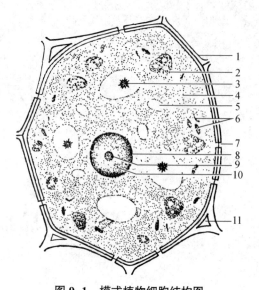

图 9-1 模式植物细胞结构图
1. 细胞壁 2. 叶绿体 3. 草酸钙晶体 4. 细胞质
5. 液泡 6. 线粒体 7. 纹孔 8. 细胞核 9. 核仁
10. 核质 11. 细胞间隙

细胞膜的主要功能包括选择透性和调节代谢等。选择透性表现在能阻止可溶性蛋白质和糖等多种有机物从细胞内渗出，同时又能使水、无机盐和其他的必需营养物质进入细胞，使细胞有一个稳定的内环境。细胞识别功能和细胞膜密不可分，对外界因素的识别过程主要通过与细胞膜上的特异受体结合而起作用，进而调节细胞内的多种代谢途径。

2. 细胞质 又称胞基质，为细胞膜之内的半透明、半流动、无定型的胶体状基质，是原生质体的基本组成部分，细胞核和各种细胞器分散其中。

细胞质为原生质体内各种定型结构提供了分布场所、代谢活动原料和物质交流空间。

3. 细胞核 除细菌和蓝藻外，所有的植物细胞都含有细胞核，通常一个细胞只具有一个细胞核。细胞核位于细胞中央，一般呈圆形、卵圆形，或稍伸长，也有其他形状的，如某些植物花粉的营养核为不规则裂瓣。细胞核大小相差很大，直径一般为 10~20μm，在光学显微镜下可以观察到，经过固定和染色后可以看到其内部构造，有核膜、核仁、核液和染色质等四部分。核膜（nuclear envelope）为细胞核的外界膜，在电子显微镜下观察是双层结构，核膜上有均匀或不均匀分布的多数小孔，称为核孔（nuclear pore），是细胞核与细胞质进行物质交换的通道。核液（nuclear sap）是充满在核膜内的透明而黏滞性较大的液状胶体，其中分散着核仁和染色质。核仁（nucleolus）是细胞核中折光率更强的小球状体，通常有一个或几个，主要由蛋白质、RNA 所组成，还可能有少量的类脂和 DNA，是核内 RNA 和蛋白质合成的主要场所。染色质（chromatin）是分散在细胞核液中易被碱性染料着色的物质，细胞分裂间期为染色深的网状物，称染色质；细胞分裂时，染色质可经螺旋状扭曲形成棒状的染色体（chromosome）。不同植物染色体的数目、形状和大小不同，同一物种则相对稳定不变。

染色质主要是由 DNA 和蛋白质所组成，还含有 RNA。DNA 和 RNA 为细胞的遗传物质，主要集中在细胞核内。

细胞核的主要功能是控制细胞的遗传和生长发育，也是遗传物质存在和复制的场所，并且决定蛋白质的合成，还控制质体、线粒体中主要酶的合成，从而控制和调节细胞的其他生理活动。细胞失去细胞核，一切生命活动将停止，会导致细胞死亡；同样，细胞核也不能脱离细胞质而独立存在。

4. 细胞器　是指细胞质内有一定形状和位置的颗粒状或区域功能单位，可由膜包围或延展形成，也可能是由蛋白质聚集而成。如质体（plastid）、液泡、线粒体、内质网、高尔基体、溶酶体、微管、微丝等。其中质体、液泡与细胞壁是植物细胞区别于动物细胞的三大特有细胞结构。

（1）质体：由双层膜构成的规则或不规则形状的颗粒结构，体积比细胞核小，由蛋白质、类脂等组成。质体按含色素类型、结构、功能等可分为三类：叶绿体（chloroplast）、有色体（chromoplast）和白色体（leucoplast）。①叶绿体：是绿色植物进行光合作用的场所，内部结构精细，所含的色素有叶绿素甲（chlorophyll A）、叶绿素乙（chlorophyll B）、胡萝卜素（carotin）和叶黄素（xanthophyll）等脂溶性色素，其中以叶绿素为多，所以呈现绿色。高等植物的叶绿体多为球形、卵形或透镜形的绿色颗粒状，低等植物中，叶绿体的形状、数目和大小随不同植物和不同细胞而不同。②有色体：在细胞中常呈针形、圆形、杆形或不规则形状，内部结构简单，所含色素有胡萝卜素和叶黄素等，使植物呈现黄色、橙色或橙红色，主要存在于花、果实和根中。有色体对植物的生理作用还不十分清楚，一般认为有三方面，一是其所含的胡萝卜素在光合作用中是一种催化剂；二是有色体存在于花部，使花呈现鲜艳色彩，有利于昆虫传粉；三是某些部位积累有色体有解毒或储藏作用。③白色体：是最小的一类质体，通常呈圆形、椭圆形或其他形状的无色小颗粒状，内部结构无分化，不含色素，主要功能为储藏，根据合成和储藏物质不同还可以分为三类，即合成淀粉的造粉体、合成蛋白质的蛋白质体和合成脂肪和脂肪油的造油体。多见于不曝光的器官如块根或块茎等细胞中。

叶绿体、有色体和白色体在一定的条件下可以相互转化。如番茄的子房是白色的，因为其子房壁细胞内含白色体，受精后的子房发育成幼果，暴露于光线中时形成叶绿素，白色体转化成叶绿体，使幼果变绿，果实成熟时，叶绿体又转化成了有色体，果实即变成红色。胡萝卜根露出地面的部分经日光照射而变成绿色，也是有色体转化为叶绿体的缘故。

（2）液泡：由单层膜围成的泡状结构，膜内充满细胞液（cell sap），是细胞新陈代谢过程产生的混合液，属于无生命的非原生质体部分。不同细胞的细胞液组分不同，主要成分除水分外，还有各种代谢物如糖类（saccharides）、盐类（salts）、有机酸（organic acids）、生物碱（alkaloids）、挥发油（volatile oil）、鞣质（tannin）、苷类（glucosides）、树脂（resin）、色素（pigments）、草酸钙结晶等，其中不少化学成分具有生理活性，也是植物类药材的有效成分。幼嫩细胞中，液泡的体积小，数量多，分散分布。成熟细胞，尤其是薄壁细胞中液泡会合并成一个或几个大型液泡，占据整个细胞体积的 90% 以上，而细胞质、细胞器和细胞核则被中央液泡推挤到细胞的边缘贴近细胞壁。

液泡的主要功能是调节细胞的渗透压、积极参与细胞内的分解、物质积累与移动等活动，在稳定细胞内环境上起着重要作用。

（3）其他细胞器：线粒体（mitochondria）是细胞质内呈颗粒状、棒状、丝状或分支状的细胞器，比质体小，在光学显微镜下经特殊染色可以观察到。线粒体是细胞中碳水化合物、脂肪和蛋白质等物质进行氧化、呼吸作用的场所，并为细胞生命活动提供所需能量，因此线粒体被称为细胞的"动力工厂"。内质网（endoplasmic reticulum）是细胞质内由膜组成的一系列片状的囊腔和管状的腔，彼此相通形成一个隔离细胞基质的管道系统。内质网可分粗糙内质网和光滑内质网两种类型，前者主要功能是合成输出蛋白质（即分泌蛋白），还能产生构成新膜的脂蛋白和初级溶酶体所含的酸性磷酸酶；后者主要功能是合成、运输类脂和多糖等。两种内质网同时存在于一个细胞内，也可互相转化。高尔基体（golgi apparatus）主要分布在细胞核的周围或上方，是由两层膜所构成的平行排列的扁平囊泡、小泡和大泡（分泌泡）组成。高尔基体的功能是合成和运输多糖，并且能够合成果胶、半纤维素和木质素，参与细胞壁的形成，还与溶酶体的形成有关，初级溶酶体的形成过程与分泌颗粒的形成类似，都起自高尔基体囊泡，此外，松树的树脂道上皮细胞分泌树脂，根冠细胞分泌黏液等分泌活动与高尔基体有关。核糖体（ribosome）又称核糖核蛋白体或核蛋白体，是细胞中的超微颗粒，为蛋白质合成的场所，能将氨基酸装配成肽链。每个细胞中核糖体可达数百万个。溶酶体（lysosome）和圆球体（spherosome）均是由单层膜包裹富含多种水解酶的囊泡状细胞器，主要功能是进行细胞内消化。

二、细胞后含物和生理活性物质

细胞中除了含有生命的原生质体以外，还有许多非生命物质，它们也是细胞新陈代谢过程中的产物。包括后含物和生理活性物质两大类。

后含物是指在细胞代谢过程中产生的非生命物质。后含物的种类很多，可分为贮藏的营养物质和废弃物质两类。

（一）营养物质

营养物质是一些可能被再利用的后含物，常见的有淀粉（starch）、蛋白质、脂肪、脂肪油及菊糖等。这类后含物的种类、形态和性质随植物种类不同而不同，因此细胞后含物的特征是中药材鉴定的依据之一。

1. 淀粉　淀粉是由葡萄糖分子聚合而成的长链化合物，以淀粉粒（starch grain）的形式贮藏在植物的种子、根、茎等器官的细胞中。淀粉粒是由造粉体贮藏淀粉形成的。最初积累淀粉时的核心，形成淀粉粒的脐点（hilum），环绕脐点逐日逐夜积累淀粉，会形成许多明暗相间的同心轮纹，称层纹（annular striation lamellae），层纹的形成是由于昼夜积累的直链淀粉和支链淀粉比例不同造成的，若用乙醇处理则淀粉脱水，层纹随之消失。根据脐点的数目和位置、层纹形状不同，淀粉粒有 3 种类型。

（1）单粒淀粉粒（simple starch grain）：只有一个脐点，由无数的层纹围绕。

（2）复粒淀粉粒（compound starch grain）：有两个或以上脐点，各脐点分别有各自的层纹围绕。

（3）半复粒淀粉粒（half compound starch grain）：有两个或以上脐点，各脐点除有本身的层纹围绕以外，外面还有共同的层纹环绕。

不同植物淀粉粒的大小、形态、类型、层纹和脐点排列等特征各有不同，因此可作为鉴定中药材的依据之一（图 9-2）。

淀粉不溶于水，在热水中可膨胀而糊化，支链淀粉遇碘液显紫红色，直链淀粉遇碘液显蓝色，一般植物同时含有两种淀粉，遇碘液后显蓝紫色。

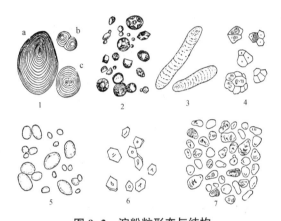

图 9-2 淀粉粒形态与结构
1. 马铃薯（a. 单粒淀粉粒　b. 复粒淀粉粒　c. 半复粒淀粉粒）
2. 葛　3. 藕　4. 半夏　5. 蕨　6. 玉米　7. 平贝母

2. 蛋白质（protein） 指存在于细胞质、液泡、细胞核和质体中非活性的、无生命的贮藏蛋白质，一般是无定形的或结晶体的小颗粒状，常被一层膜包裹，称为糊粉粒（aleurone grain）。糊粉粒多分布于植物种子的胚乳或子叶中，如蓖麻和油桐的胚乳细胞中的糊粉粒。有时它们也会集中分布在某些特殊的细胞层，特称为糊粉层（aleurone layer），如谷物类种子胚乳最外面一层或多层细胞含有大量糊粉粒，即为糊粉层。

蛋白质遇碘试液显棕色或黄棕色；将蛋白质溶液放在试管里，加数滴浓硝酸并微热，可见黄色沉淀析出，冷却片刻再加过量氨液，沉淀变为橙黄色，即蛋白质黄色反应；蛋白质加硫酸铜和苛性碱水溶液则显紫红色；加硝酸汞试液显砖红色。

3. 脂肪（fat）和脂肪油（fat oil） 脂肪和脂肪油是由脂肪酸和甘油结合成的酯类物质，可可豆脂、乌桕脂等常温下呈固体或半固体的称为脂肪，大豆油、芝麻油、花生油等常温下呈液状的称为脂肪油。脂肪和脂肪油通常呈小滴状分散在细胞质中，比重较小，折光率强，不溶于水，易溶于有机溶剂，常储藏在植物种子中，有的种子所含脂肪可达种子干重的 45%~60%。脂肪是最经济的营养物质贮藏形式，氧化时能释放出较多能量。

脂肪和脂肪油遇苏丹Ⅲ试液显红色、橘红色或紫色；加紫草试液呈红色；加四氧化锇呈黑色。

4. 菊糖（inulin） 由果糖分子聚合而成，溶于水，不溶于乙醇。因多存在于菊科、桔梗科、龙胆科等部分植物根的薄壁细胞中而得名。

菊糖加 10% α–萘酚的乙醇溶液后再加硫酸显紫红色，并很快溶解。

（二）废弃物质

植物细胞中的废弃物主要存在于细胞液中，其中最普遍的是各种晶体。

晶体（crystal）一般认为是植物细胞生理代谢过程中产生的废弃物形成的，以避免对细胞的伤害，具有解毒作用。最常见晶体有两种类型，即草酸钙结晶和碳酸钙结晶（图 9-3）。

1. 草酸钙结晶（calcium oxalate crystal） 是草酸与钙盐结合而成的晶体，为无色半透明状或稍暗灰色，分布于细胞液中，根据形状不同有簇晶、针晶、方晶、砂晶等。一种植物通常只能见到一种形状的晶体，少数植物有两种或多种形状的晶体。人参根、大黄根状茎、椴树茎、天竺葵叶等含簇晶；半夏块茎、黄精和玉竹的根状茎等含针晶；甘草根及根状茎、黄柏树皮、秋海棠叶柄等的细胞中含方晶；颠茄、牛膝、地骨皮等含砂晶；曼陀罗叶含簇晶、方晶和砂晶。

草酸钙结晶在植物体中分布很普遍，随着器官组织的衰老，草酸钙结晶也逐渐增多，但其形状和大小在不同植物或在同一植物的不同部位有一定的差异，可作为中药材鉴定的依据之一。

草酸钙结晶不溶于稀醋酸，加稀盐酸溶解但无气泡产生；遇 10%~20% 硫酸溶液溶解同时形成针状的硫酸钙结晶析出。

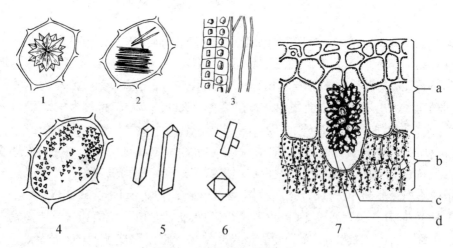

图 9-3 植物细胞中的晶体
1. 簇晶 2. 针晶 3. 方晶 4. 砂晶 5. 柱晶 6. 双晶
7. 碳酸钙晶体（a. 表皮和皮下层 b. 栅栏组织 c. 细胞腔 d. 钟乳体）

2. 碳酸钙结晶（calcium carbonate crystal） 是细胞壁上聚集了大量的碳酸钙或混

杂少量硅酸钙而形成的特殊瘤状突起，一端与细胞壁相连，另一端悬于细胞腔内，呈钟乳体状态，故又称钟乳体（cistolith）。常存在于爵床科、桑科、荨麻科等植物叶表皮细胞中。

碳酸钙结晶加醋酸或稀盐酸溶解，同时有 CO_2 气泡产生，可与草酸钙结晶区别。

植物体内除常见的草酸钙结晶和碳酸钙结晶以外，还有一些特殊结晶类型，如石膏结晶（柽柳叶）、橙皮苷结晶（吴茱萸叶和薄荷叶）、靛蓝结晶（菘蓝叶）、芦丁结晶（槐花）等，均属于细胞废弃物质。

（三）生理活性物质

生理活性物质是一类能对细胞内的生化反应和生理活动起调节作用的物质的总称，包括酶（enzyme）、维生素（vitamin）、植物激素（phytohormone；plant hormone）、抗生素（antibiotic）和植物杀菌素（plant fungicidin）等。酶作为生物催化剂参与生理代谢活动中各种生物化学反应；维生素对植物的生长、呼吸以及物质代谢有调节作用；植物激素量虽微但却对植物的生理代谢如细胞分裂、繁殖等起显著的调节作用；抗生素和植物杀菌素是由细菌、真菌、放线菌等微生物产生的能杀死或抑制微生物生长的物质，如青霉素、链霉素、土霉素等，现已广泛应用于医疗上。

三、细胞壁

细胞壁（cell wall）位于细胞的最外面，使细胞保持一定的形状和体积，并对原生质体起保护作用。细胞壁是植物细胞区别于动物细胞的显著特征，由原生质体分泌的纤维素、果胶质和半纤维素形成，含有少量具生理活性的蛋白质，与植物组织的吸收、蒸腾、分泌以及物质的运输有关。

（一）细胞壁的分层

在显微镜下，细胞壁通常可分为胞间层、初生壁和次生壁三层。

1. 胞间层（intercellular layer） 又称中层（middle lamella），是相邻的两个细胞所共有的壁层，主要成分是果胶质（pectic substance），是细胞分裂时最早形成的分隔层。胞间层在细胞生长分化过程中被果胶酶部分溶解形成细胞间隙，起到通气和贮藏气体的作用。一些植物果实成熟时果肉细胞的胞间层被果胶酶溶解使果实变软。果胶质还能溶于酸、碱溶液。实验室常用硝酸和氯酸钾的混合液、氢氧化钾或碳酸钠溶液等解离剂，把植物类药材制成解离组织后进行观察鉴定。

2. 初生壁（primary wall） 是胞间层内侧最初沉淀的细胞壁层，由纤维素（cellulose）、半纤维素（hemicellulose）和果胶质组成，一般较薄而柔软，随细胞的生长具有一定的延展性。所有植物细胞均具有初生壁，相邻两细胞的初生壁和它们之间的胞间层三者形成一种较为紧密的整体结构，称为复合中层（compound middle lamella）。

3. 次生壁（secondary wall） 由细胞体积增大停止后在初生壁内侧继续由原生质体分泌添加的纤维素、半纤维素和其他物质形成，一般较厚且坚韧。不是所有植物细胞都有次生壁，具有典型次生壁的细胞往往在次生壁形成过程中还添加一些特化物质，如木质素（lignin）等，从而执行特殊功能，称细胞壁特化，一般有 5 种形式。

（1）木质化（lignification）：细胞壁内增加了木质素，使细胞壁硬度增强，细胞群的机械力增加，如导管、管胞、木纤维、石细胞等，细胞成熟后多趋于衰老或死亡。

木质化细胞壁加入间苯三酚试液和浓盐酸，显红色或紫红色；加氯化锌碘显黄色或棕色。

（2）木栓化（suberization）：细胞壁中增加了木栓质（suberin），使细胞壁常呈黄褐色，不易透气透水，隔离细胞内原生质体与外界的物质交换，使细胞最终死亡，对植物内部组织具有保护作用，如树干外面的褐色树皮是木栓化细胞和其他死细胞的混合体。

木栓化细胞壁加入苏丹Ⅲ试剂显橘红色或红色；遇苛性钾加热则木栓质溶解成黄色油滴状。

3. 角质化（cutinization） 由原生质体产生的角质（cutin）添加在细胞壁内和细胞壁的表面形成角质层（cuticle），可防止水分过度蒸发和微生物的侵害，增强对植物内部组织的保护作用。

角质化细胞壁或角质层，加入苏丹Ⅲ试剂显橘红色或红色。

4. 黏液化（mucification） 黏液细胞的细胞壁中所含的果胶质和纤维素等成分容易变成黏液和树胶，在细胞表面常呈固体状态，但吸水后膨胀呈黏液状，如车前子、亚麻子、芥菜子和丹参果实的表皮都具有黏液化细胞。

黏液化细胞壁加入玫红酸钠乙醇溶液可染成玫瑰红色；加入钌红试液可染成红色。

5. 矿质化（mineralization） 细胞壁中添加了硅质或钙质等，增强细胞壁的坚固性，增强植物的机械支持力，也使植物器官表面变硬变粗，如禾本科植物的茎、叶，木贼茎以及硅藻的细胞壁内都含有大量的硅酸盐。

硅质化细胞壁溶于氟化氢而不溶于硫酸或醋酸，可与草酸钙和碳酸钙相区别。

（二）纹孔和胞间连丝

1. 纹孔（pit） 次生壁形成时，在初生壁上并不是均匀地增厚，而在很多地方留有一些没有增厚的腔穴，称为纹孔。纹孔处的细胞壁无次生壁，只有复合中层，称纹孔膜（pit-membrane），较薄，易于进行物质交换。纹孔膜两侧陷于次生壁内的腔穴常称纹孔腔（pit cavity），由纹孔腔向细胞腔的开口称纹孔口（pit aperture）。相邻细胞的纹孔常成对存在，相互衔接，称为纹孔对（pit pair）。

常见的纹孔对有 3 种类型：单纹孔、具缘纹孔和半缘纹孔。

（1）单纹孔（simple pit）：纹孔腔呈圆筒形，即纹孔膜、纹孔腔、纹孔口的直径相同，表面观是一个圆。单纹孔多存在于稍加厚的薄壁细胞、韧皮纤维和石细胞中。若次生壁很厚，单纹孔的纹孔腔就极深，形成长而狭窄的纹孔道或纹孔沟。

（2）具缘纹孔（bordered pit）：纹孔膜较宽，纹孔口逐渐缩小，形成扁圆形的纹孔腔，称具缘纹孔。纹孔口边缘突起的部分称纹孔缘。具缘纹孔在正面观是两个同心圆，外圆是纹孔膜的边缘，内圆是纹孔口的边缘。具缘纹孔常分布于孔纹导管和管胞中。一些植物如松科和柏科等裸子植物管胞上的具缘纹孔，其纹孔膜中央增厚称纹孔塞，能调节胞间液流。这种具缘纹孔的正面观呈现三个同心圆，外圆为纹孔膜的边缘，中间的圆是纹孔塞的边缘，最小的圆是纹孔口的边缘。

（3）半缘纹孔（half bordered pit）：复合中层一侧为单纹孔，另一侧为具缘纹孔称半缘纹孔。薄壁细胞与导管或管胞等厚壁细胞相邻时就常形成半缘纹孔，正面观也是两个同心圆。

观察粉末时，不具纹孔塞的具缘纹孔与半缘纹孔往往难以区别。

2. 胞间连丝（plasmodesmata）　穿过细胞壁上微细孔眼或纹孔的原生质丝称为胞间连丝，其可使细胞彼此连接，有利于细胞间物质的运输和信号传导。胞间连丝一般不明显，但一些植物如柿、黑枣、马钱子等种子的胚乳细胞的胞间连丝较为显著，一般经过染色处理在显微镜下可被清晰观察（图9-4）。

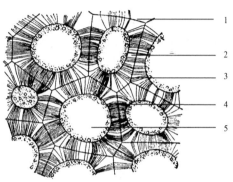

图 9-4　柿胚乳细胞的细胞壁和胞间连丝
1. 复合中层（中层与初生壁）　2. 次生壁
3. 胞间连丝　4. 原生质　5. 细胞腔

第二节　植物组织

植物体内来源相同、形态结构相似、功能相同而又彼此密切联系的细胞群，称植物组织（tissue）。植物在生长发育过程中，细胞经过分裂、生长形成了不同的组织类型，称组织分化。单细胞和多细胞低等植物无组织分化，高等植物一般都有组织分化，进化程度越高，组织分化越明显，形态结构也越复杂。不同的组织紧密联系、相互协同，形成有一定形态、结构和功能的植物体的组成部分，称植物器官。

一、植物组织的类型

根据形态结构和功能不同，通常将植物组织分为以下六类：分生组织、薄壁组织、保护组织、机械组织、输导组织和分泌组织。后五类组织不能进行细胞分裂，又称成熟组织（mature tissue）或永久组织（permanent tissue）。不同植物组织类型的分布位置和显微特征较为稳定，所以可作为某些中成药及粉末状药材真伪鉴定的依据。

（一）分生组织

植物体内能够持续或周期性保持细胞分裂功能而不断产生新细胞的细胞群，称为分生组织（meristem）。分生组织细胞不断分裂，再经过细胞分化，形成不同类型的成熟组织，使植物体生长，如根、茎的顶端伸长和中部加粗。

分生组织细胞多为等径的多面体，体积较小，排列紧密，细胞壁薄，不特化，少纹孔，细胞质浓，细胞核相对较大，无明显液泡和质体，但仍含线粒体、高尔基体、核糖体等细胞器，代谢活动旺盛。

分生组织根据性质、来源可分为原分生组织（promeristem）、初生分生组织（primary meristem）和次生分生组织（secondary meristem）三类。原分生组织由种子的胚保留下来，位于根、茎的最先端，可长期保持分裂功能，形态最典型，分裂功能也最为旺盛。初生分生组织由原分生组织细胞分裂出来的细胞组成，其一方面仍保持分裂能力，同时开始逐步分化，形成植物根、茎的初生构造。初生分生组织常分化为 3 种不同的细胞群，即原表皮层（protoderm）、基本分生组织（ground meristem）和原形成层（procambium），在根尖、茎尖自外向内排列，再进一步发育形成幼根和幼茎的表皮、皮层和初生维管组织，构成根和茎的初生构造。次生分生组织（secondary meristem）是由已经分化的表皮、皮层、髓射线、中柱鞘等薄壁组织脱分化，重新恢复分生能力而组成，如裸子植物和双子叶植物根的形成层、茎的束间形成层、木栓形成层等，一般成环状排列，与轴向平行，其细胞分裂并分化可产生次生构造，使植物根和茎不断增粗。

分生组织根据在植物体内所处的位置可分为顶端分生组织（apical meristem）、侧生分生组织（lateral meristem）和居间分生组织（intercalary meristem）。顶端分生组织位于根、茎的最顶端，又称生长锥，包含此处的上述原分生组织和初生分生组织两类，二者之间无明显分界。生长锥细胞不断分裂、分化，使根、茎不断伸长和长高。若根、茎的顶端被折断后，根、茎一般都不能再伸长或长高了。侧生分生组织即为次生分生组织，包括裸子植物和双子叶植物的根和茎的形成层和木栓形成层，其活动可使根和茎不断加粗生长。单子叶植物中没有侧生分生组织，也就没有加粗生长。居间分生组织是顶端分生组织中的初生分生组织细胞遗留在茎、叶、子房柄、花柄等成熟组织之间的分裂细胞，只能保持一定时间的分裂与生长，如叶、叶柄生长，花生的"入土结实"现象，水稻、小麦的拔节、抽穗，茎秆倒伏后逐渐恢复向上生长，韭菜、葱、蒜、鸢尾、松等植物的叶子上部被割除后长出新叶片等，都是居间分生组织分裂和生长的结果。

（二）薄壁组织

薄壁组织（parenchyma）在植物体中分布最广，占有最大的体积，是植物体重要的组成部分，故称为基本组织（ground tissue）。位于植株的绿色部位、细胞含有大量的叶绿体、利用水和 CO_2 进行光合作用制造有机物质（同化产物）的薄壁组织称绿色薄壁组织。植物光合作用产物一部分用于满足植物体自身生长所需的物质来源，另一部分则以不断积累的方式贮存于薄壁组织中，这种积聚淀粉、蛋白质、脂肪和糖类等营养物质的薄壁组织细胞群称为贮藏薄壁组织。贮藏薄壁组织多存在于植物的根、根状茎、叶、果实和种子中。若其液泡大，含有大量水分，又称为贮水薄壁组织，如仙人掌的肉质茎、芦荟、龙舌兰以及景天等植物的肉质叶中的贮藏贮薄壁组织。在水生、湿生植物的根、茎、叶的气道、气腔，储藏着大量空气，称通气薄壁组织，有利于光合作用、呼吸作用过程中气体的交换，同时也有着漂浮和支持作用。

（三）保护组织

保护组织（protective tissue）由一层或数层细胞构成，包被在植物各个器官表面，控制和进行气体交换，保护着植物的内部组织，防止水分的过度散失和病虫侵害以及机械损伤等。植物体典型保护组织有两类：表皮（epidermis）和周皮（periderm）。

1. 表皮　由初生分生组织中的原表皮分化而来，又称初生保护组织（图 9-5）。通常仅有一层生活细胞，由表皮细胞、气孔器和毛茸构成。也有少数植物的表皮可多达 2~3 层细胞，称为复表皮，如印度橡胶树和夹竹桃叶等。植物的叶、花、果实、种子以及幼茎的表面具有表皮。

（1）表皮细胞：是表皮的主要组分，典型特征是细胞排列紧密，无细胞间隙，外壁较厚，有明显的角质层，内壁最薄，侧壁相互嵌合，牢固衔接。表皮细胞常为扁平的方形、长方形、多角形或不规则形等，有细胞核、大型液泡及少量细胞质，一般不含叶绿体，有白色体和有色体，可贮有淀粉粒、晶体、花青素和鞣质等物质。

（2）气孔器（stomatal apparatus）：简称气孔，是表皮的典型结构，为植物进行气体交换的通道。双子叶植物的气孔是两个半月形的保卫细胞（guard cell）以及它们之间的孔隙组成。气孔多分布在叶片和幼嫩茎枝表面，具有控制气体交换和调节水分蒸散的作用。保卫细胞在形态上与表皮细胞不同，比周围的表皮细胞小，是生活细胞，有明显的细胞核，并含有叶绿体，一般两个保卫细胞相对的内凹处细胞壁较厚，与其他表皮细胞相邻的细胞壁较薄，当保卫细胞充水膨胀时，向表皮细胞一方弯曲成弓形，中间空隙张开，气孔开放。当保卫细胞失水时，膨胀压降低，紧张状

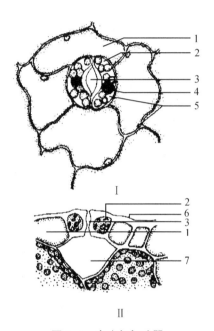

图 9-5　表皮与气孔器
Ⅰ. 表面观　Ⅱ. 切面观
1. 副卫细胞　2. 保卫细胞　3. 气孔
4. 细胞核　5. 细胞质　6. 角质层　7. 气室

态不再，这时保卫细胞向回收缩，空隙闭合，气孔关闭。气孔开关受温度、湿度、光照和二氧化碳浓度等多种环境因素的影响。

紧邻气孔器保卫细胞周围的表皮细胞称副卫细胞（subsidiary cell，accessory cell），根据副卫细胞的数量、形态及其排列特征，将气孔器分为 5 种类型：平轴式（paracytic type）、直轴式（diacytic type）、不等式（anisocytic type）、环式（actinocytic type）和不定式（anomocytic type）。尽管同一植物的同一器官上也常有两种或两种以上类型，但不同植物气孔器类型和数目还是较为稳定的，所以气孔器类型、分布情况等可作为药材鉴定的依据之一。如茜草、菜豆、落花生、番泻和常山等植物的叶有平轴式气孔器；石竹科、爵床科（如穿心莲叶）和唇形科（如薄荷、紫苏）等植物的叶有直轴式气孔器；

十字花科（如菘蓝叶）、茄科的烟草属和茄属等植物的叶有不等式气孔器；茶、桉树等植物的叶有环式气孔器；艾、桑、枇杷、洋地黄等更多植物的叶有不定式气孔器。

（3）毛茸：是由表皮细胞特化而成的突起物，具有保护、减少水分蒸发、分泌物质等作用。根据结构和功能，毛茸常分为腺毛（glandular hair）和非腺毛（non-glandular hair）两种类型。腺毛（腺鳞）一般由多细胞构成，分为腺头和腺柄两部分，能分泌挥发油、树脂、黏液等物质，如薄荷、车前、莨菪、洋地黄、曼陀罗等叶上的腺毛；少数植物的腺毛存在于薄壁组织内部的细胞间隙中，称为间隙腺毛，如广藿香茎、叶和绵马贯众叶柄及根状茎中的腺毛。非腺毛由单细胞或多细胞构成，不能分泌物质，单纯起保护作用，还可不同程度地阻碍阳光直射，降低温度，减少水分蒸发。非腺毛有线状毛、棘毛、分枝毛、丁字毛、星状毛、鳞毛等类型。不同植物有不同的毛茸，可作为中药材鉴定的依据。

2. 周皮　由初生保护组织中的木栓形成层发育而来，又称次生保护组织（图9-6）。木栓形成层（phellogen，cork cambium）由薄壁细胞脱分化而来，其分裂产生的细胞向外形成木栓层（cork，phellem），向内形成栓内层（phelloderm），三者共同形成周皮，其上分布有皮孔（lenticel）。周皮多见于裸子植物和双子叶被子植物的老根和老茎表面，在一些植物的块根、块茎表面也可见到。

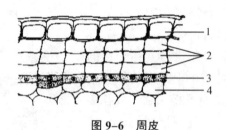

图9-6　周皮
1. 表皮细胞　2. 木栓层　3. 木栓形成层　4. 栓内层

木栓层由多层木栓细胞组成。木栓细胞为死亡细胞，常扁平状，排列紧密整齐，无细胞间隙，细胞壁厚并栓质化，质轻、不透水、不透气、隔热、耐腐蚀，是最好的保护组织。随着植物的生长，木栓层细胞层数会不断增加。

栓内层多为一层生活的薄壁细胞，通常细胞排列疏松，在较幼嫩的茎中栓内层细胞常含叶绿体，所以又称绿皮层。

皮孔是周皮形成时，原来位于气孔下方的木栓形成层细胞向外分裂产生的大量薄壁细胞，称填充细胞。填充细胞排列疏松，细胞间隙发达，积累增多时将突破表皮，形成圆形或椭圆形的裂口，即为皮孔，是气体交换的通道。木本植物的茎、枝常可见到直的、横的或点状的突起或痕迹就是皮孔。皮孔的形状、颜色、大小、分布随不同种而有变化，可作为木本植物和皮类药材的鉴别依据之一。

（四）机械组织

机械组织（mechanical tissue）细胞多为细长形，细胞壁全面或局部增厚，在植物体内起巩固和支持植物体的作用。根据细胞的结构、形态及细胞壁增厚的方式，机械组织可分为厚角组织和厚壁组织两类。

1. 厚角组织（collenchyma） 是生活细胞，细胞内含原生质体，常有叶绿体，可进行光合作用，具有一定的潜在分生能力。细胞细长形，横切面则呈多角形或不规则状，两端斜尖形或略呈平截状，最大的特点是初生壁不均匀加厚，一般在角隅处加厚，也有的在切向壁或靠胞间隙处加厚的，主要成分是纤维素和果胶质，不含木质素，所以厚角组织较柔韧，既有一定的坚韧性，可支持植物直立，又有可塑性和延伸性，适应于植物的迅速生长。

厚角组织常存在于草本植物茎和初生生长中的木质茎里，以及叶片主脉上下两侧和叶柄、花柄的外侧等部位，通常紧邻表皮下面，成环或成束分布。如薄荷、益母草、芹菜、南瓜等植物茎的棱角处就是厚角组织集中分布的区域。根里很少形成厚角组织，但如果根暴露在空气中，则易于产生。

2. 厚壁组织（sclerenchyma） 厚壁组织成熟时细胞死亡，细胞腔较小，细胞次生壁全面增厚且大多木质化，有明显的层纹和纹孔。根据细胞的形态不同，厚壁组织可分为纤维（fiber）和石细胞（sclereid, stone cell）两类。

（1）纤维：是两端渐尖的细长形厚壁组织细胞，细胞次生壁主要成分为纤维素并木质化增厚，坚硬，细胞腔极小，次生壁上有少数纹孔。纤维细胞腔中有菲薄横隔膜的称分隔纤维（septate fiber）；次生壁外层密嵌细小草酸钙方晶和砂晶的称嵌晶纤维（intercalary crystal fiber）；纤维束和含有晶体的薄壁细胞组成复合体的称晶鞘纤维（晶纤维，crystal fiber）；顶端具有明显分枝的称分枝纤维（branched fiber）。不同植物的纤维特征相对稳定，所以纤维形态特征观察可作为一些中药材粉末鉴定的依据（图9-7）。

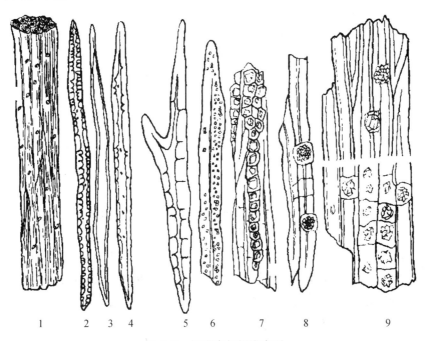

图 9-7 纤维束与纤维类型
1. 纤维束 2~4. 纤维细胞 5. 分枝纤维 6. 嵌晶纤维 7~9. 晶鞘纤维

纤维可单个存在，也可彼此嵌插，成束分布于植物体中，称纤维束。根据纤维束分布的位置有木纤维（xylem fiber）和木质部外纤维（extraxylary fiber）之分。位于被子植物和裸子植物木质部，与导管和管胞伴生的纤维，称木纤维。木纤维一般为长形纺锤状，细胞壁强烈增厚并木质化，增加了植物体的机械支持作用，但弹性、韧性较差，脆而易断。木质部外纤维以韧皮部出现最多，称韧皮纤维，也有分布于皮层、髓部和维管束周围的，这类纤维多呈两端尖的长纺锤形，细胞横切面观常呈圆形、长圆形或多角形，细胞壁增厚的成分主要是纤维素，只含少量木质素，常具有较大的韧性，拉力较强。也有一些植物木质部外纤维木质化程度是较深的。

（2）石细胞：是植物体内极其硬化的厚壁细胞，多由薄壁细胞的细胞壁强烈增厚并木质化而形成，也有由分生组织活动的衍生细胞直接产生，成熟后原生质体消失，为死细胞，具有很强的支持作用。石细胞的次生壁极度增厚，而使其上的单纹孔形成明显纹孔沟，多数汇合可呈分枝状。石细胞形状多样，常呈椭圆形、类圆形、类方形、不规则形、分枝状、星状、骨状、柱状、毛状等，长分枝状的石细胞一般具有支持和巩固作用，称支柱细胞或异型石细胞；次生壁外层嵌有各种非常细小的草酸钙晶体的称为嵌晶石细胞；细胞腔内产生薄的横隔膜称为分隔石细胞。不同种植物的石细胞形态不一，可作为中药材鉴定的重要依据。

石细胞可单独存在，多见于茎、叶、果实、种子中；也可成群散生于薄壁组织中，有时呈环状分布或聚成果核，如梨果肉中石细胞群颗粒和桃的果核等。

（五）输导组织

输导组织（conducting tissue）是维管植物（蕨类植物、裸子植物、被子植物）体内运输水分、无机盐和营养物质的组织。其共同特点是细胞呈管状，首尾相接，贯穿于整个植物体内，形成适于输导的管道。根据输导组织的构造和运输物质不同可分为两类：一类运输水分和溶解于水中的无机盐，为木质部中的导管和管胞；另一类运输有机营养物质，为韧皮部中的筛管和筛胞。

1. 导管和管胞

（1）导管（vessel）：是被子植物主要的长距离输水组织，少数原始被子植物和一些寄生植物无导管，而少数进化的裸子植物类群，如麻黄科植物和极少数蕨类植物则有原始导管。导管集中分布的部位称木质部。

导管是由一系列长管状的导管分子组成的管道结构，长度数厘米至数米不等。导管分子成熟后为死亡细胞，上下细胞彼此首尾相连，成为一个贯通的管状结构，导管分子间的横壁溶解形成一个或数个大的贯通的孔，特称为穿孔，横壁称穿孔板，不同类型的穿孔板上穿孔的形态和数目不同，如单穿孔板、梯状穿孔板、网状穿孔板、麻黄式穿孔板等。

导管在形成过程中，导管分子侧壁不均匀增厚并木质化，可形成不同的纹理或纹孔，据此常把导管区分为环纹导管（annular vessel）、螺纹导管（spiral vessel）、梯纹导管（scalariform vessel）、网纹导管（reticulate vessel）和孔纹导管（pitted vessel）等类型（图9-8），他们的细胞孔径渐次增大，侧壁加厚程度逐步增强，输导水分能力逐渐提高。环纹导管、螺纹导管、梯纹导管是初生类型，一般植物体幼嫩部分较多，网纹导管、孔纹导管是次生类型，多存在于植物器官的成熟部分。

导管可以多年、长期使用，随着植物的生长以及导管的持续产生，与较早形成的导管相邻的薄壁细胞连同其内含物侵入导管腔内，形成大小不同的囊状突出物，称侵填体（tylosis），此时导管的运输能力降低，甚至被完全隔阻，但对病菌侵害能起到一定的防腐作用，同时有些物质还是中药的有效成分。

（2）管胞（tracheid）：管胞是绝大部分蕨类植物和裸子植物的输水组织，同时也具有支持作用。在被子植物的木质部中，尤其是叶柄和叶脉中，也有少量管胞起输导作用。

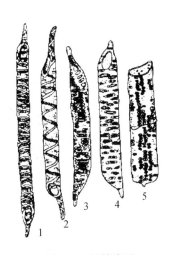

图 9-8　导管类型
1.环纹导管　2.螺纹导管
3.梯纹导管　4.网纹导管　5.孔纹导管

管胞和导管细胞在形态上明显的区别是，每个长管状的管胞细胞两端斜尖，不像导管分子一样横壁叠压，而是斜向穿插靠合，依靠连接处的端壁和侧壁上的纹孔与相邻管胞运输水分，所以其输导功能比导管低，为一类较原始的输导组织。

管胞与导管一样，成熟时细胞内原生质体消失而成为死亡细胞，其侧向细胞壁加厚并木质化，也常形成类似导管的环纹、螺纹、梯纹、孔纹等次生壁增厚类型。松科、柏科一些植物茎的管胞上可见到一种典型的具有纹孔塞的具缘纹孔。

导管、管胞在药材粉末鉴定中很难完整分辨，常采用组织解离的方法将其分开，观察导管和管胞细胞的形态。一些植物的次生木质部中，有一种长梭形，末端尖，细胞壁厚度介于管胞和纤维之间的细胞，称纤维管胞（fiber tracheid），有一定的输导能力，兼具机械支持作用。

2.筛管和筛胞

（1）筛管（sieve tube）：筛管是被子植物远距离运输有机营养物质的管状结构（图9-9），由生活的管状细胞（筛管分子）纵向连接而成。筛管集中分布的部位称韧皮部。筛管细胞成熟后细胞核消失，成为无核的生活细胞，细胞壁由纤维素构成，不木质化，也不增厚。筛管中上下相连的筛管分子横壁上有许多小孔，称为筛孔（sieve pore），有筛孔的横壁或侧壁称筛板（sieve plate），有单筛板（simple sieve plate）和复筛板（compound sieve plate）之别。筛孔集中分布的区域称筛域（sieve area）。筛管分子的原生质丝借筛孔彼此相连，与胞间连丝的情况相似，但更粗壮，称为联络索（connecting strand），是筛管分子有机物运输的通道。

被子植物筛管分子的旁边常有一个或数个小型、细长的薄壁细胞相伴存在，称伴胞。伴胞细胞核大，细胞质浓，与筛管细胞的关系密切，同生共死。伴胞含有多种酶类物质，生理活动旺盛，与筛管分子相邻的侧壁上纹孔和胞间连丝丰富，其代谢与筛管的运输功能密切相关。

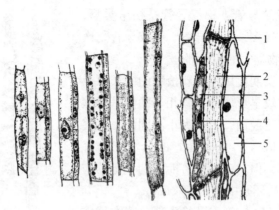

图 9-9　筛管结构与发育过程
1. 筛板　2. 筛管　3. 伴胞　4. 纹孔　5. 韧皮薄壁细胞

　　筛管在行使运输功能的过程中，筛板的筛孔四周会围绕着联络索，逐渐积累一些特殊的碳水化合物，称为胼胝质（callose）。胼胝质增多后聚集成的垫状结构称为胼胝体（callus）。胼胝体一旦形成，筛孔将会被堵塞，联络索中断，筛管也就失去运输功能。多数筛管在冬季形成胼胝体后将永远失去输导功能，来年产生新筛管取代其进行运输，但一些多年生的双子叶植物的筛管在失去运输功能后于翌年春季，可随着胼胝体的溶解逐渐恢复输导功能，多年生的单子叶植物筛管可长期输导物质，甚至整个生活期保持功能。

　　（2）筛胞（sieve cell）：筛胞是蕨类植物和裸子植物运输养料的输导细胞。与筛管的不同点，一是筛胞直径较小，不具伴胞；二是筛胞两端斜尖，彼此斜向重叠，无筛板，只在侧壁上有筛域，筛胞间靠侧壁上的筛域运输物质，输导能力较差，属于比较原始的输导组织。

（六）分泌组织

　　植物在新陈代谢过程中，一些细胞能产生并分泌某些特殊物质，如乳汁、树脂、挥发油、黏液、蜜液、盐类等，这种细胞称为分泌细胞，由分泌细胞构成的组织称为分泌组织（secretory tissue）。分泌物具有排除或储存体内废弃物、防止组织腐烂、帮助创伤愈合、免受动物啃食等作用，也有的可以引诱昆虫，利于传粉。有许多分泌物如乳香、没药、松节油、樟脑、蜜汁、松香以及各种芳香油等可作药用。一些植物的分泌组织在药材鉴别上具有一定的意义。

　　分泌组织根据分泌物是否排出体外可分为外部分泌组织和内部分泌组织两大类（图 9-10）。外部分泌组织一般分布在植物体的体表，其分泌物排出体外，如腺毛，蜜腺等。内部分泌组织分布在植物体内，分泌物也积存在体内，根据其形态结构和分泌物的不同，又可分为分泌细胞（secretory cell）、分泌腔（secretory cavity）、分泌道（secretory canal）和乳汁管（laticifer）等。

　　分泌细胞是分布在植物体内部的具有分泌能力的细胞，通常比周围细胞大，单个或数个（列）存在于各种组织中。分泌细胞一般呈类圆球状、囊状或分枝状，分泌物常积聚于细胞中，成熟时细胞壁往往木栓化，就像分泌物的贮藏室。根据贮藏的分泌物不同，可将分泌细胞分为油细胞、鞣质细胞、芥子酶细胞等。

分泌腔也称为分泌囊或油室。一群聚集的分泌细胞分泌物积累增多时，细胞本身自内侧向外侧逐渐破裂溶解，在体内形成一个含有分泌物的腔室，腔室周围的细胞破碎不完整的，称溶生式分泌腔（lysigenous secretory cavity）；聚集的分泌细胞逐渐分离，彼此间细胞间隙扩大的，最后中央形成明显的腔室，周围由分泌细胞完整地包围着腔室，称裂生式分泌腔（schizogenous secretory cavity）。

分泌道是由一些分泌细胞彼此分离形成的一个长管状胞间隙腔道，围绕腔道的分泌细胞称为上皮细胞（epithelial cell），上皮细胞产生的分泌物贮存于腔道中。由于分泌物的不同，分泌道有树脂道（resin canal）、油管（vitta）、黏液道（slime canal）或黏液管（slime duct）等类型。

乳汁管是由一个或多个可分泌乳汁的长管状生活细胞构成，常有分枝，在植物体内绵延分布，具有贮藏和运输营养物质的功能。乳汁管细胞质稀薄，常具多数细胞核，液泡里含有大量黏滞的乳白色、黄色或橙色乳汁，乳汁成分复杂，主要含生物碱、糖类、蛋白质、橡胶、苷类、鞣质等物质。

乳汁管仅由一个细胞构成的，称无节乳汁管（nonarticulate laticifer）或乳汁细胞，可随植物的生长不断延长。由许多细胞连接而成，而后连接处的细胞壁溶解贯通，成为一个巨大的多核管道系统，分枝或不分枝的，称有节乳汁管（articulate laticifer）。

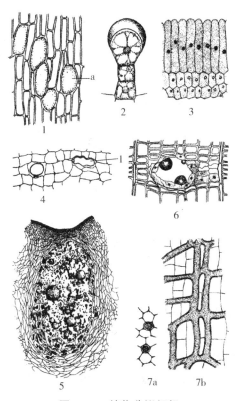

图 9-10　植物分泌组织

1. 油细胞（图中 a 所指）　2. 腺毛　3. 蜜腺　4. 间隙腺毛
5. 分泌囊　6. 树脂道　7. 乳汁管（a. 横切面　b. 纵切面）

二、维管束及其类型

维管束（vascular bundle）是维管植物的输导系统，一般呈束状，贯穿于整个植物体内，对植物体起着输导和支持的作用。

（一）维管束的组成

维管束是复合组织，其主要组分为木质部、韧皮部和形成层。导管所在的位置称本质部；筛管所在内部位称韧皮部；一层或几层分生细胞通常分布于木质部和韧皮部之间，称形成层。

被子植物中木质部主要由导管、管胞、木薄壁细胞和木纤维组成，质地比较坚硬；韧皮部主要由筛管、伴胞、韧皮薄壁细胞和韧皮纤维组成，质地比较柔韧。裸子植物和蕨类植物中，木质部主要由管胞和木薄壁细胞组成，韧皮部主要由筛胞和韧皮薄壁细胞组成。

形成层是成熟维管束的组分之一，但不是必需成分。裸子植物和双子叶植物的维管束中，木质部和韧皮部之间往往有形成层存在，可持续分裂分化出新的维管组织，称无限维管束或开放性维管束（open bundle）；蕨类植物和单子叶植物的维管束中没有形成层，不能持续生长，称有限维管束或闭锁性维管束（closed bundle）。

（二）维管束的类型

不同植物、不同部位、不同时期维管束的组分不同，各组分的排列形式也不同，可作为中药材鉴别的重要依据之一。根据韧皮部与木质部排列方式，以及形成层的有无，维管束可分为以下几种类型（图9-11）：

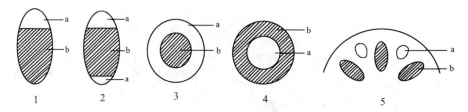

图9-11 维管束类型
a.韧皮部 b.木质部
1.外韧维管束 2.双韧维管束 3.周韧维管束 4.周木维管束 5.辐射维管束

1. 有限外韧维管束（closed collateral vascular bundle） 韧皮部位于外侧，木质部位于内侧，中间无形成层。如大多数单子叶植物茎的维管束。

2. 无限外韧维管束（open collateral vascular bundle） 韧皮部位于外侧，木质部位于内侧，中间有形成层，可使植物不断进行增粗生长。如裸子植物和双子叶植物茎中的维管束。

3. 双韧维管束（bicollateral vascular bundle） 木质部位于中部，其内外两侧均有

韧皮部，且木质部和外韧之间往往有形成层，为开放性维管束。常见于葫芦科、茄科、旋花科、夹竹桃科、萝藦科、桃金娘科等植物茎中的维管束。

4. 周韧维管束（amphicribral vascular bundle） 木质部位于中央，韧皮部围绕在木质部的四周，一般没有形成层。如禾本科、棕榈科、百合科、蓼科及蕨类某些植物。

5. 周木维管束（amphivasal vascular bundle） 韧皮部位于中央，木质部围绕在韧皮部的四周，一般没有形成层。常见于少数单子叶植物如菖蒲、石菖蒲、铃兰等根状茎中的维管束。

6. 辐射维管束（radial vascular bundle） 常指被子植物根的初生构造中木质部呈星角状排列，韧皮部位于星芒之间，彼此相间排列成辐射状的维管束类型，一般无形成层，典型的辐射维管束最外侧有一圈具潜在分裂能力的薄壁细胞，称维管束鞘。双子叶植物幼根中木质部往往分化到中心，而多数单子叶植物根中木质部不分化到中心，中央有宽阔的髓部。

第三节　植物器官的内部构造

植物种类繁多，进化程度不一，内部构造千差万别。本节只对被子植物的根、茎、叶的内部构造作简要陈述，目的是为后续课程相关知识的学习和技能的培养打下理论基础。花、果实、种子的内部构造同样可以在明确本节知识的基础上自行推演研究，在此不再赘述。

一、被子植物根的内部构造

（一）根尖的结构

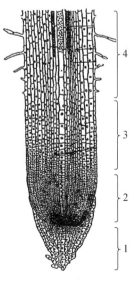

根尖（root tip）是指主根或侧根、定根或不定根顶端4~15mm长的一部分，或者说从根最前端到生有根毛的部分，是根生命活动最旺盛的部分，若根尖损伤，就影响根的生长和发育，因为根的伸长、水分和养料的吸收、成熟组织的分化均在此进行。运用显微镜观察，根尖组织构造自前向后可划分为根冠、分生区、伸长区和成熟区四部分（图9-12）。

1. 根冠（root cap） 位于根的最顶端，由多层不规则排列的薄壁细胞组成，呈帽状结构包被在分生区（生长锥）的外围，起保护作用。在根向前延伸生长时，根冠外层细胞摩擦受损，不断解体脱落，靠内侧的根冠细胞不断进行细胞分裂补充，始终保持根冠的形态和厚度，破损的根冠外层细胞内容物还可起到润滑作用。寄生根和菌根通常无根冠。

2. 分生区（meristematic zone） 也称为生长锥，是根冠后方长约1mm、排列紧密、呈圆锥状的一群细胞，来源于种

图 9-12　根尖的结构
1. 根冠　2. 分生区
3. 伸长区　4. 成熟区

子的胚，细胞分裂最旺盛。分生区细胞液泡小，细胞质浓，细胞核大，细胞壁薄，可不断进行细胞分裂增加细胞数目。生长锥最前端属于原分生组织，稍后侧是初生分生组织，二者之间没有明显界限，合称顶端分生组织。

3. 伸长区（elongation zone） 顶端分生组织细胞逐渐停止分裂时，细胞中就会出现大量液泡，同时迅速沿根的长轴方向伸长，使根尖不断伸入土壤中，这些纵长形细胞的区域即为伸长区，一般长 2~5mm。再靠后的细胞就开始分化，相继出现薄壁细胞、导管、筛管等成熟组织。

4. 成熟区（maturation zone） 位于伸长区的后方，细胞分化基本成熟，组成初生构造。本区的显著特点是表皮的一部分细胞外壁向外突出形成根毛，故也称根毛区。根毛数量很多，有效地增加了根的吸收面积，但每一条根毛生活期较短，渐次枯萎，伸长区细胞分化产生新的表皮细胞可陆续生出新的根毛以替代枯死的根毛。水生植物一般无根毛。

（二）根的初生构造

双子叶植物只在幼根前端的有限长度内有初生构造，单子叶植物终生具有初生构造。

沿根尖的成熟区做横切，可以观察到各种类型的细胞有序排列成稳定的结构模式。这些由初生分生组织分化形成的成熟组织称初生组织（primary tissue），由初生组织有序排列形成的稳定结构称初生构造（primary structure）。根的初生构造自外向内可分为表皮、皮层和维管柱三部分（图 9-13）。

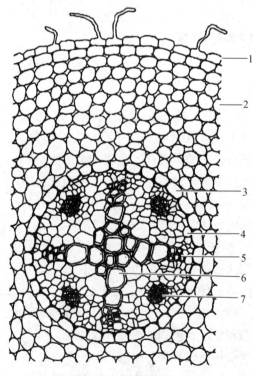

图 9-13　根的初生构造
1. 表皮　2. 皮层　3. 内皮层　4. 中柱鞘　5. 原生木质部　6. 后生木质部　7. 初生韧皮部

1. 表皮（epidermis） 指位于根最外侧的单层细胞。细胞排列整齐、侧向紧密，无细胞间隙，细胞壁薄，不角质化，透水透气性好，无特化的气孔器结构。表皮细胞外壁突出形成根毛，增加了根与土壤接触面积，更增强其吸收功能，故有"吸收表皮"之称。

2. 皮层（cortex） 位于表皮内方占比相当大的一部分，又称原生皮层，由多层薄壁细胞所组成，中间的细胞排列疏松，有明显的细胞间隙。通常还可分为外皮层（exodermis）、皮层薄壁组织（中皮层，cortex parenchyma）和内皮层（endodermis）。

外皮层是指皮层最外方的一层细胞，紧邻表皮，排列较整齐，细胞间隙不明显，表皮被破坏后细胞壁常增厚并栓质化，替代表皮，但行使的不再是吸收功能而是起保护作用。

内皮层是皮层最内的一层细胞，排列紧密整齐，无细胞间隙，其最典型的特征是形成点状、带状或马蹄形的凯氏点（casparian dots）或凯氏带（casparian strip）。所谓凯氏点（带），是指多数内皮层细胞的径向壁（侧壁）和上下壁（横壁）局部增厚并木栓化，环绕径向壁和上下壁形成一整圈，在横切面上可见点状或带状的增厚部分。其中正对内侧初生木质部星芒的地方还留有少数间隔分布的细胞的细胞壁不增厚，称通道细胞（passage cell）。形成凯氏点（带）的主要作用是引导自表皮吸收的水和无机盐能更多地通过通道细胞定向流向木质部，以最短距离和最快速度传输到植物体的地上部分。

中皮层为外皮层和内皮层之间的多层薄壁细胞，细胞壁薄，排列疏松，有细胞间隙，具有将根毛吸收的溶液传送到根的维管柱的作用，也可以将维管柱内的养料传送出来，有的还有贮藏作用，属于兼有吸收、运输和贮藏作用的基本组织。

3. 维管柱（vascular cylinder） 是内皮层以内所有组织构造的统称。在横切面上占有较小的面积，为辐射维管束类型，包括中柱鞘、初生木质部和初生韧皮部三部分，有的植物还具有髓部。

（1）中柱鞘（pericycle）：也称维管柱鞘，是内皮层以内、维管柱最外层的薄壁细胞，少数植物也有厚壁组织细胞的。双子叶植物的中柱鞘通常由一层细胞构成，少数为两层至多层。根的中柱鞘细胞体积较大，排列整齐，分化程度低，具有潜在分生能力，在一定时期或一定条件下产生侧根、不定根、不定芽，还参与形成层和木栓形成层的形成，继续进行根的次生生长。

（2）初生木质部（primary xylem）和初生韧皮部（primary phloem）：是幼根中辐射维管束的主要部分。一般初生木质部分为若干束，呈星芒状，双子叶植物根发育至中心，单子叶植物根不发育至中心，中央保留的薄壁细胞称髓；初生韧皮部排列在初生木质部星芒之间，呈点状分布，与星芒同数且相间排列。初生木质部和初生韧皮部之间有一至多层薄壁细胞。

被子植物的初生木质部由导管、管胞、木薄壁细胞和木纤维组成；初生木质部靠外侧的组织较早分化出来，称原生木质部，而靠内侧的组织是后续逐渐分化而来的，称后生木质部。裸子植物、蕨类植物的初生木质部主要是管胞。被子植物的初生韧皮部一般有筛管和伴胞、韧皮薄壁细胞，偶有韧皮纤维。裸子植物、蕨类植物的初生韧皮部主要是筛胞。

初生木质部的束数随植物种类而不同，同种植物束数稳定。双子叶植物束数有限，一般为2~6束，而单子叶植物至少是6束，即多原型，一般为8~30束，甚至可达数百束之多。

（三）根的次生构造

植物次生分生组织包括形成层和木栓形成层两类，次生分生组织分化产生的各种成熟组织叫次生组织（secondary tissue），由次生组织有序排列的结构称次生构造（secondary structure），产生次生构造的过程称次生生长（secondary growth），植物次生生长的表现就是老根（和老茎）的加粗。绝大多数蕨类植物和单子叶植物的根无次生分生组织，所以一直保持着初生构造。

多数双子叶植物和裸子植物的根可形成次生构造（图9-14）。次生构造自外向内包括周皮、皮层（有或无）和无限外韧型维管束，由形成层和木栓形成层协同活动而产生，按年度周期性活动。

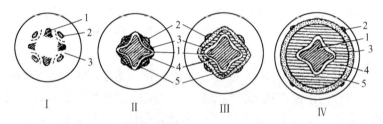

图9-14　双子叶植物根的次生构造及产生过程
Ⅰ.初生木质部在成熟中，点线表示形成层起始的地方
Ⅱ.形成层已成连续组织，初生的部分已产生次生结构，初生韧皮部已受挤压
Ⅲ.形成层全部产生次生结构，但仍为凹凸不齐的形象，初生韧皮部挤压更甚
Ⅳ.形成层已成完整的圆环
1.初生木质部　2.初生韧皮部　3.形成层　4.次生木质部　5.次生韧皮部

1. 周皮　最早的木栓形成层来源于中柱鞘细胞恢复分裂的细胞，而且长时间保持一层细胞有分裂能力。木栓形成层分裂向外推形成多层细胞，细胞壁全面增厚并栓质化后，形成多层死亡但衔接紧密的木栓细胞，覆盖在根外层起保护作用；向内推形成一层薄壁细胞，排列相对松散，即为栓内层。也有栓内层为数层薄壁细胞的，称为"次生皮层"或仍然称皮层。栓内层、木栓形成层和木栓层三者合称周皮。随着根的增粗，早先形成的周皮会遭破坏，其内方的薄壁细胞又恢复分生能力产生新的木栓形成层，进而形成新的周皮。残存在新周皮之外的死亡组织称为颓废组织（obliterated tissue）。

根皮概念在植物学上和药材学上不同，植物学上的根皮指的是周皮，而药材学中所说的根皮类药材，药用部位指的是指形成层以外的部分，主要包括次生韧皮部和周皮。

2. 皮层　因为双子叶植物根的形成层和木栓形成层均是由初生构造中的中柱鞘细胞脱分化而来，次生组织尤其是周皮位于原生皮层之内，所以第一轮成熟周皮形成之时，就是原生皮层和其外的表皮死亡之期，这些初生组织死亡后也附着在周皮之外，成为颓废组织，因此，大多数双子叶植物老根是没有典型皮层的，少数栓内层发达的次生根具有"次生皮层"。

3. 无限外韧型维管束 显著组分自外向内包括次生韧皮部、形成层、次生木质部和维管射线，是形成层活动的结果。

形成层来源有两部分，一是木质部星芒处的中柱鞘细胞，二是初生韧皮部和初生木质部之间的薄壁细胞，它们相互衔接形成一个凹凸相间的形成层环，其分裂产生的新细胞，推向外侧就产生次生韧皮部成分；推向内侧则产生次生木质部成分。形成层随着活动，形成一个完整的圆环，且一般总保留一层分裂细胞。次生韧皮部和次生木质部合称次生维管组织，形成层始终处于二者之间。

次生韧皮部（secondary phloem）含筛管、伴胞、韧皮薄壁细胞和韧皮纤维四种成分。常有各种分泌组织分布，如油细胞、油室、树脂道、乳汁管等，薄壁细胞（包括射线薄壁细胞）中常含有结晶体及贮藏的多种营养物质，如糖类、生物碱等，是很多根类、根皮类中药材有效活性成分集中的部位。

次生木质部（secondary xylem）含导管、管胞、木薄壁细胞和木纤维四种成分，也是次生构造中占比最大的一部分，粗大的树根主要是木质部，非常坚固。次生木质部内侧保留着少量的初生木质部成分，二者之间没有明显界限。

维管射线（vascular ray）又称次生射线（secondary ray），与次生韧皮部和次生木质部一样，都是由形成层发育来，为径向延长的薄壁细胞。这些薄壁细胞呈辐射状贯穿在次生维管组织中，位于木质部的称木射线（xylem ray），位于韧皮部的称韧皮射线（phloem ray），两者合称维管射线（vascular ray），具有横向运输水分和养料的功能。

（四）根的异常构造

某些双子叶植物的根，除了正常的初生和次生构造外，还产生一些其他的维管组织，称异常构造（anomalous structure），也称三生构造（tertiary structure）或附加维管束，是薄壁细胞暂时恢复分裂能力，产生少量木质部和韧皮部成分而形成的。生活中的白萝卜和胡萝卜主要食用部分就是三生构造，中药材中常见的异常构造有以下几种类型。

1. 同心环状排列的异常维管束 在一些双子叶植物的根中，初生生长和早期次生生长都是正常的。在次生组织之外的薄壁组织中，还有多圈小型的异型维管束，呈同心环状排列，在横断面上呈点状分布，称同心环状排列的异常维管束。如川牛膝由多数散在的异型维管束排列成5~8个同心环，怀牛膝异型维管束排列成3~4个同心环，商陆的横断面上形成的多个凹凸不平的同心环状层纹，俗称"罗盘纹"，也是异常维管束，是其重要的鉴别特征。

2. 非同心环形异形维管束 有些双子叶植物的根，在正常的初生和次生维管组织之外的薄壁组织中也能产生新的附加维管束，但这些小型异型维管束与正常维管束不呈同心环状排列，而是各自排列为大小不一的独立环形图案或零散分布，如何首乌横切面上可看到一些大小不等的圆圈状纹理，俗称"云锦花纹"即为非同心环形异形维管束。

3. 木间木栓（interxylary cork） 有些双子叶植物的根，在次生木质部内也形成木栓带，称为木间木栓或内涵周皮（included periderm）。如黄芩的老根、新疆紫草根、甘松根中均有。

二、被子植物茎的内部构造

种子植物的主茎是由胚芽直接发育而来，主茎上的侧枝是由腋芽发育而来。胚芽和腋芽均具有顶端分生组织，保持生长能力，使植物体不断长高。

（一）茎尖的构造

茎尖与根尖结构基本相似，也有分生区（生长锥）、伸长区和成熟区三部分，但没有根冠的类似结构，其顶端分生组织的保护作用是由包围着前端的幼叶承担的。幼叶是由在生长锥四周突起的叶原基发育而来，后发育成成熟的叶。幼叶发育过程中，其叶腋部位还会凸起形成腋芽原基，进而发育成腋芽，腋芽继续发育形成侧枝。成熟区的表皮不形成根毛，但常有气孔和毛茸。

（二）双子叶植物茎的初生构造

通过茎的成熟区作一横切面，可观察到茎的初生构造。从外到内分依然为表皮、皮层和维管束三部分。

1. 表皮（epidermis） 与幼根表皮不同的是：茎无根毛；有色素（花青素），呈紫红色；有各式气孔和毛茸；外壁稍厚，有角质层；少数植物还有蜡被。

2. 皮层（cortex） 不如根的皮层发达，横切面上占比较小；无内皮层；外侧细胞常含叶绿体，呈嫩绿色；近表皮处常有厚角组织，支撑作用较强。

3. 维管束（vascular cylinder） 为多数无限外韧型维管束呈环状排列，但组分和各自比例与根次生构造有明显不同。

（1）初生韧皮部：位于维管束最外方，由筛管、伴胞、韧皮薄壁细胞和韧皮纤维组成。

（2）初生木质部：位于形成层的内侧，由导管、管胞、木薄壁细胞和木纤维组成。

（3）束中形成层（fascicular cambium）：位于初生韧皮部和初生木质部之间，是原形成层遗留下来的，由1~2层具有分生能力的细胞组成，可持续分裂至形成层产生，进而进行次生生长并使茎不断加粗。

（4）髓（pith）和髓射线（medullary ray）：中心部分留有的薄壁细胞称髓。草本植物茎的髓部较大，木本植物茎的髓部较小，若发育过程中髓部细胞破坏消失，即出现茎中空。髓部的薄壁细胞分布还会辐射状贯穿初生木质部及初生韧皮部，直达皮层，称髓射线。草本植物髓射线较宽，木本植物的髓射线很窄。髓射线在横切面上呈放射状，是植物体中横向运输的通道，并具贮藏作用，髓射线细胞具有潜在分裂能力，能分裂产生不定芽、不定根。

（三）双子叶植物茎的次生构造

双子叶植物茎初生构造形成后，或多或少地再进行次生生长，形成次生构造，使茎不断加粗。木本植物的次生生长可持续多年，故次生构造发达（图9-15）。木本植物老茎与老根不同的是形成层和木栓形成层来源，相同点是最终产生的维管束类型都是无限外韧型维管束。

1.双子叶植物茎的木栓形成层最初来源于皮层外侧细胞，随着茎的持续加粗，木栓形成层渐次向内推向皮层内侧，后至次生韧皮部的薄壁细胞。木栓层分裂形成典型周皮，位于最外侧。

2.形成层由束中形成层和束间形成层组成，束间形成层是与束中形成层相邻的髓射线细胞脱分化而来。形成层活动形成无限外韧型维管束。

3.无限外韧型维管束自外向内依次为次生韧皮部、形成层、次生木质部、少量初生木质部和髓（或髓腔），其间辐射状排列的薄壁细胞形成韧皮射线和木射线。

次生韧皮部组织量远不如次生木质部多，但有的种类有石细胞、乳汁管、次生韧皮部中的薄壁细胞中也含有多种营养物质和生理活性物质。

次生木质部是木质茎中最多的部分，显著特征是有同心环的年轮。年轮是前一年秋冬季形成的晚材（late wood）和第二年春夏季形成的的早材（early wood）紧邻，由于晚材细胞径小壁厚、质地紧密、色泽较深，早材细胞径大壁薄，质地较疏松，色泽较淡，两者对比明显，视觉上出现一个明显的圈层痕迹，即为年轮。晚材又称秋材（autumn wood），早材又称春材（spring wood）。正常年度下，木本植物的木质部一年形成一个年轮，但有的植物一年可以形成2~3轮，这些年轮称假年轮，如柑橘。有的植物假年轮的形成是由于一年中气候变化，如干旱，或被害虫吃掉了树叶，生长受影响而引起。

次生木质部还有心材（heart wood）和边材（sap wood）之分。靠近形成层的部分颜色较浅，质地较松软，称边材，边材具输导作用；中心部分颜色较深，质地较坚固，称心材，心材中一些细胞常积累代谢产物，如挥发油、鞣质、树胶、色素等，茎木类药

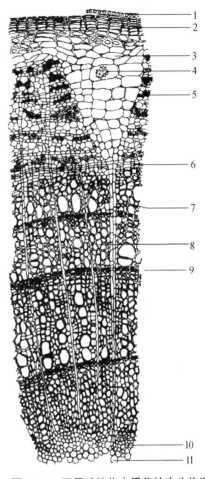

图9-15　双子叶植物木质茎的次生构造（椴木）

1.表皮　2.周皮　3.皮层　4.草酸钙结晶
5.次生韧皮部　6.形成层　7.次生木质部
8.早材　9.晚材　10.初生木质部　11.髓

材如沉香、苏木、檀香、降香等均为心材入药。

　　草本植物的茎（图9-16）髓明显，保留时间长；木质茎髓保留时间短，消失后形成中空的树洞。

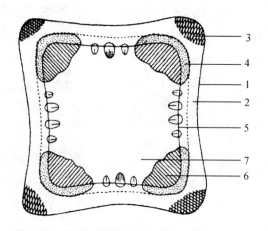

图9-16　双子叶植物草质茎的内部构造（薄荷）
1.表皮　2.皮层　3.厚角组织　4.韧皮部　5.形成层　6.木质部　7.髓

（四）双子叶植物根状茎的构造

　　一些双子叶草本植物具有典型的根状茎，其构造与地上茎类似，构造特征如下（图9-17）：

　　1.表面常具有木栓组织，少数种类具有表皮或鳞叶。

　　2.皮层中常有根迹维管束（茎中维管束与不定根中维管束相连的结构）和叶迹维管束（茎中维管束与叶柄维管束相连的结构）斜向通过。贮藏薄壁细胞发达，机械组织一般不发达。皮层内侧有时有纤维或石细胞。

　　3.维管束为外韧型，成环状排列。

　　4.中央有明显的髓部。

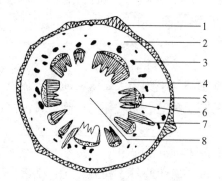

图9-17　双子叶植物根状茎的构造（黄连）
1.木栓层　2.皮层　3.石细胞群
4.射线　5.韧皮部　6.木质部　7.根迹　8.髓

（五）双子叶植物茎和根状茎的异常构造

某些双子叶植物的茎和根状茎除了形成一般的正常构造外，还会产生多数异型维管束，形成异常构造。

1.髓维管束 是指位于双子叶植物茎或根状茎髓中的异型维管束。如海风藤的髓中有异型维管束6~13个，大黄根状茎的横切面上除可见正常的维管束外，髓部有许多星点状的异型维管束；大花红景天根状茎的髓部也有异型维管束存在。

2.同心环状排列的异常维管组织 在某些双子叶植物茎内，初生生长和早期次生生长都是正常的，次生维管束的外围又有多轮呈同心环状排列的异常维管组织，如密花豆的老茎（鸡血藤）的横切面上有2~8个红棕色至暗棕色环带；常春油麻藤茎的横切面亦可见上述异型构造。

3.木间木栓 在甘松根状茎的横切面观，可见木间木栓呈环状，包围一部分韧皮部和木质部，把维管柱分隔为数束。

（六）单子叶植物茎

单子叶植物茎没有次生分生组织，所以终生具有初生构造。单子叶植物茎初生构造包含表皮、基本组织、散生维管束三部分（图9-18）。

1.表皮 位于茎的最外层，是由一层表皮细胞所组成，无周皮。

2.基本组织 薄壁组织散布，无皮层和髓及髓射线之分，但有的植物中央的薄壁细胞萎缩破坏，形成中空的茎（秆）。近表皮的几层薄壁细胞往往分化成厚壁细胞，以增强支持作用。

3.维管束 在基本组织中呈环状排列着多数有限外韧型维管束，其组分有韧皮部和木质部组织，无形成层，有的植物维管组织外有1~2圈细胞，称维管束鞘。

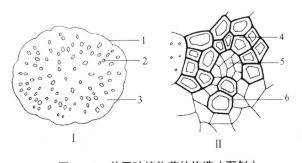

图9-18 单子叶植物茎的构造（石斛）
Ⅰ.石斛茎的简图 1.表皮 2.维管束 3.基本组织
Ⅱ.石斛茎外韧维管束放大图 4.纤维束 5.韧皮部 6.木质部

（七）单子叶植物根状茎的构造特点

1.表面仍为表皮，有的植物最外侧1~2层细胞木栓化，增强保护作用。

2. 皮层常占较大的体积，常分布有叶迹维管束，多为有限外韧型，但也有周木型的。

3. 大多具明显内皮层（凯氏带），如姜、石菖蒲等；也有的内皮层不明显，如知母、射干。

三、被子植物叶的内部构造

被子植物叶由茎尖生长锥后方的叶原基发育而成。叶的各部分雏形在芽开放之前已经形成，叶片展开更多的是居间生长，这一点与根和茎不同，后者更多的是顶端生长（初生生长）和加粗生长（次生生长）。叶片通过叶柄与茎直接相连。

（一）双子叶植物叶的构造

1.叶柄的构造　叶柄的构造和茎的初生构造基本相似，是由表皮、皮层和维管组织三部分组成。

表皮是一层细胞，气孔器较少，常有各式毛茸。其内为皮层，外侧有多层厚角组织或厚壁组织，内侧是若干排成环形或半环形的、大小不等的无限外韧型维管束，木质部位于上方（腹面或近轴面），韧皮部位于下方（背面或远轴面），木质部与韧皮部之间往往有短期活动的形成层。无内皮层。

植物种类不同，叶柄的组织结构特征明显不同，因此，有时可作为叶类、全草类中药材的鉴别特征之一。

2.叶片的构造　植物叶的构造（图9-19）也与茎初生构造有异曲同工之妙。叶片具表皮，上面的称上表皮，下面的称下表皮。其内为叶肉组织，大多呈薄壁细胞状，紧邻上表皮的称栅栏组织（palisade tissue），紧邻下表皮的称海绵组织（spongy tissue），叶肉组织中部包埋着叶脉（vein）。

（1）表皮：通常由一层生活细胞组成，由2~3层细胞组成的称为复表皮（multiple epidermis）。表皮细胞中一般不含叶绿体，具角质层和蜡被、毛茸等附属物。下表皮气孔丰富，气孔的数目、形态结构和分布因植物种类而异。

（2）栅栏组织：细胞通常一层，也有二层或以上的，细胞呈圆柱形，长轴与上表皮垂直，排列整齐紧密，状如栅栏。栅栏组织细胞内含大量叶绿体，光合作用效能强，故叶片上面的颜色较深。不同植物

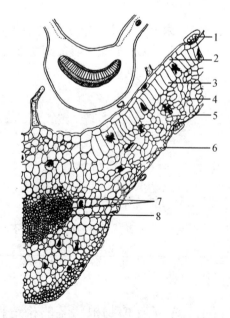

图 9-19　双子叶植物叶片的内部构造（薄荷）
1.鳞毛　2.上表皮　3.栅栏组织　4.海绵组织
5.下表皮　6.气孔　7.木质部　8.韧皮部

叶的栅栏组织排列层数不同，有时可作为叶类药材鉴别的特征之一。

（3）海绵组织：一般由多层近圆形或不规则形的薄壁细胞构成，细胞间隙大，排列疏松，状如海绵。海绵组织细胞中所含的叶绿体较少，所以叶下面的颜色常较浅。

多数双子叶植物叶片栅栏组织和海绵组织分化突出、上下叶面颜色差异明显，称为两面叶或异面叶（bifacial leaf、dorsi-ventral leaf）。

（4）叶脉：为叶片中的维管束，组分和排列与茎中相似，只是韧皮部位于远轴面，木质部位于近轴面，具有运输物质和支持叶片的作用。叶脉分主脉和各级侧脉，侧脉结构逐级简化，极细脉中木质部仅由数个导管或管胞组成，韧皮部无成熟筛管，只有一些变形的薄壁细胞行使运输作用。

主脉维管束的上下方还会发育出厚角组织以增加机械支持力，该部位的其他叶肉组织多为薄壁细胞状，但有些植物可在主脉上方发育出一层或几层栅栏组织，与叶肉中的栅栏组织相连接，是叶类药材的鉴别特征，如番泻叶、石楠叶等。

（二）单子叶植物叶的构造

单子叶植物叶仍由表皮、叶肉和叶脉三部分组成（图9-20）。与双子叶植物叶显著不同的，一是维管束类型为有限外韧型；二是叶肉组织分化不明显。以禾本科植物的叶为例加以说明。

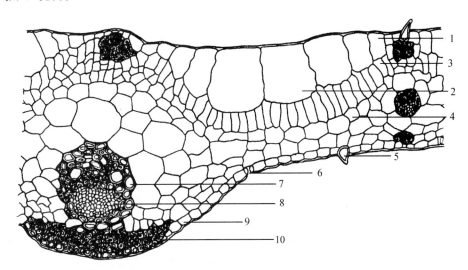

图9-20 单子叶植物叶片的内部构造
1. 上表皮 2. 泡状细胞 3. 栅栏组织 4. 海绵组织
5. 非腺毛 6. 气孔 7. 木质部 8. 韧皮部 9. 下表皮 10. 厚壁组织

1. 表皮 表皮细胞的形状较规则，有长细胞和短细胞之分，多呈长方形和方形。长细胞沿叶的纵轴方向排列，细胞外壁角质化，并含有硅质；短细胞又分为硅质细胞和栓质细胞两种。上表皮还有一些特殊大型的薄壁细胞，叫泡状细胞（bulliform cell），这类细胞具有大型液泡，在横切面上排列略呈扇形，干旱时由于这些细胞失水收缩，使叶子卷曲成筒，可减少水分蒸发，这种细胞与叶片的卷曲和张开有关，因此也称运动细胞（motor cell）。表皮上还常有乳头状突起或刺，所以叶片表面比较粗糙。

表皮上、下两面都分布有气孔，气孔由两个狭长或哑铃状的保卫细胞组成，每个保卫细胞的外侧具一个略呈三角形的副卫细胞。

2. 叶肉 禾本科植物的叶肉一般为多层薄壁细胞，分化不明显，上下表面颜色差异不明显，称同面叶或等面叶（isobilateral leaf），个别单子叶植物叶呈异面叶状态。

3. 叶脉 为有限外韧型维管束。表皮下有发达的厚壁组织，增强了机械支持作用。维管束外围常有一至多层细胞包围，为薄壁组织或厚壁组织，称维管束鞘（vascular bundle sheath）。如玉蜀黍、甘蔗由一层较大的薄壁细胞组成，水稻、小麦由一层薄壁细胞和一层厚壁细胞组成。

附录　被子植物门分科检索表

1. 子叶 2 个，极稀可为 1 个或较多；茎具中央髓部；在多年生的木本植物有年轮；叶片常具网状脉；花常为 5 出或 4 出数。（次 1 项见 210 页）‥‥‥‥‥‥‥‥‥‥‥ **双子叶植物纲** Dicotyledoneae

　2. 花无真正的花冠（花被片逐渐变化，呈覆瓦状排列成 2 至数层的，也可在此检查）；有或无花萼，有时可类似花冠。（次 2 项见 182 页）

　　3. 花单性，雌雄同株或异株，其中雄花，或雌花和雄花均可成荑黄花序或类似荑黄状的花序。（次 3 项见 170 页）

　　　4. 无花萼，或在雄花中存在。

　　　　5. 雌花以花梗着生于椭圆形膜质苞片的中脉上；心皮 1 ‥‥‥‥‥‥‥‥ **漆树科** Anacardiaceae

　　　　　　　　　　　　　　　　　　　　　　　　　　　　　（九子不离母属 *Dobinea*）

　　　　5. 雌花情形非如上所述；心皮 2 或更多数。

　　　　　6. 多为木质藤本；全缘单叶，具掌状脉；果为浆果‥‥‥‥‥‥‥‥ **胡椒科** Piperaceae

　　　　　6. 乔木或灌木；叶可呈各种型式，但常为羽状脉；果不为浆果。

　　　　　　7. 旱生性植物，有具节的分枝和极退化的叶片，后者在每节上且连合成为具齿的鞘状物

　　　　　　‥‥‥‥‥‥‥‥‥‥‥‥‥‥‥‥‥‥‥‥‥‥‥‥‥‥ **木麻黄科** Casuarinaceae

　　　　　　　　　　　　　　　　　　　　　　　　　　　　　（木麻黄属 *Casuarina*）

　　　　　　7. 植物体为其他情形者。

　　　　　　　8. 果实为具多数种子的蒴果；种子有丝状毛茸‥‥‥‥‥‥‥‥ **杨柳科** Salicaceae

　　　　　　　8. 果实为仅具 1 种子的小坚果、核果或核果状的坚果。

　　　　　　　　9. 叶为羽状复叶；雄花有花被‥‥‥‥‥‥‥‥‥‥‥‥‥ **胡桃科** Juglandaceae

　　　　　　　　9. 叶为单叶（有时在杨梅科中可为羽状分裂）。

　　　　　　　　　10. 果实为肉质核果；雄花无花被 ‥‥‥‥‥‥‥‥‥‥ **杨梅科** Myricaceae

　　　　　　　　　10. 果实为小坚果；雄花有花被 ‥‥‥‥‥‥‥‥‥‥‥ **桦木科** Betulaceae

　　　4. 有花萼，或在雄花中不存在。

　　　　11. 子房下位。（次 11 项见 170 页）

　　　　　12. 叶对生，叶柄基部互相连合 ‥‥‥‥‥‥‥‥‥‥‥‥‥ **金粟兰科** Chloranthaceae

　　　　　12. 叶互生。

13. 叶为羽状复叶 ……………………………………………………… **胡桃科** Juglandaceae

13. 叶为单叶。

14. 果为蒴果 ………………………………………………… **金缕梅科** Hamamelidaceae

14. 果为坚果。

15. 坚果封藏于一变大呈叶状的总苞中 ………………………………**桦木科** Betulaceae

15. 坚果有一壳斗下托，或封藏在一多刺的果壳中 …… **山毛榉科（壳斗科）** Fagaceae

11. 子房上位。

16. 植物体中具白色乳汁。

17. 子房 1 室；桑葚果 ……………………………………………… **桑科** Moraceae

17. 子房 2 ~ 3 室；蒴果 …………………………………… **大戟科** Euphorbiaceae

16. 植物体中无乳汁，或在大戟科的重阳木属 *Bischofia* 中具红色汁液。

18. 子房为单心皮所组成；雄蕊的花丝在花蕾中向内屈曲 …………… **荨麻科** Urticaceae

18. 子房为 2 枚以上的连合心皮所组成；雄蕊的花丝在花蕾中常直立（在大戟科的重阳木属 *Bischofia* 及巴豆属 *Croton* 中则向前屈曲）。

19. 果实为 3 个（稀可 2 ~ 4 个）离果瓣所成的蒴果；雄蕊 10 至多数，有时少于 10 …… ………………………………………………………………… **大戟科** Euphorbiaceae

19. 果实为其他情形；雄蕊少数至数个（大戟科的黄桐树属 *Endospermum* 为 6 ~ 10），或和花萼裂片同数且对生。

20. 雌雄同株的乔木或灌木。

21. 子房 2 室；蒴果 ………………………………… **金缕梅科** Hamamelidaceae

21. 子房 1 室；坚果或核果 ………………………………… **榆科** Ulmaceae

20. 雌雄异株的植物。

22. 草本或草质藤本；叶为掌状分裂或为掌状复叶 ………………… **桑科** Moraceae

22. 乔木或灌木；叶全缘，或在重阳木属为 3 小叶所成的复叶 **大戟科** Euphorbiaceae

3. 花两性或单性，但并不成为葇荑花序。

23. 子房或子房室内有数个至多数胚珠。（次 23 项见 173 页）

24. 寄生性草本，无绿色叶片 ………………………………………**大花草科** Rafflesiaceae

24. 非寄生性植物，有正常绿叶，或叶退化而以绿色茎代行叶的功用。

25. 子房下位或部分下位。（次 25 项见 171 页）

26. 雌雄同株或异株，如为两性花时，则成肉质穗状花序。（次 26 项见 171 页）

27. 草本。（次 27 项见 171 页）

28. 植物体含多量液汁；单叶常不对称 ………………… **秋海棠科** Begoniaceae

（秋海棠属 *Begonia*）

28. 植物体不含多量液汁；羽状复叶 ·························· **四数木科** Datiscaceae

（**野麻属** *Datisca*）

27. 木本。

29. 花两性，成肉质穗状花序；叶全缘 ·················· **金缕梅科** Hamamelidaceae

（**假马蹄荷属** *Chunia*）

29. 花单性，成穗状、总状或头状花序；叶缘有锯齿或具裂片。

30. 花成穗状或总状花序；子房 1 室 ·················· **四数木科** Datiscaceae

（**四数木属** *Tetrameles*）

30. 花呈头状花序；子房 2 室 ·················· **金缕梅科** Hamamelidaceae

（**枫香树亚科** Liquidambaroideae）

26. 花两性，但不成肉质穗状花序。

31. 子房 1 室。

32. 无花被；雄蕊着生在子房上 ·················· **三白草科** Saururaceae

32. 有花被；雄蕊着生在花被上。

33. 茎肥厚，绿色，常具棘针；叶常退化；花被片和雄蕊都多数；浆果 ·········

·················· **仙人掌科** Cactaceae

33. 茎不成上述形状；叶正常；花被片和雄蕊皆为五出或四出数，或雄蕊数为前者

的 2 倍；蒴果 ·················· **虎耳草科** Saxifragaceae

31. 子房 4 室或更多室。

34. 乔木；雄蕊为不定数 ·················· **海桑科** Sonneratiaceae

34. 草本或灌木。

35. 雄蕊 4 ·················· **柳叶菜科** Onagraceae

（**丁香蓼属** *Liudwigia*）

35. 雄蕊 6 或 12 ·················· **马兜铃科** Aristolochiaceae

25. 子房上位。

36. 雌蕊或子房 2 个，或更多数。（次 36 项见 172 页）

37. 草本。

38. 复叶或多少有些分裂，稀可为单叶（仅驴蹄草属 *Caltha*）全缘或具齿裂；心皮多

数至少数 ·················· **毛茛科** Ranunculaceae

38. 单叶，叶缘有锯齿；心皮和花萼裂片同数 ·················· **虎耳草科** Saxifragaceae

（**扯根菜属** *Penthorum*）

37. 木本。

39. 花的各部为整齐的三出数 ·················· **木通科** Lardizabalaceae

39. 花为其他情形。

40. 雄蕊数个至多数，连合成单体 ······················ 梧桐科 Sterculiaceae

（苹婆族 Sterculieae）

40. 雄蕊多数，离生。

41. 花两性；无花被 ······························· 昆栏树科 Trochodendraceae

（昆栏树属 Trochodendron）

41. 花雌雄异株，具4个小形萼片 ·················· 连香树科 Cercidiphyllaceae

（连香树属 Cercidiphyllum）

36. 雌蕊或子房单独1个。

42. 雄蕊周位，即着生于萼筒或杯状花托上。

43. 有不育雄蕊，且和8～12能育雄蕊互生·················· 大风子科 Flacourtiaceae

（脚骨脆属 Casearia）

43. 无不育雄蕊。

44. 多汁草本植物；花萼裂片呈覆瓦状排列，成花瓣状，宿存；蒴果盖裂·········

··· 番杏科 Aizoaceae

（海马齿属 Sesuvium）

44. 植物体为其他情形；花萼裂片不成花瓣状。

45. 叶为双数羽状复叶，互生；花萼裂片呈覆瓦状排列；果实为荚果；常绿

乔木 ································ 豆科 Leguminosae

（云实亚科 Caesalpinoideae）

45. 叶为单叶对生或轮生；花萼裂片呈镊合状排列；非荚果。

46. 雄蕊为不定数；子房10室或更多室；果实浆果状··· 海桑科 Sonneratiaceae

46. 雄蕊4～12（不超过花萼裂片的2倍）；子房1室至数室；果实蒴果状。

47. 花杂性或雌雄异株，微小，成穗状花序，再成总状或圆锥状排列······

··· 隐翼科 Crypteroniaceae

（隐翼属 Crypteronia）

47. 花两性，中型，单生至排列成圆锥花序 ············千屈菜科 Lythraceae

42. 雄蕊下位，即着生于扁平或凸起的花托上。

48. 木本；叶为单叶。

49. 乔木或灌木；雄蕊常多数，离生；胚珠生于侧膜胎座或隔膜上

··· 大风子科 Flacourtiaceae

49. 木质藤本；雄蕊4或5，基部连合成杯状或环状；胚珠基生（即位于子房室的基

底）··································· 浆果苋科 Deeringea

48. 草本或亚灌木。

50. 植物体沉没水中，常为一具背腹面呈原叶体状的构造，像苔藓 ······················· ·· 川苔草科 Podostemaceae

50. 植物体非如上述情形。

　51. 子房 3 ~ 5 室。

　　52. 食虫植物；叶互生；雌雄异株 ·························· **猪笼草科** Nepenthaceae

　　　（**猪笼草属** *Nepenthes*）

　　52. 非食虫植物；叶对生或轮生；花两性 ················ **番杏科** Aizoaceae

　　　（**粟米草属** *Mollugo*）

　51. 子房 1 ~ 2 室。

　　53. 叶为复叶或多少有些分裂 ························· **毛茛科** Ranunculaceae

　　53. 叶为单叶。

　　　54. 侧膜胎座。

　　　　55. 花无花被 ································· **三白草科** Saururaceae

　　　　55. 花具 4 离生萼片 ······················· **十字花科** Cruciferae

　　　54. 特立中央胎座。

　　　　56. 花序呈穗状、头状或圆锥状；萼片多少为干膜质 ··· **苋科** Amaranthaceae

　　　　56. 花序呈聚伞状；萼片草质 ····················· **石竹科** Caryophyllaceae

23. 子房或其子房室内仅有 1 至数个胚珠。

57. 叶片中常有透明微点。（次 57 项见 174 页）

　58. 叶为羽状复叶 ·· **芸香科** Rutaceae

58. 叶为单叶，全缘或有锯齿。

　59. 草本植物或有时在金粟兰科为木本植物；花无花被，常成简单或复合的穗状花序，但在胡椒科齐头绒属 *Zippelia* 则成疏松总状花序。

　　60. 子房下位，仅 1 室有 1 胚珠；叶对生，叶柄在基部连合 ·····**金粟兰科** Chloranthaceae

　　60. 子房上位；叶为对生时，叶柄不在基部连合。

　　　61. 雌蕊由 3 ~ 6 近于离生心皮组成，每心皮各有 2 ~ 4 胚珠 ··· **三白草科** Saururaceae

　　　　（**三白草属** *Saururus*）

　　　61. 雌蕊由 1 ~ 4 合生心皮组成，仅 1 室，有 1 胚珠 ····················**胡椒科** Piperaceae

　　　　（**齐头绒属** *Zippelia*，**豆瓣绿属** *Peperomia*）

　59. 乔木或灌木；花具一层花被；花序有各种类型，但不为穗状。

　　62. 花萼裂片常 3 片，呈镊合状排列；子房为 1 心皮所成，成熟时肉质，常以 2 瓣裂开；雌雄异株（次 62 项见 174 页） ······················ **肉豆蔻科** Myristicaceae

62. 花萼裂片 4 ~ 6 片，呈覆瓦状排列；子房为 2 ~ 4 合生心皮所组成。

  63. 花两性；果实仅 1 室，蒴果状，2 ~ 3 瓣裂开 ············· **大风子科** Flacourtiaceae

                            （**脚骨脆属** *Casearia*）

  63. 花单性，雌雄异株；果实 2 ~ 4 室，肉质或革质，很晚才裂开 ·······················

  ·· **大戟科** Euphorbiaceae

                             （**白树属** *Gelonium*）

57. 叶片中无透明微点。

 64. 雄蕊连为单体，至少在雄花中有这现象，花丝互相连合成筒状或成一中柱。

  65. 肉质寄生草本植物，具退化呈鳞片状的叶片，无叶绿素 ····· **蛇菰科** Balanophoraceae

  65. 植物体非为寄生性，有绿叶。

   66. 雌雄同株，雄花成球形头状花序，雌花以 2 个同生于 1 个有 2 室而具钩状芒刺的果

   壳中 ··· **菊科** Compositae

                          （**苍耳属** *Xanthium*）

  66. 花两性，如为单性时，雄花及雌花也无上述情形。

   67. 草本植物；花两性。

    68. 叶互生 ··· **藜科** Chenopodiaceae

    68. 叶对生。

     69. 花显著，有连合成花萼状的总苞 ····················· **紫茉莉科** Nyctaginaceae

     69. 花微小，无上述情形的总苞 ································· **苋科** Amaranthaceae

   67. 乔木或灌木，稀可为草本；花单性或杂性；叶互生。

    70. 萼片呈覆瓦状排列，至少在雄花中如此 ····················· **大戟科** Euphorbiaceae

    70. 萼片呈镊合状排列。

     71. 雌雄异株；花萼常具 3 裂片；雌蕊为 1 心皮所成，成熟时肉质，且常以 2 瓣

     裂开 ······································· **肉豆蔻科** Myristicaceae

     71. 花单性或雄花和两性花同株；花萼具 4 ~ 5 裂片或裂齿；雌蕊为 3 ~ 6 近于

     离生的心皮所成，各心皮于成熟时为革质或木质，呈蓇葖果状而不裂开 ···

     ·· **梧桐科** Sterculiaceae

                        （**苹婆族** *Sterculieae*）

 64. 雄蕊各自分离，有时仅为 1 个，或花丝成为分枝的簇丛（如大戟科的蓖麻属 *Ricinus*）。

  72. 每花有雌蕊 2 个至多数，近于或完全离生；或花的界限不明显时，则雌蕊多数，成

  1 球形头状花序。（次 72 项见 175 页）

 73. 花托下陷，呈杯状或坛状。（次 73 项见 175 页）

  74. 灌木；叶对生；花被片在坛状花托的外侧排列成数层 ··············· **蜡梅科** Calycanthaceae

74. 草本或灌木；叶互生；花被片在杯或坛状花托的边缘排列成一轮 ………… **蔷薇科** Rosaceae

73. 花托扁平或隆起，有时可延长。

　75. 乔木、灌木或木质藤本。

　　76. 花有花被 ……………………………………………………… **木兰科** Magnoliaceae

　　76. 花无花被。

　　　77. 落叶灌木或小乔木；叶卵形，具羽状脉和锯齿缘；无托叶；花两性或杂性，在叶腋中丛
　　　　生；翅果无毛，有柄 ………………………………………**昆栏树科** Trochodendraceae

　　　　　　　　　　　　　　　　　　　　　　　　　　　　　（领春木属 *Euptelea*）

　　　77. 落叶乔木；叶广阔，掌状分裂，叶缘有缺刻或大锯齿；有托叶围茎成鞘，易脱落；花单
　　　　性，雌雄同株，分别聚成球形头状花序；小坚果，围以长柔毛而无柄 …………………
　　　　……………………………………………………………… **悬铃木科** Platanaceae

　　　　　　　　　　　　　　　　　　　　　　　　　　　　　（悬铃木属 *Platanus*）

　75. 草本或稀为亚灌木，有时为攀缘性。

　　78. 胚珠倒生或直生。

　　　79. 叶片多少有些分裂或为复叶；无托叶或极微小；有花被（花萼）；胚珠倒生；花单生或
　　　　成各种类型的花序 ………………………………………… **毛茛科** Ranunculaceae

　　　79. 叶为全缘单叶；有托叶；无花被；胚珠直生；花成穗形总状花序… **三白草科** Saururaceae

　　78. 胚珠常弯生；叶为全缘单叶。

　　　80. 直立草本；叶互生，非肉质 …………………………… **商陆科** Phytolaccaceae

　　　80. 平卧草本；叶对生或近轮生，肉质 ………………………… **番杏科** Aizoaceae

　　　　　　　　　　　　　　　　　　　　　　　　　　　　　（针晶粟草属 *Gisekia*）

72. 每花仅有 1 个复合或单雌蕊，心皮有时于成熟后各自分离。

　81. 子房下位或半下位。（次 81 项见 177 页）

　　82. 草本。（次 82 项见 176 页）

　　　83. 水生或小型沼泽植物。

　　　　84. 花柱 2 个或更多；叶片（尤其沉没水中的）常成羽状细裂或为复叶 …………………
　　　　………………………………………………………………… **小二仙草科** Haloragidaceae

　　　　84. 花柱 1 个；叶为线形全缘单叶 ……………………… **杉叶藻科** Hippuridaceae

　　　83. 陆生草本。

　　　　85. 寄生性肉质草本，无绿叶。（次 85 项见 176 页）

　　　　　86. 花单性，雌花常无花被；无珠被及种皮 ………… **蛇菰科** Balanophoraceae

　　　　　86. 花杂性，有一层花被，两性花有 1 雄蕊；有珠被及种皮 ……**锁阳科** Cynomoriaceae

　　　　　　　　　　　　　　　　　　　　　　　　　　　　　（锁阳属 *Cynomorium*）

85. 非寄生性植物，或在百蕊草属 *Thesium* 为半寄生性，但均有绿叶。

  87. 叶对生，其形宽广而有锯齿缘 ……………………………… **金粟兰科** Chloranthaceae

  87. 叶互生。

   88. 平铺草本（限于我国植物），叶片宽，三角形，多少有些肉质…… **番杏科** Aizoaceae

                            （**番杏属** *Tetragonia*）

   88. 直立草本，叶片窄而细长 ………………………………… **檀香科** Santalaceae

                             （**百蕊草属** *Thesium*）

82. 灌木或乔木。

 89. 子房 3 ~ 10 室。

  90. 坚果 1 ~ 2 个，同生在一个木质且可裂为 4 瓣的壳斗里 …… **山毛榉科**（**壳斗科**）Fagaceae

                            （**水青冈属** *Fagus*）

  90. 核果，并不生在壳斗里。

   91. 雌雄异株，成顶生的圆锥花序，后者并不为叶状苞片所托 …………… **山茱萸科** Cornaceae

                         （**鞘柄木属** *Torricellia*）

   91. 花杂性，形成球形的头状花序，后者为 2 ~ 3 白色叶状苞片所托 ……… **蓝果树科** Nyssaceae

                            （**珙桐属** *Davidia*）

 89. 子房 1 或 2 室，或在铁青树科的青皮木属 *Schoepfia* 中，子房的基部可为 3 室。

  92. 花柱 2 个。

   93. 蒴果，2 瓣裂开 ………………………………………………… **金缕梅科** Hamamelidaceae

   93. 果呈核果状，或为蒴果状的瘦果，不裂开 ………………………… **鼠李科** Rhamnaceae

  92. 花柱 1 个或无花柱。

   94. 叶片下面多少有些具皮屑状或鳞片状的附属物 ………………… **胡颓子科** Elaeagnaceae

   94. 叶片下面无皮屑状或鳞片状的附属物。

    95. 呈叶缘锯齿或圆锯齿，稀可在荨麻科的紫麻属 *Oreocnide* 中有全缘者。

     96. 叶对生，具有羽状脉；雄花裸露，有雄蕊 1 ~ 3 个 ………… **金粟兰科** Chloranthaceae

     96. 叶互生，大都于叶基有三出脉；雄花有花被及雄蕊 4 个（稀可 3 或 5 个）…………

                  …………………………………………………… **荨麻科** Urticaceae

    95. 叶全缘，互生或对生。

     97. 植物体寄生在乔木的树干或枝条上；果呈浆果状 ……………… **桑寄生科** Loranthaceae

     97. 植物体大都陆生，或有时可为寄生性；果呈坚果状或核果状；胚珠 1 ~ 5 个。

      98. 花多为单性；胚珠垂悬于基底胎座上 ………………………… **檀香科** Santalaceae

      98. 花两性或单性；胚珠垂悬于子房室的顶端或中央胎座的顶端。

99. 雄蕊 10 个，为花萼裂片的 2 倍数·····················　**使君子科** Combretaceae

（**诃子属** *Terminalialinn*）

99. 雄蕊 4 或 5 个，和花萼裂片同数且对生 ·····················　**铁青树科** Olacaceae

81. 子房上位，如有花萼时，和它相分离，或在紫茉莉科及胡颓子科中，当果实成熟时，子房为宿存萼筒所包围。

100. 托叶鞘围抱茎的各节；草本，稀可为灌木·····················　**蓼科** Polygonaceae

100. 无托叶鞘，在悬铃木科有托叶鞘但易脱落。

101. 草本，或有时在藜科及紫茉莉科中为亚灌木。（次 101 项见 178 页）

102. 无花被。

103. 花两性或单性；子房 1 室，内仅有 1 个基生胚珠。（次 103 项见 254 页）

104. 叶基生，由 3 小叶而成；穗状花序在一个细长基生无叶的花梗上···　**小檗科** Berberidaceae

104. 叶茎生，单叶；穗状花序顶生或腋生，但常和叶相对生·····················　**胡椒科** Piperaceae

103. 花单性；子房 3 或 2 室。

105. 水生或微小的沼泽植物，无乳汁；子房 2 室，每室内含 2 个胚珠　**水马齿科** Callitrichaceae

（**水马齿属** *Callitriche*）

105. 陆生植物；有乳汁；子房 3 室，每室内仅含 1 个胚珠·····················　**大戟科** Euphorbiaceae

102. 有花被，当花为单性时，特别是雄花是如此。

106. 花萼呈花瓣状，且呈管状。

107. 花有总苞，有时这总苞类似花萼·····················　**紫茉莉科** Nyctaginaceae

107. 花无总苞。

108. 胚珠 1 个，在子房的近顶端处·····················　**瑞香科** Thymelaeaceae

108. 胚珠多数，生在特立中央胎座上·····················　**报春花科** Primulaceae

（**海乳草属** *Glaux*）

106. 花萼非如上述情形。

109. 雄蕊周位，即位于花被上。

110. 叶互生，羽状复叶而有草质的托叶；花无膜质苞片；瘦果·····················　**蔷薇科** Rosaceae

（**地榆族** *Sanguisorbieae*）

110. 叶对生，或在蓼科的冰岛蓼属 *Koenigia* 为互生，单叶无草质托叶；花有膜质苞片。

111. 花被片和雄蕊各为 5 或 4 个，对生；囊果；托叶膜质········　**石竹科** Caryophyllaceae

111. 花被片和雄蕊各为 3 个，互生；坚果；无托叶·····················　**蓼科** Polygonaceae

（**冰岛蓼属** *Koenigia*）

109. 雄蕊下位，即位于子房下。

112. 花柱或其分枝为 2 或数个，内侧常为柱头面。（次 112 项见 178 页）

   113. 子房常为数个至多数心皮连合而成·······························商陆科 Phytolaccaceae

  113. 子房常为 2 或 3（或 5）心皮连合而成。

    114. 子房 3 室，稀可 2 或 4 室···································大戟科 Euphorbiaceae

    114. 子房 1 或 2 室。

     115. 叶为掌状复叶或具掌状脉而有宿存托叶····················桑科 Moraceae

                        （大麻亚科 Cannaboideae）

     115. 叶具羽状脉，或稀可为掌状脉而无托叶，也可在藜科中叶退化成鳞片或为肉质
       而形如圆筒。

      116. 花有草质而带绿色或灰绿色的花被及苞片··············藜科 Chenopodiaceae

      116. 花有干膜质而常有色泽的花被及苞片··················苋科 Amaranthaceae

 112. 花柱 1 个，常顶端有柱头，也可无花柱。

  117. 花两性。

   118. 雌蕊为单心皮；花萼由 2~3 个膜质且宿存的萼片组成；雄蕊 2~3 个 ··············
     ··毛茛科 Ranunculaceae

                       （星叶草属 Circaeaster）

   118. 雌蕊由 2 合生心皮而成。

    119. 萼片 2 片；雄蕊多数································罂粟科 Papaveraceae

                       （博落回属 Macleaya）

    119. 萼片 4 片；雄蕊 2 或 4 ·························十字花科 Cruciferae

                       （独行菜属 Lepidium）

  117. 花单性。

   120. 沉没于淡水中的水生植物；叶细裂成丝状·········金鱼藻科 Ceratophyllaceae

                    （金鱼藻属 Ceratophyllum）

   120. 陆生植物；叶为其他情形。

    121. 叶含多量水分；托叶连接叶柄的基部；雄花的花被 2 片；雄蕊多数··············
     ···假牛繁缕科 Theligonaceae

                    （假牛繁缕属 Theligonum）

    121. 叶不含多量水分；如有托叶时，也不连接叶柄的基部；雄花的花被片和雄蕊均
      各为 4 或 5 个，二者相对生··························荨麻科 Urticaceae

101. 木本植物或亚灌木。

 122. 耐寒旱性的灌木，或在藜科的琐琐属 Haloxylon 为乔木；叶微小，细长或呈鳞片状，也可有时
  （如藜科）为肉质而成圆筒形或半圆筒形。（次 122 项见 179 页）

  123. 雌雄异株或花杂性；花萼为三出数，萼片微呈花瓣状，和雄蕊同数且互生；花柱 1，极短，

常有 6～9 放射状且有齿裂的柱头；核果；胚体劲直；常绿而基部偃卧的灌木；叶互生，无托叶 ……………………………………………………………… 岩高兰科 Empetraceae

（岩高兰属 *Empetrum*）

123. 花两性或单性，花萼为五出数，稀可三出或四出数，萼片或花萼裂片草质或革质，和雄蕊同数且对生，或在藜科中雄蕊由于退化而数较少，甚或 1 个；花柱或花柱分枝 2 或 3 个，内侧常为柱头面；胞果或坚果；胚体弯曲如环或弯曲成螺旋形。

124. 花无膜质苞片；雄蕊下位；叶互生或对生；无托叶；枝条常具关节… 藜科 Chenopodiaceae

124. 花有膜质苞片；雄蕊周位；叶对生，基部常互相连合；有膜质托叶；枝条不具关节……

…………………………………………………………………… 石竹科 Caryophyllaceae

122. 不是上述的植物；叶片矩圆形或披针形，或宽广至圆形。

125. 果实及子房均为 2 至数室，或在大风子科中为不完全的 2 至数室。（次 125 项见 180 页）

126. 花常为两性。

127. 萼片 4 或 5 片，稀可 3 片，呈覆瓦状排列。

128. 雄蕊 4 个；4 室的蒴果 ………………………………………… 木兰科 Magnoliaceae

（水青树属 *Tetracentron*）

128. 雄蕊多数；浆果状的核果………………………………………… 大风子科 Flacouriticeae

127. 萼片多 5 片，呈镊合状排列。

129. 雄蕊为不定数；具刺的蒴果 ………………………………… 杜英科 Elaeocarpaceae

（猴欢喜属 *Sloanea*）

129. 雄蕊和萼片同数；核果或坚果。

130. 雄蕊和萼片对生，各为 3～6 …………………………… 铁青树科 Olacaceae

130. 雄蕊和萼片互生，各为 4 或 5 …………………………… 鼠李科 Rhamnaceae

126. 花单性（雌雄同株或异株）或杂性。

131. 果实各种；种子无胚乳或有少量胚乳。

132. 雄蕊常 8 个；果实坚果状或为有翅的蒴果；羽状复叶或单叶…… 无患子科 Sapindaceae

132. 雄蕊 5 或 4 个，且和萼片互生；核果有 2～4 个小核；单叶……… 鼠李科 Rhamnaceae

（鼠李属 *Rhamnus*）

131. 果实多呈蒴果状，无翅；种子常有胚乳。

133. 果实为具 2 室的蒴果，有木质或革质的外种皮及角质的内果皮…………………………

………………………………………………………………… 金缕梅科 Hamamelidaceae

133. 果实为蒴果时，也不像上述情形。

134. 胚珠具腹脊；果实有各种类型，但多为室间裂开的蒴果（次 134 项见 180 页）……

………………………………………………………………… 大戟科 Euphorbiaceae

134. 胚珠具背脊；果实为室背裂开的蒴果，或有时呈核果状⋯⋯⋯⋯ **黄杨科 Buxaceae**

125. 果实及子房均为 1 或 2 室，稀可在无患子科的荔枝属 *Litchi* 及韶子属 *Nephelium* 中为 3 室，或在卫矛科的十齿花属 *Dipentodon* 及铁青树科的铁青树属 *Olax* 中，子房的下部为 3 室，而上部为 1 室。

  135. 花萼具显著的萼筒，且常呈花瓣状。

    136. 叶无毛或下面有柔毛；萼筒整个脱落⋯⋯⋯⋯⋯⋯⋯⋯⋯ **瑞香科 Thymelaeaceae**

    136. 叶下面具银白色或棕色的鳞片；萼筒或其下部永久宿存，当果实成熟时，变为肉质而紧密包着子房⋯⋯⋯⋯⋯⋯⋯⋯⋯⋯⋯⋯ **胡颓子科 Elaeagnaceae**

  135. 花萼不像上述情形，或无花被。

    137. 花药以 2 或 4 舌瓣裂开⋯⋯⋯⋯⋯⋯⋯⋯⋯⋯⋯⋯⋯⋯⋯⋯ **樟科 Lauraceae**

    137. 花药不以舌瓣裂开。

      138. 叶对生。

        139. 果实为有双翅或呈圆形的翅果⋯⋯⋯⋯⋯⋯⋯⋯⋯⋯⋯ **槭树科 Aceraceae**

        139. 果实为有单翅而呈细长形兼矩圆形的翅果⋯⋯⋯⋯⋯⋯⋯ **木犀科 Oleaceae**

      138. 叶互生。

        140. 叶为羽状复叶。

          141. 叶为二回羽状复叶，或退化仅具叶状柄（特称为叶状叶柄 phyllodia）⋯⋯⋯⋯⋯⋯⋯⋯⋯⋯⋯⋯⋯⋯⋯⋯⋯⋯⋯⋯⋯⋯⋯⋯⋯**豆科 Leguminosae**

（**金合欢属** *Acacia*）

          141. 叶为一回羽状复叶。

            142. 小叶边缘有锯齿；果实有翅⋯⋯⋯⋯⋯⋯⋯⋯⋯ **马尾树科 Rhoipteleaceae**

（**马尾树属** *Rhoiptelea*）

            142. 小叶全缘；果实无翅。

              143. 花两性或杂性⋯⋯⋯⋯⋯⋯⋯⋯⋯⋯⋯⋯ **无患子科 Sapindaceae**

              143. 雌雄异株⋯⋯⋯⋯⋯⋯⋯⋯⋯⋯⋯⋯⋯⋯ **漆树科 Anacardiaceae**

（**黄连木属** *Pistacia*）

        140. 叶为单叶。

          144. 花均无花被。（次 144 项见 181 页）

            145. 多为木质藤本；叶全缘；花两性或杂性，成紧密的穗状花序⋯ **胡椒科 Piperaceae**

（**胡椒属** *Piper*）

            145. 乔木；叶缘有锯齿或缺刻；花单性。

              146. 叶宽广，具掌状脉或掌状分裂，叶缘具缺刻或大锯齿；有托叶，围茎成鞘，但易脱落；雌雄同株，雌花和雄花分别成球形的头状花序；雌蕊为单心皮而成；小坚果为倒圆锥形而有棱角，无翅也无梗，但围以长柔毛 ……………
……………………………………………………………… **悬铃木科 Platanaceae**

（**悬铃木属 *Platanus***）

146. 叶椭圆形至卵形，具羽状脉及锯齿缘；无托叶；雌雄异株，雄花聚成疏松有
苞片的簇丛，雌花单生于苞片的腋内；雌蕊为 2 心皮组成；小坚果扁平，具
翅且有柄，但无毛 ………………………………… **杜仲科 Eucommiaceae**

（**杜仲属 *Eucommia***）

144. 常有花萼，尤其在雄花。

147. 植物体内有乳汁……………………………………………… **桑科 Moraceae**
147. 植物体内无乳汁。

148. 花柱或其分枝 2 或数个，但在大戟科的核果木属 *Drypetes* 中则柱头几无柄，
呈盾状或肾脏形。

149. 雌雄异株或有时为同株；叶全缘或具波状齿。

150. 矮小灌木或亚灌木；果实干燥，包藏于具有长柔毛而互相连合成双角状
的 2 苞片中；胚体弯曲如环 …………………… **藜科 Chenopodiaceae**

（**优若藜属 *Eurotia***）

150. 乔木或灌木；果实呈核果状，常为1室含 1 种子，不包藏于苞片内；胚
体劲直 ……………………………………… **大戟科 Euphorbiaceae**

149. 花两性或单性；叶缘多有锯齿或具齿裂，稀可全缘。

151. 雄蕊多数……………………………………… **大风子科 Flacourtiaceae**
151. 雄蕊 10 个或较少。

152. 子房 2 室，每室有 1 个至数个胚珠；果实为木质蒴果 ……………
……………………………………………… **金缕梅科 Hamamelidaceae**

152. 子房 1 室，仅含 1 胚珠；果实不是木质蒴果 ………… **榆科 Ulmaceae**

148. 花柱 1 个，也可有时（如荨麻属）不存，而柱头呈画笔状。

153. 叶缘有锯齿；子房为 1 心皮而成。

154. 花两性………………………………………… **山龙眼科 Proteaceae**
154. 雌雄异株或同株。

155. 花生于当年新枝上；雄蕊多数………………… **蔷薇科 Rosaceae**

（**奥樱属 *Maddenia***）

155. 花生于老枝上；雄蕊和萼片同数………………… **荨麻科 Urticaceae**

153. 叶全缘或边缘有锯齿；子房为 2 个以上连合心皮所成。

156. 果实呈核果状或坚果状，内有 1 种子；无托叶。（次 156 项见 182 页）

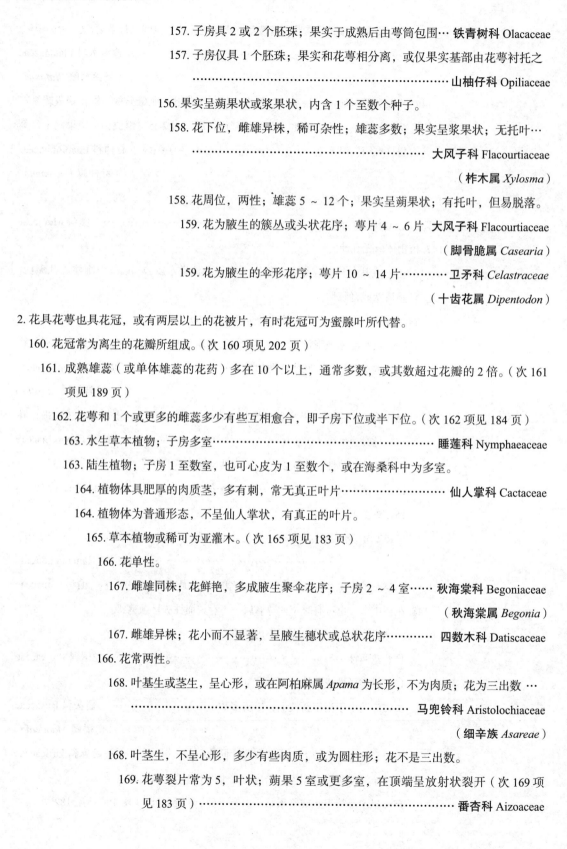

157. 子房具 2 或 2 个胚珠；果实于成熟后由萼筒包围··· **铁青树科** Olacaceae

157. 子房仅具 1 个胚珠；果实和花萼相分离，或仅果实基部由花萼衬托之

·· **山柚仔科** Opiliaceae

156. 果实呈蒴果状或浆果状，内含 1 个至数个种子。

158. 花下位，雌雄异株，稀可杂性；雄蕊多数；果实呈浆果状；无托叶···

·· **大风子科** Flacourtiaceae

（柞木属 *Xylosma*）

158. 花周位，两性；雄蕊 5 ~ 12 个；果实呈蒴果状；有托叶，但易脱落。

159. 花为腋生的簇丛或头状花序；萼片 4 ~ 6 片 **大风子科** Flacourtiaceae

（脚骨脆属 *Casearia*）

159. 花为腋生的伞形花序；萼片 10 ~ 14 片············ **卫矛科** *Celastraceae*

（十齿花属 *Dipentodon*）

2. 花具花萼也具花冠，或有两层以上的花被片，有时花冠可为蜜腺叶所代替。

160. 花冠常为离生的花瓣所组成。（次 160 项见 202 页）

161. 成熟雄蕊（或单体雄蕊的花药）多在 10 个以上，通常多数，或其数超过花瓣的 2 倍。（次 161 项见 189 页）

162. 花萼和 1 个或更多的雌蕊多少有些互相愈合，即子房下位或半下位。（次 162 项见 184 页）

163. 水生草本植物；子房多室··· **睡莲科** Nymphaeaceae

163. 陆生植物；子房 1 至数室，也可心皮为 1 至数个，或在海桑科中为多室。

164. 植物体具肥厚的肉质茎，多有刺，常无真正叶片·························· **仙人掌科** Cactaceae

164. 植物体为普通形态，不呈仙人掌状，有真正的叶片。

165. 草本植物或稀可为亚灌木。（次 165 项见 183 页）

166. 花单性。

167. 雌雄同株；花鲜艳，多成腋生聚伞花序；子房 2 ~ 4 室······ **秋海棠科** Begoniaceae

（秋海棠属 *Begonia*）

167. 雌雄异株；花小而不显著，呈腋生穗状或总状花序··········· **四数木科** Datiscaceae

166. 花常两性。

168. 叶基生或茎生，呈心形，或在阿柏麻属 *Apama* 为长形，不为肉质；花为三出数 ···

·· **马兜铃科** Aristolochiaceae

（细辛族 *Asareae*）

168. 叶茎生，不呈心形，多少有些肉质，或为圆柱形；花不是三出数。

169. 花萼裂片常为 5，叶状；蒴果 5 室或更多室，在顶端呈放射状裂开（次 169 项见 183 页）·· **番杏科** Aizoaceae

169. 花萼裂片 2；蒴果 1 室，盖裂 ························· **马齿苋科** Portulacaceae

（**马齿苋属** *Portulaca*）

165. 乔木或灌木（但在虎耳草科的银梅草属 *Deinanthe* 及草绣球属 *Cardiandra* 为亚灌木，黄山梅属 *Kirengeshoma* 为多年生高大草本），有时以气生小根而攀缘。

170. 叶通常对生（虎耳草科的草绣球属 *Cardiandra* 为例外），或在石榴科的石榴属 *Punica* 中有时可互生。

171. 叶缘常有锯齿或全缘；花序（除山梅花属 *Philadelpheae* 外）常有不孕的边缘花 ··· ···························· **虎耳草科** Saxifragaceae

171. 叶全缘；花序无不孕花。

172. 叶为脱落性；花萼呈朱红色 ······················· **石榴科** Punicaceae

（**石榴属** *Punica*）

172. 叶为常绿性；花萼不呈朱红色。

173. 叶片中有腺体微点；胚珠常多数 ················**桃金娘科** Myrtaceae

173. 叶片中无微点。

174. 胚珠在每子房室中为多数 ················ **海桑科** Sonneratiaceae

174. 胚珠在每子房室中仅 2 个，稀可较多 ············· **红树科** Rhizophoraceae

170. 叶互生。

175. 花瓣细长形兼长方形，最后向外翻转 ················ **八角枫科** Alangiaceae

（**八角枫属** *Alangium*）

175. 花瓣不成细长形，且纵为细长形时，也不向外翻转。

176. 叶无托叶。

177. 叶全缘；果实肉质或木质 ···················· **玉蕊科** Lecythidaceae

（**玉蕊属** *Barringtonia*）

177. 叶缘多少有些锯齿或齿裂；果实呈核果状，其形歪斜··· **山矾科** Symplocaceae

（**山矾属** *Symplocos*）

176. 叶有托叶。

178. 花瓣呈旋转状排列；花药隔向上延伸；花萼裂片中 2 个或更多个在果实上变大而呈翅状 ···················· **龙脑香科** Dipterocarpaceae

178. 花瓣呈覆瓦状或旋转状排列（如蔷薇科的火棘属 *Pyracantha*）；花药隔并不向上延伸；花萼裂片也无上述变大情形。

179. 子房 1 室，内具 2 ～ 6 侧膜胎座，各有 1 个至多数胚珠；果实为革质蒴果，自顶端以 2 ～ 6 片裂开（次 179 项见 184 页）····· **大风子科** Flacourtiaceae

（**天料木属** *Homalium*）

179. 子房 2～5 室，内具中轴胎座，或其心皮在腹面互相分离而具边缘胎座。

    180. 花成伞房、圆锥、伞形或总状等花序，稀可单生；子房 2～5 室，或心皮 2～5 个，下位，每室或每心皮有胚珠 1～2 个，稀可有时为 3～10 个或为多数；果实为肉质或木质假果；种子无翅 …… **蔷薇科** Rosaceae

        （**梨亚科** Pomoideae）

    180. 花成头状或肉穗花序；子房 2 室，半下位，每室有胚珠 2～6 个；果为木质蒴果；种子有或无 …………………… **金缕梅科** Hamamelidaceae

        （**马蹄荷亚科** Bucklandioideae）

162. 花萼和 1 个或更多的雌蕊互相分离，即子房上位。

  181. 花为周位花。

    182. 萼片和花瓣相似，覆瓦状排列成数层，着生于坛状花托的外侧………… **蜡梅科** Calycanthaceae

        （**洋蜡梅属** *Calycanthus*）

    182. 萼片和花瓣有分化，在萼筒或花托的边缘排列成 2 层。

      183. 叶对生或轮生，有时上部者可互生，但均为全缘单叶；花瓣常于蕾中呈皱折状。

        184. 花瓣无爪，形小，或细长；浆果……………………………… **海桑科** Sonneratiaceae

        184. 花瓣有细爪，边缘具腐蚀状的波纹或具流苏；蒴果……………… **千屈菜科** Lythraceae

      183. 叶互生，单叶或复叶；花瓣不呈皱折状。

        185. 花瓣宿存；雄蕊的下部连成一管………………………… **亚麻科** Linaceae

            （**黏木属** *Ixonanthes*）

        185. 花瓣脱落性；雄蕊互相分离。

          186. 草本植物，具二出数的花朵；萼片 2 片，早落性；花瓣 4 个…… **罂粟科** Papaveraceae

            （**花菱草属** *Eschscholzia*）

          186. 木本或草本植物，具五出或四出数的花朵。

           187. 花瓣镊合状排列；果实为荚果；叶多为二回羽状复叶，有时叶片退化，而叶柄发育为叶状柄；心皮 1 个……………………………………… **豆科** Leguminosae

              （**含羞草亚科** Mimosoideae）

           187. 花瓣覆瓦状排列；果实为核果、蓇葖果或瘦果；叶为单叶或复叶；心皮 1 个至多数 ……………………………………………… **蔷薇科** Rosaceae

  181. 花为下位花，或至少在果实时花托扁平或隆起。

    188. 雌蕊少数至多数，互相分离或微有连合。（次 188 项见 185 页）

      189. 水生植物。（次 189 项见 185 页）

        190. 叶片呈盾状，全缘（次 190 项见 185 页）……………………… **睡莲科** Nymphaeaceae

        190. 叶片不呈盾状，多少有些分裂或为复叶…………………… **毛茛科** Ranunculaceae

189. 陆生植物。

  191. 茎为攀缘性。

    192. 草质藤本。

      193. 花显著，为两性花·························· **毛茛科** Ranunculaceae

      193. 花小型，为单性，雌雄异株·················· **防己科** Menispermaceae

    192. 木质藤本或为蔓生灌木。

      194. 叶对生，复叶由 3 小叶所成，或顶端小叶形成卷须············· **毛茛科** Ranunculaceae

      （**锡兰莲属** *Naravelia*）

      194. 叶互生，单叶。

        195. 花单性。

          196. 心皮多数，结果时聚生成一球状的肉质体或散布于极延长的花托上··············

          ·························· **木兰科** Magnoliaceae

          （**五味子亚科** Schisandroideae）

          196. 心皮 3 ~ 6，果为核果或核果状 ·········· **防己科** Menispermaceae

        195. 花两性或杂性；心皮数个，果为蓇葖果。·········· **五桠果科** Dilleniaceae

        （**锡叶藤属** *Tetracera*）

  191. 茎直立，不为攀缘性。

    197. 雄蕊的花丝连成单体····························· **锦葵科** Malvaceae

    197. 雄蕊的花丝互相分离。

      198. 草本植物，稀可为亚灌木；叶片多少有些分裂或为复叶。（次 198 项见 261 页）

        199. 叶无托叶；种子有胚乳···················· **毛茛科** Ranunculaceae

        199. 叶多有托叶；种子无胚乳···················· **蔷薇科** Rosaceae

      198. 木本植物；叶片全缘或边缘有锯齿，也稀有分裂者。

        200. 萼片及花瓣均为镊合状排列；胚乳具嚼痕·········· **番荔枝科** Annonaceae

        200. 萼片及花瓣均为覆瓦状排列；胚乳无嚼痕。

          201. 萼片及花瓣相同，三出数，排列成 3 层或多层，均可脱落　**木兰科** Magnoliaceae

          201. 萼片及花瓣甚有分化，多为五出数，排列成 2 层，萼片宿存。

            202. 心皮 3 个至多数；花柱互相分离；胚珠为不定数······ **五桠果科** Dilleniaceae

            202. 心皮 3 ~ 10 个；花柱完全合生；胚珠单生 ·········· **金莲木科** Ochnaceae

            （**金莲木属** *Ochna*）

188. 雌蕊 1 个，但花柱或柱头为 1 至多数。

  203. 叶片中具透明微点。（次 203 项见 186 页）

    204. 叶互生，羽状复叶或退化为仅有 1 顶生小叶···················· **芸香科** Rutaceae

204. 叶对生，单叶·· 藤黄科 Guttiferae

203. 叶片中无透明微点。

205. 子房单纯，具 1 子房室。

206. 乔木或灌木；花瓣呈镊合状排列；果实为荚果················ 豆科 Leguminosae

（含羞草亚科 Mimosoideae）

206. 草本植物；花瓣呈覆瓦状排列；果实不是荚果。

207. 花为五出数；蓇葖果·· 毛茛科 Ranunculaceae

207. 花为三出数；浆果·· 小檗科 Berberidaceae

205. 子房为复合性。

208. 子房 1 室，或在马齿苋科的土人参属 *Talinum* 中子房基部为 3 室。（次 208 项见 187 页）

209. 特立中央胎座。

210. 草本；叶互生或对生；子房的基部 3 室，有多数胚珠·········· 马齿苋科 Portulacaceae

（土人参属 *Talinum*）

210. 灌木；叶对生；子房 1 室，内有成为 3 对的 6 个胚·········· 红树科 Rhizophoraceae

（秋茄树属 *Kandelia*）

209. 侧膜胎座。

211. 灌木或小乔木（在半日花科中常为亚灌木或草本植物），子房柄不存在或极短；果实为
蒴果或浆果。

212. 叶对生；萼片不相等，外面 2 片较小，或有时退化，内面 3 片呈旋转状排列·········
·· 半日花科 Cistaceae

（半日花属 *Helianthemum*）

212. 叶常互生，萼片相等，呈覆瓦状或镊合状排列。

213. 植物体内含有色泽的汁液；叶具掌状脉，全缘；萼片 5 片，互相分离，基部有腺
体；种皮肉质，红色·· 红木科 Bixaceae

（红木属 *Bixa*）

213. 植物体内不含有色泽的汁液；叶具羽状脉或掌状脉；叶缘有锯齿或全缘；萼片
3 ~ 8 片，离生或合生；种皮坚硬，干燥·················· 大风子科 Flacourtiaceae

211. 草本植物，如为木本植物时，则具有显著的子房柄；果实为浆果或核果。

214. 植物体内含乳汁；萼片 2 ~ 3 ································· 罂粟科 Papaveraceae

214. 植物体内不含乳汁；萼片 4 ~ 8。

215. 叶为单叶或掌状复叶；花瓣完整；长角果（次 215 项见 187 页）····················
·· 白花菜科 Capparidaceae

215. 叶为单叶，或为羽状复叶或分裂；花瓣具缺刻或细裂；蒴果仅于顶端裂开⋯⋯⋯

⋯⋯⋯⋯⋯⋯⋯⋯⋯⋯⋯⋯⋯⋯⋯⋯⋯⋯⋯⋯⋯⋯⋯ **木犀草科** Resedaceae

208. 子房 2 室至多室，或为不完全的 2 至多室。

216. 草本植物，具多少有些呈花瓣状的萼片。

217. 水生植物；花瓣为多数雄蕊或鳞片状的蜜腺叶所代替⋯⋯⋯⋯⋯ **睡莲科** Nymphaeaceae

（萍蓬草属 *Nuphar*）

217. 陆生植物。

218. 一年生草本植物；叶呈羽状细裂；花两性⋯⋯⋯⋯⋯⋯⋯⋯⋯ **毛茛科** Ranunculaceae

（黑种草属 *Nigella*）

218. 多年生草本植物；叶全缘而呈掌状分裂；雌雄同株⋯⋯⋯⋯ **大戟科** Euphorbiaceae

（麻风树属 *Jatropha*）

216. 木本植物，或陆生草本植物，常不具呈花瓣状的萼片。

219. 萼片于蕾内呈镊合状排列。

220. 雄蕊互相分离或连成数束。

221. 花药 1 室或数室；叶为掌状复叶或单叶，全缘，具羽状脉⋯ **木棉科** Bombacaceae

221. 花药 2 室；叶为单叶，叶缘有锯齿或全缘。

222. 花药以顶端 2 孔裂开⋯⋯⋯⋯⋯⋯⋯⋯⋯⋯⋯⋯⋯⋯ **杜英科** Elaeocarpaceae

222. 花药纵长裂开⋯⋯⋯⋯⋯⋯⋯⋯⋯⋯⋯⋯⋯⋯⋯⋯⋯⋯ **椴树科** Tiliaceae

220. 雄蕊连为单体，至少内层者如此，并且多少有些连成管状。

223. 花单性；萼片 2 或 3 片⋯⋯⋯⋯⋯⋯⋯⋯⋯⋯⋯⋯⋯⋯ **大戟科** Euphorbiaceae

（油桐属 *Aleurites*）

223. 花常两性；萼片多 5 片，稀可较少。

224. 花药 2 室或更多室。

225. 无副萼；多有不育雄蕊；花药 2 室；叶为单叶或掌状分裂 **梧桐科** Sterculiaceae

225. 有副萼；无不育雄蕊；花药数室；叶为单叶，全缘且具羽状脉⋯⋯⋯⋯⋯⋯⋯

⋯⋯⋯⋯⋯⋯⋯⋯⋯⋯⋯⋯⋯⋯⋯⋯⋯⋯⋯⋯⋯⋯ **木棉科** Bombacaceae

（榴莲属 *Durio*）

224. 花药 1 室。

226. 花粉粒表面平滑；叶为掌状复叶⋯⋯⋯⋯⋯⋯⋯⋯⋯ **木棉科** Bombacaceae

（木棉属 *Gossampinus*）

226. 花粉粒表面有刺；叶有各种情形⋯⋯⋯⋯⋯⋯⋯⋯⋯⋯⋯ **锦葵科** Malvaceae

219. 萼片于蕾内呈覆瓦状或旋转状排列，或有时（如大戟科的巴豆属 *Croton*）近于呈镊合

状排列。

227. 雌雄同株或稀可异株；果实为蒴果，由 2 ～ 4 个各自裂为 2 片的离果所成…………
·· **大戟科** Euphorbiaceae

227. 花常两性，或在猕猴桃科的猕猴桃属 *Actinidia* 为杂性或雌雄异株；果为其他情形。

228. 萼片在果实时增大且成翅状；雄蕊具伸长的花药隔…… **龙脑香科** Dipterocarpaceae

228. 萼片及雄蕊二者不为上述情形。

229. 雄蕊排列成二层，外层 10 个和花瓣对生，内层 5 个和萼片对生 ………………
··**蒺藜科** Zygophyllaceae

（骆驼蓬属 *Peganum*）

229. 雄蕊的排列为其他情形。

230. 食虫的草本植物；叶基生，呈管状，其上再具有小叶片 …**瓶子草科** Sarraceniaceae

230. 不是食虫植物；叶茎生或基生，但不呈管状。

231. 植物体呈耐寒旱状；叶为全缘单叶。

232. 叶对生或上部者互生；萼片 5 片，互不相等，外面 2 片较小或有时退化，
内面 3 片较大，成旋转状排列，宿存；花瓣早落 ··· **半日花科** Cistaceae

232. 叶互生；萼片 5 片，大小相等；花瓣宿存；在内侧基部各有 2 舌状物…
·· **柽柳科** Tamaricaceae

（琵琶柴属 *Reaumuria*）

231. 植物体不是耐寒旱状；叶常互生；萼片 2 ～ 5 片，彼此相等；呈覆瓦状或
稀可呈镊合状排列。

233. 草本或木本植物；花为四出数，或其萼片多为 2 片且早落。

234. 植物体内含乳汁；无或有极短子房柄；种子有丰富胚乳…………………
··· **罂粟科** Papaveraceae

234. 植物体内不含乳汁；有细长的子房柄；种子无或有少量胚乳…………
·· **白花菜科** Capparidaceae

233. 木本植物；花常为五出数，萼片宿存或脱落。

235. 果实为具 5 个棱角的蒴果，分成 5 个骨质各含 1 或 2 个种子的心皮后，
再各沿其缝线而 2 瓣裂开·························· **蔷薇科** Rosaceae

（白鹃梅属 *Exochorda*）

235. 果实不为蒴果，如为蒴果时则为室背裂开。

236. 蔓生或攀缘的灌木；雄蕊互相分离；子房 5 室或更多室；浆果，常
可食 ··· **猕猴桃科** Actinidiaceae

236. 直立乔木或灌木；雄蕊至少在外层者连为单体，或连成 3 ～ 5 束而
着生于花瓣的基部；子房 3 ～ 5 室。

237. 花药能转动，以顶端孔裂开；浆果；胚乳颇丰富⋯⋯⋯⋯⋯⋯⋯⋯

⋯⋯⋯⋯⋯⋯⋯⋯⋯⋯⋯ **猕猴桃科** Actinidiaceae

（**水东哥属** *Saurauia*）

237. 花药能或不能转动，常纵长裂开；果实有各种情形；胚乳通常量

微小⋯⋯⋯⋯⋯⋯⋯⋯⋯⋯⋯⋯⋯ **山茶科** Theaceae

161. 成熟雄蕊 10 个或较少，如多于 10 个时，其数并不超过花瓣的 2 倍。

238. 成熟雄蕊和花瓣同数，且和它对生。（次 238 项见 190 页）

239. 雌蕊 3 个至多数，离生。

240. 直立草本或亚灌木；花两性，五出数⋯⋯⋯⋯⋯⋯⋯⋯ **蔷薇科** Rosaceae

（**地蔷薇属** *Chamaerhodos*）

240. 木质或草质藤本，花单性，常为三出数。

241. 叶常为单叶；花小型；核果；心皮 3 ~ 6 个，呈星状排列，各含 1 胚珠⋯⋯⋯⋯

⋯⋯⋯⋯⋯⋯⋯⋯⋯⋯⋯⋯⋯ **防己科** Menispermaceae

241. 叶为掌状复叶或由 3 小叶组成；花中型；浆果；心皮 3 个至多数，轮状或螺旋状排列，

各含 1 个或多数胚珠⋯⋯⋯⋯⋯⋯⋯⋯⋯⋯ **木通科** Lardizabalaceae

239. 雌蕊 1 个。

242. 子房 2 至数室。

243. 花萼裂齿不明显或微小；以卷须缠绕他物的木质或草质藤本植物⋯⋯⋯ **葡萄科** Vitaceae

243. 花萼具 4 ~ 5 裂片；乔木、灌木或草本植物，有时虽也可为缠绕性，但无卷须。

244. 雄蕊连成单体。

245. 叶为单叶；每子房室内含胚珠 2 ~ 6 个（或在可可树亚族 *Theobromineae* 中为多数）

⋯⋯⋯⋯⋯⋯⋯⋯⋯⋯⋯⋯⋯**梧桐科** Sterculiaceae

245. 叶为掌状复叶；每子房室内含胚珠多数⋯⋯⋯⋯⋯⋯ **木棉科** Bombacaceae

（**吉贝属** *Ceiba*）

244. 雄蕊互相分离，或稀可在其下部连成一管。

246. 叶无托叶；萼片各不相等，呈覆瓦状排列；花瓣不相等，在内层的 2 片常很小

⋯⋯⋯⋯⋯⋯⋯⋯⋯⋯⋯⋯⋯ **清风藤科** Sabiaceae

246. 叶常有托叶；萼片同大，呈镊合状排列；花瓣均大小同形。

247. 叶为单叶⋯⋯⋯⋯⋯⋯⋯⋯⋯⋯⋯⋯ **鼠李科** Rhamnaceae

247. 叶为 1 ~ 3 回羽状复叶⋯⋯⋯⋯⋯⋯⋯⋯⋯⋯ **葡萄科** Vitaceae

（**火筒树属** *Leea*）

242. 子房 1 室（在马齿苋科的土人参属 *Talinum* 及铁青树科的铁青树属 *Olax* 中则子房的下部多

少有些成为 3 室）。

248. 子房下位或半下位。（次 248 项见 190 页）

249. 叶互生，边缘常有锯齿；蒴果⋯⋯⋯⋯⋯⋯⋯⋯⋯⋯⋯⋯⋯⋯ **大风子科** Flacourtiaceae

（天料木属 *Homalium*）

249. 叶多对生或轮生，全缘；浆果或核果⋯⋯⋯⋯⋯⋯⋯⋯⋯⋯**桑寄生科** Loranthaceae

248. 子房上位。

250. 花药以舌瓣裂开⋯⋯⋯⋯⋯⋯⋯⋯⋯⋯⋯⋯⋯⋯⋯⋯⋯⋯⋯ **小檗科** Berberidaceae

250. 花药不以舌瓣裂开。

251. 缠绕草本；胚珠 1 个；叶肥厚，肉质⋯⋯⋯⋯⋯⋯⋯⋯ **落葵科** Basellaceae

（落葵属 *Basella*）

251. 直立草本，或有时为木本；胚珠 1 个至多数。

252. 雄蕊连成单体；胚珠 2 个⋯⋯⋯⋯⋯⋯⋯⋯⋯⋯⋯⋯⋯**梧桐科** Sterculiaceae

（蛇婆子属 *Walthenia*）

252. 雄蕊互相分离；胚珠 1 个至多数。

253. 花瓣 6 ~ 9 片；雌蕊单纯⋯⋯⋯⋯⋯⋯⋯⋯⋯⋯⋯⋯ **小檗科** Berberidaceae

253. 花瓣 4 ~ 8 片；雌蕊复合。

254. 常为草本；花萼有 2 个分离萼片。（次 254 项见 265 页）

255. 花瓣 4 片；侧膜胎座⋯⋯⋯⋯⋯⋯⋯⋯⋯⋯⋯⋯⋯ **罂粟科** Papaveraceae

（角茴香属 *Hypecoum*）

255. 花瓣常 5 片；基底胎座⋯⋯⋯⋯⋯⋯⋯⋯⋯⋯⋯⋯ **马齿苋科** Portulacaceae

254. 乔木或灌木，常蔓生；花萼呈倒圆锥形或杯状。

256. 通常雌雄同株；花萼裂片 4 ~ 5；花瓣呈覆瓦状排列；无不育雄蕊；胚珠有 2 层珠被⋯⋯⋯⋯⋯⋯⋯⋯⋯⋯⋯⋯⋯⋯⋯⋯⋯ **紫金牛科** Myrsinaceae

（信筒子属 *Embelia*）

256. 花两性；花萼于开花时微小，而具不明显的齿裂；花瓣多为镊合状排列；有不育雄蕊（有时代以蜜腺）；胚珠无珠被。

257. 花萼于果时增大；子房的下部为 3 室，上部为 1 室，内含 3 个胚珠⋯⋯

⋯⋯⋯⋯⋯⋯⋯⋯⋯⋯⋯⋯⋯⋯⋯⋯⋯⋯⋯⋯ **铁青树科** Olacaceae

（铁青树属 *Olax*）

257. 花萼于果时不增大；子房 1 室，内仅含 1 个胚珠 ⋯ **山柚子科** Opiliaceae

238. 成熟雄蕊和花瓣不同数，如同数时则雄蕊和它互生。

258. 雌雄异株；雄蕊 8 个，不相同，其中 5 个较长，有伸出花外的花丝，且和花瓣相互生，另 3 个则较短而藏于花内；灌木或灌木状草本；互生或对生单叶；心皮单生；雌花无花被，无梗，贴生于宽圆形的叶状苞片上⋯⋯⋯⋯⋯⋯⋯⋯⋯⋯⋯⋯ **漆树科** Anacardiaceae

（九子不离母属 *Dobinea*）

258. 花两性或单性，若为雌雄异株时，其雄花中也无上述情形的雄蕊。

259. 花萼或其筒部和子房多少有些相连合。（次 259 项见 193 页）

260. 每子房室内含胚珠或种子 2 个至多数。（次 260 项见 192 页）

261. 花药以顶端孔裂开；草本或木本植物；叶对生或轮生，大都于叶片基部具 3 ~ 9 脉……

…………………………………………………………………………………… 野牡丹科 Melastomaceae

261. 花药纵长裂开。

262. 草本或亚灌木；有时为攀缘性。

263. 具卷须的攀缘草本；花单性………………………………………… 葫芦科 Cucurbitaceae

263. 无卷须的植物；花常两性。

264. 萼片或花萼裂片 2 片；植物体多少肉质而多水分………… 马齿苋科 Portulacaceae

（马齿苋属 Portulaca）

264. 萼片或花萼裂片 4 ~ 5 片；植物体常不为肉质。

265. 花萼裂片呈覆瓦状或镊合状排列；花柱 2 个或更多；种子具胚乳………………

……………………………………………………………………… 虎耳草科 Saxifragaceae

265. 花萼裂片呈镊合状排列；花柱 1 个，具 2 ~ 4 裂，或为 1 呈头状的柱头；种子

无胚乳…………………………………………………………… 柳叶菜科 Onagraceae

262. 乔木或灌木，有时为攀缘性。

266. 叶互生。

267. 花数朵至多数成头状花序；常绿乔木；叶革质，全缘或具浅裂………………

………………………………………………………………… 金缕梅科 Hamamelidaceae

267. 花成总状或圆锥花序。

268. 灌木；叶为掌状分裂，基部具 3 ~ 5 脉；子房 1 室，有多数胚珠；浆果………

……………………………………………………………… 虎耳草科 Saxifragaceae

（茶藨子属 Ribes）

268. 乔木或灌木；叶缘有锯齿或细锯齿，有时全缘，具羽状脉；子房 3 ~ 5 室，每

室内含 2 至数个胚珠，或在山茉莉属 Huodendron 为多数；干燥或木质核果，或

蒴果，有时具棱角或有翅 ………………………………………… 野茉莉科 Styracaceae

266. 叶常对生（使君子科的榄李树属 Lumnitzera 例外，同科的风车子属 Combretum 也可有

时为互生，或互生和对生共存于一枝上）。

269. 胚珠多数，除冠盖藤属 Pileostegia 自子房室顶端垂悬外，均位于侧膜或中轴胎座上；

浆果或蒴果；叶缘有锯齿或为全缘，但均无托叶；种子含胚乳…………………………

…………………………………………………………………… 虎耳草科 Saxifragaceae

269. 胚珠 2 个至数个，近于自房室顶端垂悬；叶全缘或有圆锯齿；果实多不裂开，内有

种子 1 至数个。

270. 乔木或灌木，常为蔓生，无托叶，不为形成海岸林的组成分子（榄李树属 *Lumnitzera* 例外）；种子无胚乳，落地后始萌芽 ………… **使君子科** Combretaceae

270. 常绿灌木或小乔木，具托叶；多为形成海岸林的主要组成分子；种子常有胚乳，在落地前即萌芽（胎生）………………………………… **红树科** Rhizophoraceae

260. 每子房室内仅含胚珠或种子 1 个。

271. 果实裂开为 2 个干燥的离果，并共同悬于一果梗上；花序常为伞形花序（在变豆菜属 *Sanicula* 及鸭儿芹属 *Cryptotaenia* 中为不规则的花序，在刺芫荽属 *Eryngium* 中，则为头状花序）………
………………………………………………………………… **伞形科** Umbelliferae

271. 果实不裂开或裂开而不是上述情形的；花序可为各种类型。

272. 草本植物。

273. 花柱或柱头 2～4 个；种子具胚乳；果实为小坚果或核果，具棱角或有翅…………………
………………………………………………………………… **小二仙草科** Haloragidaceae

273. 花柱 1 个，具有 2 头状或呈 2 裂的柱头；种子无胚乳。

274. 陆生草本植物，具对生叶；花为二出数；果实为一具钩状刺毛的坚果…………………
………………………………………………………………… **柳叶菜科** Onagraceae

（露珠草属 *Circaea*）

274. 水生草本植物，有聚生而漂浮水面的叶片；花为四出数；果实为具 2～4 刺的坚果（栽培种果实可无显著的刺）………………………………… **菱科** Trapaceae

（菱属 *Trapa*）

272. 木本植物。

275. 果实干燥或为蒴果状。

276. 子房 2 室；花柱 2 个………………………………………… **金缕梅科** Hamamelidaceae

276. 子房 1 室；花柱 1 个。

277. 花序伞房状或圆锥状…………………………………… **莲叶桐科** Hernandiaceae

277. 花序头状…………………………………………………… **蓝果树科** Nyssaceae

（旱莲木属 *Camptotheca*）

275. 果实核果状或浆果状。

278. 叶互生或对生；花瓣呈镊合状排列；花序有各种型式，但稀为伞形或头状，有时且可生于叶片上。

279. 花瓣 3～5 片，卵形至披针形；花药短…………………… **山茱萸科** Cornaceae

279. 花瓣 4～10 片，狭窄形并向外翻转；花药细长 …………… **八角枫科** Alangiaceae

（八角枫属 *Alangium*）

278. 叶互生；花瓣呈覆瓦状或镊合状排列；花序常为伞形或呈头状。

280. 子房 1 室；花柱 1 个；花杂性兼雌雄异株，雌花单生或以少数朵至数朵聚生，雌花多数，腋生为有花梗的簇丛·····················**蓝果树科** Nyssaceae

（**蓝果树属** *Nyssa*）

280. 子房 2 室或更多室；花柱 2 ~ 5 个；如子房为 1 室而具 1 花柱时（例如马蹄参属 *Diplopanax*），则花两性，形成顶生类似穗状的花序 ·················**五加科** Araliaceae

259. 花萼和子房相分离。

281. 叶片中有透明微点。

282. 花整齐，稀可两侧对称；果实不为荚果·····················**芸香科** Rutaceae

282. 花整齐或不整齐；果实为荚果·····························**豆科** Leguminosae

281. 叶片中无透明微点。

283. 雌蕊 2 个或更多，互相分离或仅有局部的连合；也可子房分离而花柱连合成 1 个。（次 283 项见 194 页）

284. 多水分的草本，具肉质的茎及叶·····················**景天科** Crassulaceae

284. 植物体为其他情形。

285. 花为周位花。

286. 花的各部分呈螺旋状排列，萼片逐渐变为花瓣；雄蕊 5 或 6 个；雌蕊多数··············
·························**蜡梅科** Calycanthaceae

（**蜡梅属** *Chimonanthus*）

286. 花的各部分呈轮状排列，萼片和花瓣甚有分化。

287. 雌蕊 2 ~ 4 个，各有多数胚珠；种子有胚乳；无托叶········ **虎耳草科** Saxifragaceae

287. 雌蕊 2 个至多数，各有 1 至数个胚珠；种子无胚乳；有或无托叶··· **蔷薇科** Rosaceae

285. 花为下位花，或在悬铃木科中微呈周位。

288. 草本或亚灌木。

289. 各子房的花柱互相分离。

290. 叶常互生或基生，多少有些分裂；花瓣脱落性，较萼片为大，或于天葵属 *Semiaquilegia* 稍小于成花瓣状的萼片·····················**毛茛科** Ranunculaceae

290. 叶对生或轮生，为全缘单叶；花瓣宿存性，较萼片小········· **马桑科** Coriariaceae

（**马桑属** *Coriaria*）

289. 各子房合具 1 共同的花柱或柱头；叶为羽状复叶；花为五出数；花萼宿存；花中有和花瓣互生的腺体；雄蕊 10 个 ·····················**牻牛儿苗科** Geraniaceae

（**熏倒牛属** *Biebersteinia*）

288. 乔木、灌木或木本的攀缘植物。

291. 叶为单叶。（次 291 项见 194 页）

292. 叶对生或轮生···马桑科 Coriariaceae

（马桑属 *Coriaria*）

292. 叶互生。

293. 叶为脱落性，具掌状脉；叶柄基部扩张成帽状以覆盖腋芽······················
···悬铃木科 Platanaceae

（悬铃木属 *Platanus*）

293. 叶为常绿性或脱落性，具羽状脉。

294. 雌蕊 7 个至多数（稀可少至 5 个）；直立或缠绕性灌木；花两性或单性 ······
···木兰科 Magnoliaceae

294. 雌蕊 4 ~ 6 个；乔木或灌木；花两性。

295. 子房 5 或 6 个，以一共同的花柱而连合，各子房均可成熟为核果···········
···金莲木科 Ochnaceae

（赛金莲木属 *Ouratia*）

295. 子房 4 ~ 6 个，各具 1 花柱，仅有 1 子房可成熟为核果 ···漆树科 Anacardiaceae

（山檨仔属 *Buchanania*）

291. 叶为复叶。

296. 叶对生···省沽油科 Staphyleaceae

296. 叶互生。

297. 木质藤本；叶为掌状复叶或三出复叶····················木通科 Lardizabalaceae

297. 乔木或灌木（有时在牛栓藤科中有缠绕性者）；叶为羽状复叶。

298. 果实为肉质蓇葖浆果，内含数种子，状似猫屎········木通科 Lardizabalaceae

（猫儿屎属 *Decaisnea*）

298. 果实为其他情形。

299. 果实为蓇葖果·····································牛栓藤科 Connaraceae

299. 果实为离果，或在臭椿属 *Ailanthus* 中为翅果 ·······苦木科 Simaroubaceae

283. 雌蕊 1 个，或至少其子房为 1 个。

300. 雌蕊或子房确是单纯的，仅 1 室。（次 300 项见 195 页）

301. 果实为核果或浆果。（次 301 项见 195 页）

302. 花为三出数，稀可二出数；花药以舌瓣裂开·····················樟科 Lauraceae

302. 花为五出或四出数；花药纵长裂开。

303. 落叶具刺灌木；雄蕊 10 个，周位，均可发育（次 303 项见 195 页）······蔷薇科 Rosaceae

（扁核木属 *Prinsepia*）

303. 常绿乔木；雄蕊 1 ~ 5 个，下位，常仅其中 1 或 2 个可发育········ 漆树科 Anacardiaceae
（杧果属 *Mangifera*）

301. 果实为蓇葖果或荚果。

304. 果实为蓇葖果。

305. 落叶灌木；叶为单叶；蓇葖果内含 2 至数个种子···············蔷薇科 Rosaceae
（绣线菊亚科 *Spiraeoideae*）

305. 常为木质藤本；叶多为单数复叶或具 3 小叶，有时因退化而只有 1 小叶；蓇葖果内仅含
1 个种子 ·······································牛栓藤科 Connaraceae

304. 果实为荚果···豆科 Leguminosae

300. 雌蕊或子房并非单纯者，有 1 个以上的子房室或花柱、柱头、胎座等部分。

306. 子房 1 室或因有 1 假隔膜的发育而成 2 室，有时下部 2 ~ 5 室，上部 1 室。（次 306 项见 197 页）

307. 花下位，花瓣 4 片，稀可更多。

308. 萼片 2 片··罂粟科 Papaveraceae

308. 萼片 4 ~ 8 片。

309. 子房柄常细长，呈线状·································白花菜科 Capparidaceae

309. 子房柄极短或不存在。

310. 子房为 2 个心皮连合组成，常具 2 子房室及 1 假隔膜··············十字花科 Cruciferae

310. 子房 3 ~ 6 个心皮连合组成，仅 1 子房室。

311. 叶对生，微小，为耐寒旱性；花为辐射对称；花瓣完整，具瓣爪，其内侧有舌状的
鳞片附属物·······································瓣鳞花科 Frankeniaceae
（瓣鳞花属 *Frankenia*）

311. 叶互生，显著，非为耐寒旱性；花为两侧对称；花瓣常分裂，但其内侧并无鳞片状
的附属物 ·······································木犀草科 Resedaceae

307. 花周位或下位，花瓣 3 ~ 5 片，稀可 2 片或更多。

312. 每子房室内仅有胚珠 1 个。（次 312 项见 196 页）

313. 乔木，或稀为灌木；叶常为羽状复叶。

314. 叶常为羽状复叶，具托叶及小托叶·····················省沽油科 Staphyleaceae
（银鹊树属 *Tapiscia*）

314. 叶为羽状复叶或单叶，无托叶及小托叶·················漆树科 Anacardiaceae

313. 木本或草本；叶为单叶。

315. 通常均为木本，稀可在樟科的无根藤属 *Cassytha* 则为缠绕性寄生草本；叶常互生，无
膜质托叶。（次 315 项见 196 页）

316. 乔木或灌木；无托叶；花为三出或二出数；萼片和花瓣同形，稀可花瓣较大；花药以舌瓣裂开；浆果或核果 ·· **樟科** Lauraceae

316. 蔓生性的灌木，茎为合轴型，具钩状的分枝；托叶小而早落；花为五出数，萼片和花瓣不同形，前者且于结实时增大成翅状；花药纵长裂开；坚果 ··············
·· **钩枝藤科** Ancistrocladaceae
（**钩枝藤属** *Ancistrocladus*）

315. 草本或亚灌木；叶互生或对生，具膜质托叶鞘·············· **蓼科** Polygonaceae

312. 每子房室内有胚珠 2 个至多数。

317. 乔木、灌木或木质藤本。（次 317 项见 197 页）

318. 花瓣及雄蕊均着生于花萼上·············· **千屈菜科** Lythraceae

318. 花瓣及雄蕊均着生于花托上（或于西番莲科中雄蕊着生于子房柄上）。

319. 核果或翅果，仅有 1 种子。

320. 花萼具显著的 4 或 5 裂片或裂齿，微小而不能长大·········· **茶茱萸科** Icacinaceae

320. 花萼呈截平头或具不明显的萼齿，微小，但能于果实上增大··· **铁青树科** Olacaceae
（**铁青树属** *Olax*）

319. 蒴果或浆果，内有 2 个至多数种子。

321. 花两侧对称。

322. 叶为二至三回羽状复叶；雄蕊 5 个·············· **辣木科** Moringaceae
（**辣木属** *Moringa*）

322. 叶为全缘的单叶；雄蕊 8 个·············· **远志科** Polygalaceae

321. 花辐射对称；叶为单叶或掌状分裂。

323. 花瓣具有直立而常彼此衔接的瓣爪·············· **海桐花科** Pittosporaceae
（**海桐花属** *Pittosporum*）

323. 花瓣不具细长的瓣爪。

324. 植物体为耐寒旱性，有鳞片状或细长形的叶片；花无小苞片··· **柽柳科** Tamaricaceae

324. 植物体非为耐寒旱性，具有较宽大的叶片。

325. 花两性。

326. 花萼和花瓣不甚分化，且前者较大·············· **大风子科** Flacourtiaceae
（**红子木属** *Erythrospermum*）

326. 花萼和花瓣很有分化，前者很小·············· **堇菜科** Violaceae
（**雷诺木属** *Rinorea*）

325. 雌雄异株或花杂性。

327. 乔木；花的每一花瓣基部各具位于内方的一鳞片；无子房柄（次 327 项

　　　　见 197 页）·· **大风子科** Flacourtiaceae

　　　　　　　　　　　　　　　　　　　　　　（**大风子属** *Hydnocarpus*）

　　327. 多为具卷须而攀缘的灌木；花常具一为 5 鳞片所成的副冠，各鳞片和萼

　　　　片相对生；有子房柄························· **西番莲科** Passifloraceae

　　　　　　　　　　　　　　　　　　　　　　　（**蒴莲属** *Adenia*）

317. 草本或亚灌木。

　　328. 胎座位于子房室的中央或基底。

　　　　329. 花瓣着生于花萼的喉部··························千屈菜科 Lythraceae

　　　　329. 花瓣着生于花托上。

　　　　　　330. 萼片 2 片；叶互生，稀可对生·············· 马齿苋科 Portulacaceae

　　　　　　330. 萼片 5 或 4 片；叶对生················· 石竹科 Caryophyllaceae

　　328. 胎座为侧膜胎座。

　　　　331. 食虫植物，具生有腺体刚毛的叶片············· 茅膏菜科 Droseraceae

　　　　331. 非为食虫植物，也无生有腺体毛茸的叶片。

　　　　　　332. 花两侧对称。

　　　　　　　　333. 花有一位于前方的距状物；蒴果 3 瓣裂开············· **堇菜科** Violaceae

　　　　　　　　333. 花有一位于后方的大型花盘；蒴果仅于顶端裂开·········· **木犀草科** Resedaceae

　　　　　　332. 花整齐或近于整齐。

　　　　　　　　334. 植物体为耐寒旱性；花瓣内侧各有 1 舌状的鳞片········ **瓣鳞花科** Frankeniaceae

　　　　　　　　　　　　　　　　　　　　　　（**瓣鳞花属** *Frankenia*）

　　　　　　　　334. 植物体非为耐寒旱性；花瓣内侧无鳞片的舌状附属物。

　　　　　　　　　335. 花中有副冠及子房柄·············· **西番莲科** Passifloraceae

　　　　　　　　　　　　　　　　　　　　　　（**西番莲属** *Passiflora*）

　　　　　　　　　335. 花中无副冠及子房柄·············· **虎耳草科** Saxifragaceae

306. 子房 2 室或更多室。

336. 花瓣形状彼此极不相等。

　　337. 每子房室内有数个至多数胚珠。

　　　　338. 子房 2 室······························· **虎耳草科** Saxifragaceae

　　　　338. 子房 5 室······························· **凤仙花科** Balsaminaceae

　　337. 每子房室内仅有 1 个胚珠。

　　　　339. 子房 3 室；雄蕊离生；叶盾状，叶缘具棱角或波纹·········· **旱金莲科** Tropaeolaceae

　　　　　　　　　　　　　　　　　　　　　　（**旱金莲属** *Tropaeolum*）

　　　　339. 子房 2 室（稀可 1 或 3 室）；雄蕊连合为一单体；叶不呈盾状，全缘 ··· **远志科** Polygalaceae

336. 花瓣形状彼此相等或微有不等，且有时花也可为两侧对称。

340. 雄蕊数和花瓣数既不相等，也不是它的倍数。

  341. 叶对生。

    342. 雄蕊 4 ~ 10 个，常 8 个。

      343. 蒴果···**七叶树科** Hippocastanaceae

      343. 翅果···**槭树科** Aceraceae

    342. 雄蕊 2 或 3 个，也稀可 4 或 5 个。

      344. 萼片及花瓣均为五出数；雄蕊多为 3 个················· **翅子藤科** Hippocrateaceae

      344. 萼片及花瓣常均为四出数；雄蕊 2 个，稀可 3 个··········· **木犀科** Oleaceae

341. 叶互生。

  345. 叶为单叶，多全缘，或在油桐属 *Aleurites* 中可具 3 ~ 7 裂片；花单性 ··· **大戟科** Euphorbiaceae

  345. 叶为单叶或复叶；花两性或杂性。

    346. 萼片为镊合状排列；雄蕊连成单体······················**梧桐科** Sterculiaceae

    346. 萼片为覆瓦状排列；雄蕊离生。

      347. 子房 4 或 5 室，每子房室内有 8 ~ 12 胚珠；种子具翅 ·················· **楝科** Meliaceae

                       （香椿属 *Toona*）

      347. 子房常 3 室，每子房室内有 1 至数个胚珠；种子无翅。

        348. 花小型或中型，下位，萼片互相分离或微有连合··········· **无患子科** Sapindaceae

        348. 花大型，美丽，周位，萼片互相连合成一钟形的花萼··· **钟萼木科** Bretschneideraceae

                        （钟萼木属 *Bretschneidera*）

340. 雄蕊数和花瓣数相等，或是它的倍数。

  349. 每子房室内有胚珠或种子 3 个至多数。（次 349 项见 200 页）

    350. 叶为复叶。

      351. 雄蕊连合成为单体·······································**酢浆草科** Oxalidaceae

      351. 雄蕊彼此相互分离。

        352. 叶互生。

          353. 叶为二至三回的三出叶，或为掌状叶·············· **虎耳草科** Saxifragaceae

                      （落新妇亚族 *Astilbinae*）

          353. 叶为一回羽状复叶·································**楝科** Meliaceae

                      （香椿属 *Toona*）

        352. 叶对生。

        354. 叶为双数羽状复叶·······························**蒺藜科** Zygophyllaceae

        354. 叶为单数羽状复叶·······························**省沽油科** Staphyleaceae

    350. 叶为单叶。

      355. 草本或亚灌木。（次 355 项见 199 页·）

356. 花周位；花托多少有些中空。

   357. 雄蕊着生于杯状花托的边缘·················· **虎耳草科** Saxifragaceae

   357. 雄蕊着生于杯状或管状花萼（或即花托）的内侧·················· **千屈菜科** Lythraceae

356. 花下位；花托常扁平。

   358. 叶对生或轮生，常全缘。

     359. 水生或沼泽草本，有时（例如田繁缕属 *Bergia*）为亚灌木；有托叶··················

     ·················· **沟繁缕科** Elatinaceae

     359. 陆生草本；无托叶·················· **石竹科** Caryophyllaceae

   358. 叶互生或基生；稀可对生，边缘有锯齿，或叶退化为无绿色组织的鳞片。

     360. 草本或亚灌木；有托叶；萼片呈镊合状排列，脱落性·············· **椴树科** Tiliaceae

     （**黄麻属** *Corchorus*，**田麻属** *Corchoropsis*）

     360. 多年生常绿草本，或为死物寄生植物而无绿色组织；无托叶；萼片呈覆瓦状排列，

     宿存性 ··················**鹿蹄草科** Pyrolaceae

355. 木本植物。

   361. 花瓣常有彼此衔接或其边缘互相依附的柄状瓣爪·············· **海桐花科** Pittosporaceae

     （**海桐花属** *Pittosporum*）

   361. 花瓣无瓣爪，或仅具互相分离的细长柄状瓣爪。

     362. 花托空凹；萼片呈镊合状或覆瓦状排列。

       363. 叶互生，边缘有锯齿，常绿性·············· **虎耳草科** Saxifragaceae

       （**鼠刺属** *Itea*）

       363. 叶对生或互生，全缘，脱落性。

        364. 子房 2 ~ 6 室，仅具 1 花柱；胚珠多数，着生于中轴胎座上··· **千屈菜科** Lythraceae

        364. 子房 2 室，具 2 花柱；胚珠数个，垂悬于中轴胎座上··· **金缕梅科** Hamamelidaceae

        （**双花木属** *Disanthus*）

     362. 花托扁平或微凸起；萼片呈覆瓦状或于杜英科中呈镊合状排列。

       365. 花为四出数；果实呈浆果状或核果状；花药纵长裂开或顶端舌瓣裂开。

        366. 穗状花序腋生于当年新枝上；花瓣先端具齿裂·············· **杜英科** Elaeocarpaceae

        （**杜英属** *Elaeocarpus*）

        366. 穗状花序腋生于昔年老枝上；花瓣完整·················· **旌节花科** Stachyuraceae

        （**旌节花属** *Stachyurus*）

       365. 花为五出数；果实呈蒴果状；花药顶端孔裂。

        367. 花粉粒单纯；子房 3 室（次 367 项见 200 页）·············· **桤叶树科** Clethraceae

        （**桤叶树属** *Clethra*）

367. 花粉粒复合，成为四合体；子房 5 室·························· **杜鹃花科** Ericaceae

349. 每子房室内有胚珠或种子 1 或 2 个。

368. 草本植物，有时基部呈灌木状。

369. 花单性、杂性，或雌雄异株。

370. 具卷须的藤本；叶为二回三出复叶·························· **无患子科** Sapindaceae

（倒地铃属 *Cardiospermum*）

370. 直立草本或亚灌木；叶为单叶·························· **大戟科** Euphorbiaceae

369. 花两性。

371. 萼片呈镊合状排列；果实有刺·························· **椴树科** Tiliaceae

（刺蒴麻属 *Triumfetta*）

371. 萼片呈覆瓦状排列；果实无刺。

372. 雄蕊彼此分离；花柱互相连合·························· **牻牛儿苗科** Geraniaceae

372. 雄蕊互相连合；花柱彼此分离·························· **亚麻科** Linaceae

368. 木本植物。

373. 叶肉质，通常仅为 1 对小叶所组成的复叶·························· **蒺藜科** Zygophyllaceae

373. 叶为其他情形。

374. 叶对生；果实为 1、2 或 3 个翅果所组成。

375. 花瓣细裂或具齿裂；每果实有 3 个翅果·························· **金虎尾科** Malpighiaceae

375. 花瓣全缘；每果实具 2 个或连合为 1 个的翅果·························· **槭树科** Aceraceae

374. 叶互生，如为对生时，则果实不为翅果。

376. 叶为复叶，或稀可为单叶而有具翅的果实。（次 376 项见 201 页）

377. 雄蕊连为单体。

378. 萼片及花瓣均为三出数；花药 6 个，花丝生于雄蕊管的口部····· **橄榄科** Burseraceae

378. 萼片及花瓣均为四出至六出数；花药 8 ~ 12 个，无花丝，直接着生于雄蕊管的喉部

或裂齿之间 ·························· **楝科** Meliaceae

377. 雄蕊各自分离。

379. 叶为单叶；果实为一具 3 翅而其内仅有 1 个种子的小坚果········ **卫矛科** Celastraceae

（雷公藤属 *Tripterygium*）

379. 叶为复叶；果实无翅。

380. 花柱 3 ~ 5 个；叶常互生，脱落性·························· **漆树科** Anacardiaceae

380. 花柱 1 个；叶互生或对生。

381. 叶为羽状复叶，互生，常绿性或脱落性；果实有各种类型··· **无患子科** Sapindaceae

381. 叶为掌状复叶，对生，脱落性；果实为蒴果········ **七叶树科** Hippocastanaceae

376. 叶为单叶；果实无翅。

  382. 雄蕊连成单体，或如为 2 轮时，至少其内轮者如此，有时有花药无花丝（例如大戟科的三宝木属 *Trigonastemon*）。

    383. 花单性；萼片或花萼裂片 2 ~ 6 片，呈镊合状或覆瓦状排列⋯ **大戟科** Euphorbiaceae

    383. 花两性；萼片 5 片，呈覆瓦状排列。

      384. 果实呈蒴果状；子房 3 ~ 5 室，各室均可成熟⋯⋯⋯⋯⋯⋯ **亚麻科** Linaceae

      384. 果实呈核果状；子房 3 室，大都其中的 2 室为不孕性，仅另 1 室可成熟，而有 1 或 2 个胚珠⋯⋯⋯⋯⋯⋯⋯⋯⋯⋯⋯⋯⋯ **古柯科** Erythroxylaceae

      （古柯属 *Erythroxylum*）

  382. 雄蕊各自分离，有时在毒鼠子科中可和花瓣相连合而形成 1 管状物。

    385. 果呈蒴果状。

      386. 叶互生或稀可对生；花下位。

        387. 叶脱落性或常绿性；花单性或两性；子房 3 室，稀可 2 或 4 室，有时可多至 15 室（例如算盘子属 *Glochidion*）⋯⋯⋯⋯⋯⋯⋯⋯ **大戟科** Euphorbiaceae

        387. 叶常绿性；花两性；子房 5 室⋯⋯⋯⋯⋯⋯ **五列木科** Pentaphylacaceae

        （五列木属 *Pentaphylax*）

      386. 叶对生或互生；花周位⋯⋯⋯⋯⋯⋯⋯⋯⋯⋯⋯⋯ **卫矛科** Celastraceae

    385. 果呈核果状，有时木质化，或呈浆果状。

      388. 种子无胚乳，胚体肥大而多肉质。

        389. 雄蕊 10 个 ⋯⋯⋯⋯⋯⋯⋯⋯⋯⋯⋯⋯⋯⋯⋯ **蒺藜科** Zygophyllaceae

        389. 雄蕊 4 或 5 个。

          390. 叶互生；花瓣 5 片，各 2 裂或成 2 部分⋯⋯⋯⋯ **毒鼠子科** Dichapetalaceae

          （毒鼠子属 *Dichapetalum*）

          390. 叶对生；花瓣 4 片，均完整⋯⋯⋯⋯⋯⋯ **刺茉莉科** Salvadoraceae

          （刺茉莉属 *Azima*）

      388. 种子有胚乳，胚体有时很小。

        391. 植物体为耐寒旱性；花单性，三出或二出数⋯⋯⋯⋯⋯ **岩高兰科** Empetraceae

        （岩高兰属 *Empetrum*）

        391. 植物体为普通形状；花两性或单性，五出或四出数。

          392. 花瓣呈镊合状排列。（次 392 项见 202 页）

            393. 雄蕊和花瓣同数⋯⋯⋯⋯⋯⋯⋯⋯⋯⋯⋯⋯⋯ **茶茱萸科** Icacinaceae

            393. 雄蕊为花瓣的倍数。

              394. 枝条无刺，而有对生的叶片（次 394 项见 202 页）⋯ **红树科** Rhizophoraceae

              （红树族 *Gynotrocheae*）

394. 枝条有刺，而有互生的叶片……………………………… 铁青树科 Olacaceae

（海檀木属 Ximenia）

392. 花瓣呈覆瓦状排列，或在大戟科的小盘木属 Microdesmis 中为扭转兼覆瓦状
排列。

395. 花单性，雌雄异株；花瓣较小于萼片……………………… 大戟科 Euphorbiaceae

（小盘木属 Microdesmis）

395. 花两性或单性；花瓣常较大于萼片。

396. 落叶攀缘灌木；雄蕊 10 个；子房 5 室，每室内有胚珠 2 个 ……………
…………………………………………………… 猕猴桃科 Actinidiaceae

（藤山柳属 Clematoclethra）

396. 多为常绿乔木或灌木；雄蕊 4 或 5 个。

397. 花下位，雌雄异株或杂性；无花盘……………… 冬青科 Aquifoliaceae

（冬青属 Ilex）

397. 花周位，两性或杂性；有花盘………………………… 卫矛科 Celastraceae

（异卫矛亚科 Cassinioideae）

160. 花冠多少合生。

398. 成熟雄蕊或单体雄蕊的花药数多于花冠裂片。（次 398 项见 204 页）

399. 心皮 1 个至数个，互相分离或大致分离。

400. 叶为单叶或有时可为羽状分裂，对生，肉质………………… 景天科 Crassulaceae

400. 叶为二回羽状复叶，互生，不呈肉质…………………………豆科 Leguminosae

（含羞草亚科 Mimosoideae）

399. 心皮 2 个或更多，连合成一复合性子房。

401. 雌雄同株或异株，有时为杂性。

402. 子房 1 室；无分枝而呈棕榈状的小乔木…………………番木瓜科 Caricaceae

（番木瓜属 Carica）

402. 子房 2 室至多室；具分枝的乔木或灌木。

403. 雄蕊连成单体，或至少内层者如此；蒴果…………… 大戟科 Euphorbiaceae

（麻风树属 Jatropha）

403. 雄蕊各自分离；浆果…………………………………………柿树科 Ebenaceae

401. 花两性。

404. 花瓣连成一盖状物，或花萼裂片及花瓣均可合成为 1 或 2 层的盖状物。（次 404 项见 203 页）

405. 叶为单叶，具有透明微点………………………………桃金娘科 Myrtaceae

405. 叶为掌状复叶，无透明微点………………………………五加科 Araliaceae

（多蕊木属 Tupidanthus）

404. 花瓣及花萼裂片均不连成盖状物。

406. 每子房室中有 3 个至多数胚珠。

407. 雄蕊 5 ~ 10 个或其数不超过花冠裂片的 2 倍，稀可在野茉莉科的银钟花属 *Halesia* 其数可达 16 个，而为花冠裂片的 4 倍。

408. 雄蕊连成单体或其花丝于基部互相连合；花药纵裂；花粉粒单生。

409. 叶为复叶；子房上位；花柱 5 个·················· **酢浆草科** Oxalidaceae

409. 叶为单叶；子房下位或半下位；花柱 1 个；乔木或灌木，常有星状毛·········

·· **野茉莉科** Styracaceae

408. 雄蕊各自分离；花药顶端孔裂；花粉粒为四合型·············· **杜鹃花科** Ericaceae

407. 雄蕊多数。

410. 萼片和花瓣常各为多数，而无显著的区分；子房下位；植物体肉质，绿色，常具棘针，而其叶退化····································· **仙人掌科** Cactaceae

410. 萼片和花瓣常各为 5 片，而有显著的区分；子房上位。

411. 萼片呈镊合状排列；雄蕊连成单体··················· **锦葵科** Malvaceae

411. 萼片呈显著的覆瓦状排列。

412. 雄蕊连成 5 束，且每束着生于一花瓣的基部；花药顶端孔裂开；浆果··········

···································· **猕猴桃科** Actinidiaceae

（**水冬哥属** *Saurauia*）

412. 雄蕊的基部连成单体；花药纵长裂开；蒴果·············· **山茶科** Theaceae

（**紫茎木属** *Stewartia*）

406. 每子房室中常仅有 1 或 2 个胚珠。

413. 花萼中的 2 片或更多片于结实时能长大成翅状·············· **龙脑香科** Dipterocarpaceae

413. 花萼裂片无上述变大的情形。

414. 植物体常有星状毛茸···················· **野茉莉科** Styracaceae

414. 植物体无星状毛茸。

415. 子房下位或半下位；果实歪斜··················· **山矾科** Symplocaceae

（**山矾属** *Symplocos*）

415. 子房上位。

416. 雄蕊相互连合为单体；果实成熟时分裂为离果·············· **锦葵科** Malvaceae

416. 雄蕊各自分离；果实不是离果。

417. 子房 1 或 2 室；蒴果··················· **瑞香科** Thymelaeaceae

（**沉香属** *Aquilaria*）

417. 子房 6 ~ 8 室；浆果··················· **山榄科** Sapotaceae

（紫荆木属 *Madhuca*）

398. 成熟雄蕊并不多于花冠裂片或有时因花丝的分裂则可过之。

418. 雄蕊和花冠裂片为同数且对生。

419. 植物体内有乳汁……………………………………………………………… 山榄科 Sapotaceae

419. 植物体内不含乳汁。

420. 果实内有数个至多数种子。

421. 乔木或灌木；果实呈浆果状或核果状…………………… 紫金牛科 Myrsinaceae

421. 草本；果实呈蒴果状……………………………………… 报春花科 Primulaceaa

420. 果实内仅有 1 个种子。

422. 子房下位或半下位。

423. 乔木或攀缘性灌木；叶互生……………………………… 铁青树科 Olacaceae

423. 常为半寄生性灌木；叶对生………………………… 桑寄生科 Loranthaceae

422. 子房上位。

424. 花两性。

425. 攀缘性草本；萼片 2；果为肉质宿存花萼所包围 ………………… 落葵科 Basellaceae

（落葵属 *Basella*）

425. 直立草本或亚灌木，有时为攀缘性；萼片或萼裂片 5；果为蒴果或瘦果，不为花萼所包围………………………………………………… 蓝雪科 Plumbaginaceae

424. 花单性，雌雄异株；攀缘性灌木。

426. 雄蕊连合成单体；雌蕊单纯性……………………………… 防己科 Menispermaceae

（锡生藤亚族 *Cissampelinae*）

426. 雄蕊各自分离；雌蕊复合性………………………………… 茶茱萸科 Icacinaceae

（微花藤属 *Iodes*）

418. 雄蕊和花冠裂片为同数且互生，或雄蕊数较花冠裂片为少。

427. 子房下位。（次 427 项见 205 页）

428. 植物体常以卷须而攀缘或蔓生；胚珠及种子皆为水平生长于侧膜胎座上……………………………………………………………………………………………… 葫芦科 Cucurbitaceae

428. 植物体直立，如为攀缘时也无卷须；胚珠及种子并不为水平生长。

429. 雄蕊互相连合。（次 429 项见 205 页）

430. 花整齐或两侧对称，成头状花序，或在苍耳属 *Xanthium* 中，雌花序为一仅含 2 花的果壳，其外生有钩状刺毛；子房 1 室，内仅有 1 个胚珠………………… 菊科 Compositae

430. 花多两侧对称，单生或成总状或伞房花序；子房 2 或 3 室，内有多数胚珠。

431. 花冠裂片呈镊合状排列；雄蕊 5 个，具分离的花丝及连合的花药………………

·· 桔梗科 Campanulaceae

（半边莲亚科 Lobelioideae）

431. 花冠裂片呈覆瓦状排列；雄蕊 2 个，具连合的花丝及分离的花药······················

··· 花柱草科 Stylidiaceae

（花柱草属 *Stylidium*）

429. 雄蕊各自分离。

432. 雄蕊和花冠相分离或近于分离。

433. 花药顶端孔裂开；花粉粒连合成四合体；灌木或亚灌木·········· 杜鹃花科 Ericaceae

（乌饭树亚科 Vaccinioideae）

433. 花药纵长裂开，花粉粒单纯；多为草本。

434. 花冠整齐；子房 2 ～ 5 室，内有多数胚珠·····················桔梗科 Campanulaceae

434. 花冠不整齐；子房 1 ～ 2 室，每子房室内仅有 1 或 2 个胚珠······················

··· 草海桐科 Goodeniaceae

432. 雄蕊着生于花冠上。

435. 雄蕊 4 或 5 个，和花冠裂片同数。

436. 叶互生；每子房室内有多数胚珠·····················桔梗科 Campanulaceae

436. 叶对生或轮生；每子房室内有 1 个至多数胚珠。

437. 叶轮生，如为对生时，则有托叶存在·····················茜草科 Rubiaceae

437. 叶对生，无托叶或稀可有明显的托叶。

438. 花序多为聚伞花序·····························忍冬科 Caprifoliaceae

438. 花序为头状花序·····························川续断科 Dipsacaceae

435. 雄蕊 1 ～ 4 个，其数较花冠裂片为少。

439. 子房 1 室。

440. 胚珠多数，生于侧膜胎座上·····················苦苣苔科 Gesneriaceae

440. 胚珠 1 个，垂悬于子房的顶端·····················川续断科 Dipsacaceae

439. 子房 2 室或更多室，具中轴胎座。

441. 子房 2 ～ 4 室，所有的子房室均可成熟；水生草本·········· 胡麻科 Pedaliaceae

（茶菱属 *Trapella*）

441. 子房 3 或 4 室，仅其中 1 或 2 室可成熟。

442. 落叶或常绿的灌木；叶片常全缘或边缘有锯齿·········· 忍冬科 Caprifoliaceae

442. 陆生草本；叶片常有很多的分裂·····················败酱科 Valerianaceae

427. 子房上位。

443. 子房深裂为 2 ～ 4 部分；花柱或数花柱均自子房裂片之间伸出。（次 443 项见 206 页）

444. 花冠两侧对称或稀可整齐；叶对生······ 唇形科 Labiatae

444. 花冠整齐；叶互生。

445. 花柱 2 个；多年生匍匐性小草本；叶片呈圆肾形······ 旋花科 Convolvulaceae

（马蹄金属 *Dichondra*）

445. 花柱 1 个······ 紫草科 Boraginaceae

443. 子房完整或微有分割，或为 2 个分离的心皮所组成；花柱自子房的顶端伸出。

446. 雄蕊的花丝分裂。

447. 雄蕊 2 个，各分为 3 裂······ 罂粟科 Papaveraceae

（紫堇亚科 Fumarioideae）

447. 雄蕊 5 个，各分为 2 裂······ 五福花科 Adoxaceae

（五福花属 *Adoxa*）

446. 雄蕊的花丝单纯。

448. 花冠不整齐，常多少有些呈二唇状。（次 448 项见 207 页）

449. 成熟雄蕊 5 个。

450. 雄蕊和花冠离生······ 杜鹃花科 Ericaceae

450. 雄蕊着生于花冠上······ 紫草科 Boraginaceae

449. 成熟雄蕊 2 或 4 个，退化雄蕊有时也可存在。

451. 每子房室内仅含 1 或 2 个胚珠（如为后一情形时，也可在次 451 项检索之）。

452. 叶对生或轮生；雄蕊 4 个，稀可 2 个；胚珠直立，稀可垂悬。

453. 子房 2～4 室，共有 2 个或更多的胚珠······ 马鞭草科 Verbenaceao

453. 子房 1 室，仅含 1 个胚珠······ 透骨草科 Phrymaceae

（透骨草属 *Phryma*）

452. 叶互生或基生；雄蕊 2 或 4 个，胚珠垂悬；子房 2 室，每子房室内仅有 1 个胚珠······
······ 玄参科 Scrophulariaceae

451. 每子房室内有 2 个至多数胚珠。

454. 子房 1 室具侧膜胎座或中央胎座（有时可因侧膜胎座的深入而为 2 室）。（次 454 项见 207 页）

455. 草本或木本植物，不为寄生性，也非食虫性。

456. 多为乔木或木质藤本；叶为单叶或复叶，对生或轮生，稀可互生，种子有翅，但无胚乳 ······ 紫葳科 Bignoniaceae

456. 多为草本；叶为单叶，基生或对生；种子无翅，有或无胚乳······
······ 苦苣苔科 Gesneriaceae

455. 草本植物，为寄生性或食虫性。

457. 植物体寄生于其他植物的根部，而无绿叶存在；雄蕊 4 个；侧膜胎座⋯⋯⋯⋯⋯
⋯⋯⋯⋯⋯⋯⋯⋯⋯⋯⋯⋯⋯⋯⋯⋯⋯⋯⋯**列当科** Orobanchaceae

457. 植物体为食虫性，有绿叶存在；雄蕊 2 个；特立中央胎座；多为水生或沼泽植
物，且有具距的花冠 ⋯⋯⋯⋯⋯⋯⋯⋯⋯⋯⋯⋯⋯⋯ **狸藻科** Lentibulariaceae

454. 子房 2 ~ 4 室，具中轴胎座，或于角胡麻科中为子房 1 室而具侧膜胎座。

458. 植物体常具分泌黏液的腺体毛茸；种子无胚乳或具一薄层胚乳。（次 458 项见 280 页）

459. 子房最后成为 4 室；蒴果的果皮质薄而不延伸为长喙；油料植物⋯⋯⋯⋯⋯⋯
⋯⋯⋯⋯⋯⋯⋯⋯⋯⋯⋯⋯⋯⋯⋯⋯⋯⋯⋯ **胡麻科** Pedaliaceae

（**胡麻属** *Sesamum*）

459. 子房 1 室；蒴果的内皮坚硬而呈木质，延伸为钩状长喙；栽培花卉⋯⋯⋯⋯⋯
⋯⋯⋯⋯⋯⋯⋯⋯⋯⋯⋯⋯⋯⋯⋯⋯⋯⋯ **角胡麻科** Martyniaceae

（**角胡麻属** *Pooboscidea*）

458. 植物体不具上述的毛茸；子房 2 室。

460. 叶对生；种子无胚乳，位于胎座的钩状突起上⋯⋯⋯⋯⋯ **爵床科** Acanthaceae

460. 叶互生或对生；种子有胚乳，位于中轴胎座上。

461. 花冠裂片具深缺刻；成熟雄蕊 2 个⋯⋯⋯⋯⋯⋯⋯⋯ **茄科** Solanaceae

（**蝴蝶花属** *Schizanthus*）

461. 花冠裂片全缘或仅其先端具一凹陷；成熟雄蕊 2 或 4 个⋯⋯⋯⋯⋯⋯⋯
⋯⋯⋯⋯⋯⋯⋯⋯⋯⋯⋯⋯⋯⋯⋯⋯ **玄参科** Scrophulariaceae

448. 花冠整齐；或近于整齐。

462. 雄蕊数较花冠裂片为少。（次 462 项见 208 页）

463. 子房 2 ~ 4 室，每室内仅含 1 或 2 个胚珠。

464. 雄蕊 2 个⋯⋯⋯⋯⋯⋯⋯⋯⋯⋯⋯⋯⋯⋯⋯⋯⋯ **木犀科** Oleaceae

464. 雄蕊 4 个。

465. 叶互生，有透明腺体微点存在⋯⋯⋯⋯⋯⋯⋯⋯⋯⋯ **苦槛蓝科** Myoporaceae

465. 叶对生，无透明微点⋯⋯⋯⋯⋯⋯⋯⋯⋯⋯⋯⋯⋯ **马鞭草科** Verbenaceae

463. 子房 1 或 2 室，每室内有数个至多数胚珠。

466. 雄蕊 2 个；每子房室内有 4 ~ 10 个胚珠垂悬于室的顶端 ⋯⋯⋯⋯⋯⋯ **木犀科** Oleaceae

（**连翘属** *Forsythia*）

466. 雄蕊 4 或 2 个；每子房室内有多数胚珠着生于中轴或侧膜胎座上。

467. 子房 1 室，内具分歧的侧膜胎座，或因胎座深入而使子房成 2 室⋯ **苦苣苔科** Gesneriaceae

467. 子房为完全的 2 室，内具中轴胎座。

468. 花冠于蕾中常折迭；子房 2 心皮的位置偏斜⋯⋯⋯⋯⋯⋯ **茄科** Solanaceae

468. 花冠于蕾中不折迭，而呈覆瓦状排列；子房的 2 心皮位于前后方⋯⋯⋯⋯⋯⋯

·· 玄参科 Scrophulariaceae

462. 雄蕊和花冠裂片同数。

    469. 子房 2 个，或为 1 个而成熟后呈双角状。

      470. 雄蕊各自分离；花粉粒也彼此分离······························夹竹桃科 Apocynaceae

      470. 雄蕊互相连合；花粉粒连成花粉块·························萝藦科 Asclepiadaceae

    469. 子房 1 个，不呈双角状。

      471. 子房 1 室或因 2 侧膜胎座的深入而成 2 室。

        472. 子房为 1 心皮所成。

          473. 花显著，呈漏斗形而簇生；果实为 1 瘦果，有棱或有翅········ 紫茉莉科 Nyctaginaceae

（紫茉莉属 *Mirabilis*）

          473. 花小型而形成球形的头状花序；果实为 1 荚果，成熟后则裂为仅含 1 种子的节荚······

···豆科 Leguminosae

（含羞草属 *Mimosa*）

        472. 子房为 2 个以上连合心皮所成。

          474. 乔木或攀缘性灌木，稀可为一攀缘性草本，而体内具有乳汁（例如心翼果属 *Cardiopteris*）；果实呈核果状（但心翼果属则为干燥的翅果），内有 1 个种子 ·········

·· 茶茱萸科 Icacinaceae

          474. 草本或亚灌木，或于旋花科的麻辣仔藤属 *Erycibe* 中为攀缘灌木；果实呈蒴果状（或于麻辣仔藤属中呈浆果状），内有 2 个或更多的种子。

            475. 花冠裂片呈覆瓦状排列。

              476. 叶茎生，羽状分裂或为羽状复叶（限于我国植物如此）··· 田基麻科 Hydrophyllaceae

（水叶族 *Hydrophylleae*）

              476. 叶基生，单叶，边缘具齿裂··························苦苣苔科 Gesneriaceae

（苦苣苔属 *Conandron*，黔苣苔属 *Tengia*）

            475. 花冠裂片常呈旋转状或内折的镊合状排列。

              477. 攀缘性灌木；果实呈浆果状，内有少数种子·············· 旋花科 Convolvulaceae

（麻辣仔藤属 *Erycibe*）

              477. 直立陆生或漂浮水面的草本；果实呈蒴果状，内有少数至多数种子··················

···龙胆科 Gentianaceae

    471. 子房 2 ~ 10 室。

      478. 无绿叶而为缠绕性的寄生植物·································· 旋花科 Convolvulaceae

（菟丝子亚科 Cuscutoideae）

      478. 不是上述的无叶寄生植物。

479. 叶常对生，且多在两叶之间具有托叶所成的连接线或附属物⋯⋯⋯ **马钱科** Loganiaceae

479. 叶常互生，或有时基生，如为对生时，其两叶之间也无托叶所成的联系物，有时其叶也可轮生。

480. 雄蕊和花冠离生或近于离生。

481. 灌木或亚灌木；花药顶端孔裂；花粉粒为四合体；子房常 5 室⋯ **杜鹃花科** Ericaceae

481. 一年或多年生草本，常为缠绕性；花药纵长裂开；花粉粒单纯；子房常 3 ~ 5 室⋯
⋯⋯⋯⋯⋯⋯⋯⋯⋯⋯⋯⋯⋯⋯⋯⋯⋯⋯ **桔梗科** Campanulaceae

480. 雄蕊着生于花冠的筒部。

482. 雄蕊 4 个，稀可在冬青科为 5 个或更多。

483. 无主茎的草本，具由少数至多数花朵所形成的穗状花序生于一基生花葶上⋯
⋯⋯⋯⋯⋯⋯⋯⋯⋯⋯⋯⋯⋯⋯ **车前科** Plantaginaceae

（**车前属** *Plantago*）

483. 乔木、灌木，或具有主茎的草本。

484. 叶互生，多常绿⋯⋯⋯⋯⋯⋯⋯⋯⋯⋯⋯⋯ **冬青科** Aquifoliaceae

（**冬青属** *Ilex*）

484. 叶对生或轮生。

485. 子房 2 室，每室内有多数胚珠⋯⋯⋯⋯⋯⋯ **玄参科** Scrophulariaceae

485. 子房 2 室至多室，每室内有 1 或 2 个胚珠⋯⋯⋯⋯ **马鞭草科** Verbenaceae

482. 雄蕊常 5 个，稀可更多。

486. 每子房室内仅有 1 或 2 个胚珠。（次 486 项见 210 页）

487. 子房 2 或 3 室；胚珠自子房室近顶端垂悬；木本植物；叶全缘。

488. 每花瓣 2 裂或 2 分；花柱 1 个；子房无柄，2 或 3 室，每室内各有 2 个胚珠；核果；有托叶⋯⋯⋯⋯⋯⋯⋯⋯ **毒鼠子科** Dichapetalaceae

（**毒鼠子属** *Dichapetalum*）

488. 每花瓣均完整；花柱 2 个；子房具柄，2 室，每室内仅有 1 个胚珠；翅果；无托叶 ⋯⋯⋯⋯⋯⋯⋯⋯⋯⋯⋯ **茶茱萸科** Icacinaceae

487. 子房 1 ~ 4 室；胚珠在子房室基底或中轴的基部直立或上举；无托叶；花柱 1 个，稀可 2 个，有时在紫草科的破布木属 *Cordia* 中其先端可成两次的 2 分。

489. 果实为核果；花冠有明显的裂片，并在蕾中呈覆瓦状或旋转状排列；叶全缘或有锯齿；通常均为直立木本或草本，多粗壮或具刺毛 ⋯⋯⋯⋯
⋯⋯⋯⋯⋯⋯⋯⋯⋯⋯⋯⋯⋯⋯ **紫草科** Boraginaceae

489. 果实为蒴果；花瓣整或具裂片；叶全缘或具裂片，但无锯齿缘。

490. 通常为缠绕性稀可为直立草本，或为半木质的攀缘植物至大型木质藤本

（例如盾苞藤属 *Neuropeltis*）；萼片多互相分离；花冠常完整而几无裂片，于蕾中呈旋转状排列，也可有时深裂而其裂片成内折的镊合状排列（例如盾苞藤属）·························· **旋花科** Convolvulaceae

490. 通常均为直立草本；萼片连合成钟形或筒状；花冠有明显的裂片，唯于蕾中也成旋转状排列 ·························· **花葱科** Polemoniaceae

486. 每子房室内有多数胚珠，或在花葱科中有时为 1 至数个；多无托叶。

491. 高山区生长的耐寒旱性低矮多年生草本或丛生亚灌木；叶多小型，常绿，紧密排列成覆瓦状或莲座式；花无花盘；花单生至聚集成几为头状花序；花冠裂片成覆瓦状排列；子房 3 室；花柱 1 个；柱头 3 裂；蒴果室背开裂·········
·························· **岩梅科** Diapensiaceae

491. 草本或木本，不为耐寒旱性；叶常为大型或中型，脱落性，疏松排列而各自展开；花多有位于子房下方的花盘。

492. 花冠不于蕾中折迭，其裂片呈旋转状排列，或在田基麻科中为覆瓦状排列。

493. 叶为单叶，或在花葱属 *Polemonium* 为羽状分裂或为羽状复叶；子房 3 室（稀可 2 室）；花柱 1 个；柱头 3 裂；蒴果多室背开裂·························
·························· **花葱科** Polemoniaceae

493. 叶为单叶，且在田基麻属 *Hydrolea* 为全缘；子房 2 室；花柱 2 个；柱头呈头状；蒴果室间开裂·························· **田基麻科** Hydrophyllaceae
（**田基麻族** *Hydroleeae*）

492. 花冠裂片呈镊合状或覆瓦状排列，或其花冠于蕾中折迭，且成旋转状排列；花萼常宿存；子房 2 室；或在茄科中为假 3 室至假 5 室；花柱 1 个；柱头完整或 2 裂。

494. 花冠多于蕾中折迭，其裂片呈覆瓦状排列；或在曼陀罗属 *Datura* 成旋转状排列，稀可在枸杞属 *Lycium* 和颠茄属 *Atropa* 等属中，并不于蕾中折迭，而呈覆瓦状排列，雄蕊的花丝无毛；浆果，或为纵裂或横裂的蒴果
·························· **茄科** Solanaceae

494. 花冠不于蕾中折迭，其裂片呈覆瓦状排列；雄蕊的花丝具毛茸（尤以后方的 3 个如此）。

495. 室间开裂的蒴果·························· **玄参科** Scrophulariaceae
（**毛蕊花属** *Verbascum*）

495. 浆果，有刺灌木·························· **茄科** Solanaceae
（**枸杞属** *Lycium*）

1. 子叶 1 个；茎无中央髓部，也无呈年轮状的生长；叶多具平行叶脉；花为三出数，有时为四出数，但

极少为五出数 ·· **单子叶植物纲 Monocotyledoneae**

496. 木本植物，或其叶于芽中呈折迭状。

　497. 灌木或乔木；叶细长或呈剑状，在芽中不呈折迭状·················· **露兜树科 Pandanaceae**

　497. 木本或草本；叶甚宽，常为羽状或扇形的分裂，在芽中呈折迭状而有强韧的平行脉或射出脉。

　　498. 植物体多甚高大，呈棕榈状，具简单或分枝少的主干；花为圆锥或穗状花序，托以佛焰状苞
　　　　片·· **棕榈科 Palmae**

　　498. 植物体常为无主茎的多年生草本，具常深裂为 2 片的叶片；花为紧密的穗状花序··············
　　·· **环花科 Cyclanthaceae**

　　　　　　　　　　　　　　　　　　　　　　　　　（巴拿马草属 *Carludovica*）

496. 草本植物或稀可为木质茎，但其叶于芽中从不呈折迭状。

　499. 无花被或在眼子菜科中很小（次 499 项见 213 页）。

　　500. 花包藏于或附托以呈覆瓦状排列的壳状鳞片（特称为颖）中，由多花至 1 花形成小穗（自形
　　　　态学观点而言，此小穗实即简单的穗状花序）。

　　　501. 秆多少有些呈三棱形，实心；茎生叶呈三行排列；叶鞘封闭；花药以基底附着花丝；果实
　　　　　为瘦果或囊果 ·· **莎草科 Cyperaceae**

　　　501. 秆常呈圆筒形；中空；茎生叶呈二行排列；叶鞘常在一侧纵裂开；花药以其中部附着花丝；
　　　　　果实通常为颖果·· **禾本科 Gramineae**

　　500. 花虽有时排列为具总苞的头状花序，但并不包藏于呈壳状的鳞片中。

　　　502. 植物体微小，无真正的叶片，仅具无茎而漂浮水面或沉没水中的叶状体 ··· **浮萍科 Lemnaceae**

　　　502. 植物体常具茎，也具叶，其叶有时可呈鳞片状。

　　　　503. 水生植物，具沉没水中或漂浮水面的片叶。（次 503 项见 212 页）

　　　　　504. 花单性，不排列成穗状花序。

　　　　　　505. 叶互生；花成球形的头状花序·························· **黑三棱科 Sparganiaceae**

　　　　　　　　　　　　　　　　　　　　　　　　　（黑三棱属 *Sparganium*）

　　　　　505. 叶多对生或轮生；花单生，或在叶腋间形成聚伞花序。

　　　　　　506. 多年生草本；雌蕊为 1 个或更多而互相分离的心皮所成；胚珠自子房室顶端垂悬
　　　　　　·· **眼子菜科 Potamogetonaceae**

　　　　　　　　　　　　　　　　　　　　　　　　　（角果藻族 *Zannichellieae*）

　　　　　　506. 一年生草本；雌蕊 1 个，具 2 ～ 4 柱头；胚珠直立于子房室的基底·············
　　　　　　·· **茨藻科 Najadaceae**

　　　　　　　　　　　　　　　　　　　　　　　　　（茨藻属 *Najas*）

　　　　504. 花两性或单性，排列成简单或分歧的穗状花序。

　　　　　507. 花排列于 1 扁平穗轴的一侧。（次 507 项见 212 页）

　　　　　　508. 海水植物；穗状花序不分歧，但具雌雄同株或异株的单性花；雄蕊 1 个，具无花

丝而为 1 室的花药；雌蕊 1 个，具 2 柱头；胚珠 1 个，垂悬于子房室的顶端⋯⋯

⋯⋯⋯⋯⋯⋯⋯⋯⋯⋯⋯⋯⋯⋯⋯⋯⋯⋯⋯⋯⋯ **眼子菜科** Potamogetonaceae

（**大叶藻属** *Zostera*）

508. 淡水植物；穗状花序常分为二歧而具两性花；雄蕊 6 个或更多，具极细长的花丝和 2 室的花药；雌蕊为 3～6 个离生心皮所成；胚珠在每室内 2 个或更多，基生⋯⋯⋯⋯

⋯⋯⋯⋯⋯⋯⋯⋯⋯⋯⋯⋯⋯⋯⋯⋯⋯⋯⋯⋯⋯ **水蕹科** Aponogetonaceae

（**水蕹属** *Aponogeton*）

507. 花排列于穗轴的周围，多为两性花；胚珠常仅 1 个⋯⋯⋯⋯ **眼子菜科** Potamogetonaceae

503. 陆生或沼泽植物，常有位于空气中的叶片。

509. 叶有柄，全缘或有各种形状的分裂，具网状脉；花形成一肉穗花序，后者常有一大型而常具色彩的佛焰苞片⋯⋯⋯⋯⋯⋯⋯⋯⋯⋯⋯⋯⋯⋯⋯⋯ **天南星科** Araceae

509. 叶无柄，细长形、剑形，或退化为鳞片状，其叶片常具平行脉。

510. 花形成紧密的穗状花序，或在帚灯草科为疏松的圆锥花序。

511. 陆生或沼泽植物；花序为由位于苞腋间的小穗所组成的疏散圆锥花序；雌雄异株；叶多呈鞘状⋯⋯⋯⋯⋯⋯⋯⋯⋯⋯⋯⋯⋯⋯⋯⋯⋯⋯ **帚灯草科** Restionaceae

（**薄果草属** *Leptocarpus*）

511. 水生或沼泽植物；花序为紧密的穗状花序。

512. 穗状花序位于一呈二棱形的基生花葶的一侧，而另一侧则延伸为叶状的佛焰苞片；花两性⋯⋯⋯⋯⋯⋯⋯⋯⋯⋯⋯⋯⋯⋯⋯⋯⋯⋯⋯⋯ **天南星科** Araceae

（**石菖蒲属** *Acorus*）

512. 穗状花序位于一圆柱形花梗的顶端，形如蜡烛而无佛焰苞；雌雄同株⋯⋯⋯⋯⋯⋯⋯

⋯⋯⋯⋯⋯⋯⋯⋯⋯⋯⋯⋯⋯⋯⋯⋯⋯⋯⋯⋯⋯⋯⋯ **香蒲科** Typhaceae

510. 花序有各种型式。

513. 花单性，成头状花序。

514. 头状花序单生于基生无叶的花葶顶端；叶狭窄，呈禾草状，有时叶为膜质⋯⋯⋯⋯

⋯⋯⋯⋯⋯⋯⋯⋯⋯⋯⋯⋯⋯⋯⋯⋯⋯⋯⋯⋯⋯⋯ **谷精草科** Eriocaulaceae

（**谷精草属** *Eriocaulon*）

514. 头状花序散生于具叶的主茎或枝条的上部，雄性者在上，雌性者在下；叶细长，呈扁三棱形，直立或漂浮水面，基部呈鞘状 ⋯⋯⋯⋯⋯ **黑三棱科** Sparganiaceae

（**黑三棱属** *Sparganium*）

513. 花常两性。

515. 花序呈穗状或头状，包藏于 2 个互生的叶状苞片中；无花被；叶小，细长形或呈丝状；雄蕊 1 或 2 个；子房上位，1～3 室，每子房室内仅有 1 个垂悬胚珠（次 515 项见 213 页）⋯⋯⋯⋯⋯⋯⋯⋯⋯⋯⋯⋯⋯⋯⋯⋯ **刺鳞草科** Centrolepidaceae

515. 花序不包藏于叶状的苞片中；有花被。

 516. 子房 3 ~ 6 个，至少在成熟时互相分离……………… **水麦冬科** Juncaginaceae

   （**水麦冬属** *Triglochin*）

 516. 子房 1 个，由 3 心皮连合所组成………………………… **灯心草科** Juncaceae

499. 有花被，常显著，且呈花瓣状。

517. 雌蕊 3 个至多数，互相分离。

 518. 死物寄生性植物，具呈鳞片状而无绿色叶片。

  519. 花两性，具 2 层花被片；心皮 3 个，各有多数胚珠…………… **百合科** Liliaceae

   （**无叶莲属** *Petrosavia*）

  519. 花单性或稀可杂性，具一层花被片；心皮数个，各仅有 1 个胚珠……… **霉草科** Triuridaceae

   （**喜阴草属** *Sciaphila*）

 518. 不是死物寄生性植物，常为水生或沼泽植物，具有发育正常的绿叶。

  520. 花被裂片彼此相同；叶细长，基部具鞘………………… **水麦冬科** Juncaginaceae

   （**芝菜属** *Scheuchzeria*）

  520. 花被裂片分化为萼片和花瓣 2 轮。

   521. 叶（限于我国植物）呈细长形，直立；花单生或成伞形花序；蓇葖果… **莕薐科** Butomaceae

    （**莕薐属** *Butomus*）

   521. 叶呈细长兼披针形至卵圆形，常为箭镞状而具长柄；花常轮生，成总状或圆锥花序；瘦果…………………………………………………………… **泽泻科** Alismataceae

517. 雌蕊 1 个，复合性或于百合科的岩菖蒲属 *Tofieldia* 中其心皮近于分离。

 522. 子房上位，或花被和子房相分离。（次 522 项见 214 页）

  523. 花两侧对称；雄蕊 1 个，位于前方，即着生于远轴的 1 个花被片的基部… **田葱科** Philydraceae

   （**田葱属** *Philydrum*）

  523. 花辐射对称，稀可两侧对称；雄蕊 3 个或更多。

   524. 花被分化为花萼和花冠 2 轮，后者于百合科的重楼族中，有时为细长形或线形的花瓣所组成，稀可缺。（次 524 项见 214 页）

    525. 花形成紧密而具鳞片的头状花序；雄蕊 3 个；子房 1 室………… **黄眼草科** Xyridaceae

     （**黄眼草属** *Xyris*）

    525. 花不形成头状花序；雄蕊数在 3 个以上。

     526. 叶互生，基部具鞘，平行脉；花为腋生或顶生的聚伞花序；雄蕊 6 个，或因退化而数较少…………………………………… **鸭跖草科** Commelinaceae

     526. 叶以 3 个或更多个生于茎的顶端而成一轮，网状脉而于基部具 3 ~ 5 脉；花单独顶生；雄蕊 6 个、8 个或 10 个 ……………………………… **百合科** Liliaceae

（重楼族 *Parideae*）

524. 花被裂片彼此相同或近于相同，或于百合科的白丝草属 *Chinographis* 中则极不相同，又在同科的油点草属 *Tricyrtis* 中其外层 3 个花被裂片的基部呈囊状。

527. 花小型，花被裂片绿色或棕色。

528. 花位于一穗形总状花序上；蒴果自一宿存的中轴上裂为 3 ～ 6 瓣，每果瓣内仅有 1 个种子···水麦冬科 Juncaginaceae

（水麦冬属 *Triglochin*）

528. 花位于各种型式的花序上；蒴果室背开裂为 3 瓣，内有多数至 3 个种子··············
···灯心草科 Juncaceae

527. 花大型或中型，或有时为小型，花被裂片多少有些具鲜明的色彩。

529. 叶（限于我国植物）的顶端变为卷须，并有闭合的叶鞘；胚珠在每室内仅为 1 个；花排列为顶生的圆锥花序··须叶藤科 Flagellariaceae

（须叶藤属 *Flagellaria*）

529. 叶的顶端不变为卷须；胚珠在每子房室内为多数，稀可仅为 1 个或 2 个。

530. 直立或漂浮的水生植物；雄蕊 6 个，彼此不相同，或有时有不育者·················
···雨久花科 Pontederiaceae

530. 陆生植物；雄蕊 6 个、4 个或 2 个，彼此相同。

531. 花为四出数，叶（限于我国植物）对生或轮生，具有显著纵脉及密生的横脉···
···百部科 Stemonaceae

（百部属 *Stemona*）

531. 花为三出或四出数；叶常基生或互生·······························百合科 Liliaceae

522. 子房下位，或花被多少有些和子房相愈合。

532. 花两侧对称或为不对称形。（次 532 项见 215 页）

533. 花被片均成花瓣状；雄蕊和花柱多少有些互相连合······················兰科 Orchidaceae

533. 花被片并不是均成花瓣状，其外层者形如萼片；雄蕊和花柱相分离。

534. 后方的 1 个雄蕊常为不育性，其余 5 个则均发育而具有花药。（次 534 项见 215 页）

535. 叶和苞片排列成螺旋状；花常因退化而为单性；浆果；花被呈管状，其一侧不久即裂开···芭蕉科 Musaceae

（芭蕉属 *Musa*）

535. 叶和苞片排列成 2 行；花两性，蒴果。

536. 萼片互相分离或至多可和花冠相连合；居中的 1 花瓣并不成为唇瓣（次 536 项见 215 页）···芭蕉科 Musaceae

（鹤望兰属 *Strelitzia*）

536. 萼片互相连合成管状；居中（位于远轴方向）的 1 花瓣为大形而成唇瓣·············

·· **芭蕉科** Musaceae

（**兰花蕉属** *Orchidantha*）

534. 后方的 1 个雄蕊发育而具有花药。其余 5 个则退化，或变形为花瓣状。

537. 花药 2 室；萼片互相连合为一萼筒，有时呈佛焰苞状············· **姜科** Zingiberaceae

537. 花药 1 室；萼片互相分离或至多彼此相衔接。

538. 子房 3 室，每子房室内有多数胚珠位于中轴胎座上；各不育雄蕊呈花瓣状，互相

于基部简短连合·································· **美人蕉科** Cannaceae

（**美人蕉属** *Canna*）

538. 子房 3 室或因退化而成 1 室，每子房室内仅含 1 个基生胚珠；各不育雄蕊也呈花

瓣状，唯多少有些互相连合·················· **竹芋科** Marantaceae

532. 花常辐射对称，也即花整齐或近于整齐。

539. 水生草本，植物体部分或全部沉没水中················· **水鳖科** Hydrocharitaceae

539. 陆生草本。

540. 植物体为攀缘性；叶片宽广，具网状脉（还有数主脉）和叶柄··· **薯蓣科** Dioscoreaceae

540. 植物体不为攀缘性；叶具平行脉。

541. 雄蕊 3 个。

542. 叶 2 行排列，两侧扁平面无背腹面之分，由下向上重叠跨覆；雄蕊和花被的外层

裂片相对生·································· **鸢尾科** Iridaceae

542. 叶不为 2 行排列；茎生叶呈鳞片状；雄蕊和花被的内层裂片相对生·············

······································ **水玉簪科** Burmanniaceae

541. 雄蕊 6 个。

543. 果实为浆果或蒴果，而花被残留物多少和它相合生，或果实为一聚花果；花被的

内层裂片各于其基部有 2 舌状物；叶呈长带形，边缘有刺齿或全缘··············

································· **凤梨科** Bromieliaceae

543. 果实为蒴果或浆果，仅为 1 花所成；花被裂片无附属物。

544. 子房 1 室，内有多数胚珠位于侧膜胎座上；花序为伞形，具长丝状的总苞片 ···

································· **蒟蒻薯科** Taccaceae

544. 子房 3 室，内有多数至少数胚珠位于中轴胎座上。

545. 子房部分下位······························· **百合科** Liliaceae

（**肺筋草属** *Aletris*，**沿阶草属** *Ophiopogon*，**球子草属** *Peliosanthes*）

545. 子房完全下位·······························**石蒜科** Amaryllidaceae

检索表注释

1. 花无真正花冠：即缺少花冠（无被花或单被花）、或花萼花冠无明显分化（同被花）。有些植物的萼片呈花瓣状，也属于无真正的花冠。

2. 桑椹果：即桑属植物的果实。聚花果的一种，多由雌花序发育而成，每朵花的子房各发育成一个小瘦果，包藏于肥厚多汁的肉质花被中。

3. 蜜腺叶：多指具蜜腺的特化花瓣，如毛茛科乌头属 *Aconitum*、翠雀属 *Delphinium*、木通科串果藤属 *Sinofranchetia* 等类群中的花瓣。

4. 子房单纯：是指由 1 枚心皮形成的雌蕊的子房，如单雌蕊或离生心皮雌蕊的子房。

5. 雌蕊单纯：即雌蕊由 1 个心皮构成。其子房也必是单纯的。

6. 小托叶：指复叶的小叶基部附近托叶状的小叶片。

7. 花粉粒单纯：大多数植物的花粉粒在成熟时是单独存在的，称单粒花粉粒；有些植物的花粉粒是 2 个以上（多数为 4 个）集合在一起，称复合花粉粒；极少数植物的许多花粉粒集合在一起，称花粉块，如兰科、萝藦科等植物。单粒花粉粒即是单纯的。

8. 花丝单纯：即花丝不合生成雄蕊管（单体雄蕊）或分枝状（多体雄蕊）。

参考文献

1. 谈献和，王德群，等. 药用植物学 [M]. 3 版. 北京：中国中医药出版社，2013.

2. 熊耀康，严铸云，等. 药用植物学 [M]. 2 版. 北京：人民卫生出版社，2016.

3. 谈献和，王德群，等. 药用植物学 [M]. 上海：上海科学技术出版社，2009.

4. 胡正海，等，植物解剖学 [M]，北京：高等教育出版社，2010.

5. 中国科学院中国植物志编辑委员会. 中国植物志 [M]. 北京：科学出版社，1993.